## 主编简介

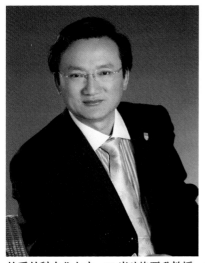

### 徐建光 教授

上海市卫生局局长、上海市食品药品监督管理局局长

**主要学术任职:**

复旦大学附属华山医院手外科教授、复旦大学博士研究生导师、中华医学会手外科学分会前任主任委员、上海市医学会手外科专业委员会主任委员、中华医学会显微外科学分会副主任委员、《中华手外科杂志》副主编、《Journal of Biomedical Research》编委及审稿人。

**主要学术成就:**

师承中国工程院院士顾玉东教授,是我国自主培养的手外科专业人才。34岁破格晋升教授、35岁晋升博导,是当时我国骨科领域最年轻的临床教授。2004年5月,被选为中华医学会手外科学分会主任委员,是手外科领域的新一代领军人物。自1997年3月,从事医院管理和卫生行政管理工作。在创新医院发展战略,拓展学科建设思路,强化科学管理理念等方面成就显著。

**Professor Xu Jianguang**

Director General, Shanghai Municipal Health Bureau.

Director General, Shanghai Food and Drug Administration.

**Main Academic Association:**

Professor, Hand Surgery Department, Huashan Hospital, Fudan University. Doctoral Supervisor, Fudan University. Former Chairman, Chinese Society of Hand Surgery. Chairman, Shanghai Society of Hand Surgery. Vice Chairman, Chinese Society of Microsurgery. Vice Chief Editor, *Chinese Journal of Hand Surgery*. Editor board member, Reviewer, *Journal of Biomedical Research*.

**Main Academic Achievements:**

Being a student of Prof. Gu Yudong, Academician of Chinese Academy of Engineering. Prof. Xu Jianguang is a prominent expert in hand surgery and microsurgery. At the age of 34, he was exceptionally promoted as professor and as doctoral supervisor at the age of 35. He was the youngest clinical professor in the field of orthopedics at that time. Prof. Xu Jianguang was elected as Chairman of Chinese Society of Hand Surgery in May 2004. Since March 1997, he has been engaged in hospital management and health administration. He has made remarkable achievements in innovating the strategies of hospital development, expanding the vision of medical disciplines and developing the concept of scientific management.

## 主编简介

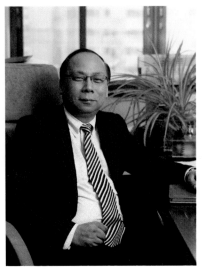

### 张勘 研究员、教授
上海市卫生局科技教育处处长

**主要学术任职：**

复旦大学循证医学中心顾问、卫生事业管理学研究生导师。中华医学会中国社区健康联盟副主席、中华人民共和国卫生部卫生技术应用管理专委会常委、中国工程院上海院士学术咨询中心副主任、上海继续工程教育学会医学分会主委、上海医学会科研管理专业委员会主委、上海医学伦理专委会副主委。《转化医学与科研管理杂志》总编辑，《中华医学科研管理杂志》副总编辑，《世界肿瘤杂志》、《上海医教杂志》、《世界感染杂志》副主编。

**主要学术成就：**

引领医学科教创新管理，国内领先，获中国科学院生命科学优秀奖。主要负责《保持和发展上海医学科技优势的管理策略和实践》项目，获上海市科技进步二等奖。承担《上海市临床医学中心绩效评估研究》项目，获中国优秀硕士学位论文。《上海市临床医学中心病例分型与绩效管理》获上海市科技进步三等奖。在学术期刊发表论文150余篇（第一或通讯作者）。

### Professor Zhang Kan

Director, Division of Science and Education, Shanghai Municipal Health Bureau.

### Main Academic Association:

Consultant, Evidence-Based Medicine Center of Fudan University. Master Supervisor of Health Management, Fudan University. Vice Chairman, Community Health Alliance of Chinese Medical Association. Standing member, Health Technology Management Experts Committee, Ministry of Health of the People's Republic of China. Vice Director, Shanghai Academician Center, Chinese Academy of Engineering. Principal staff member, Medical Association of Shanghai Association for Continuing Engineering Education. Principal staff member, Scientific Research Management Professional Committee, Shanghai Medical Association. Principal staff member, Shanghai Medical Ethics Committee. Editor-in-Chief, *Translation Medicine and Scientific Research Management*. Vice Editor-in-Chief, *Chinese Medicine and Scientific Research Management*. Vice Chief Editor, *Tumor Journal of the World*, *Shanghai Medical Education*, *World Journal of Infection*.

### Main Academic Achievements:

He leads innovation and management in medical science and education. He was granted award for life sciences by the Chinese Academy of Sciences. He has undertaken many research projects, among which *The Management Strategies and Practice for Maintaining and Developing the Scientific and Technological Advantages of Shanghai Medical Science* won the second prize of Shanghai Scientific and Technological Progress Awards, *Research on the Performance Evaluation of Shanghai Clinical Medical Centers* was honored the outstanding thesis for master's degree, and *Case Classification and Performance Management of Shanghai Clinical Medical Centers* won the third prize of Shanghai Scientific and Technological Progress Awards. He has published over 150 academic papers as lead author or corresponding author.

# 主编简介

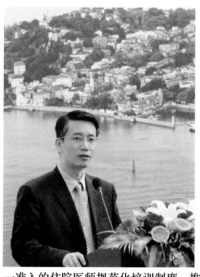

**许铁峰 副研究员**
上海市卫生局干部人事处处长

**主要学术任职：**

中华医学会医学科研管理学会青年委员会副主任委员、上海医学会医学教育专科委员会副主委、上海医学会科研管理专业委员会青年学组副组长。

**主要学术成就：**

主要从事医学教育、卫生人才培养和人力资源管理工作。2009年以来，作为主要成员参与了上海医改的基础性工作之———住院医师规范化培训的制度设计和实施，使上海在全国率先建立了统一平台、统一考核、统一准入的住院医师规范化培训制度，推动了住院医师规范化培训和临床医学硕士专业学位相结合。先后发表科研论文及管理论文40余篇。

**Associate Professor Xu Tiefeng**

Director, Division of Official and Personnel, Shanghai Municipal Health Bureau.

**Main Academic Association:**

Vice Chairman, Youth Committee of Medical Scientific Research Management Society, Chinese Medical Association. Vice Chairman, Medical Education Specially Committee, Shanghai Medical Association. Deputy Leader, Youth Group of Scientific Research Management Professional Committee, Shanghai Medical Association.

**Main Academic Achievements:**

He is mainly engaged in medical education, health personnel training and human resource management. As the main member, he has been participated in one of the basic healthcare reform work since 2009 in Shanghai —— the residency training system design and implementation, established a unified platform, examination and access resident training system which took the lead in the country, promoted the resident training and the master degree in clinical medicine combination. He has published over 40 research papers and management papers.

# 毕业后医学教育制度的研究与实践

徐建光　张　勘　许铁峰　主编

科学出版社

北京

# 内 容 简 介

本书集合了上海医学教育管理工作体系中来自政府、高校、医疗机构各层面的主要负责人和工作骨干进行编写,从毕业后医学教育制度的历史起源、发展,毕业后医学教育制度在医学发展中的地位和主要内容谈起,分析总结国际和我国港台地区毕业后医学教育制度概况,论述我国毕业后医学教育制度的建立历程及现状,并结合上海的探索与实践,就相关问题进行了探讨。

希望本书的出版能为相关医学教育工作者提供可借鉴的经验。

**图书在版编目(CIP)数据**

毕业后医学教育制度的研究与实践/徐建光,张勘,许铁峰主编.—北京:科学出版社,2013
ISBN 978-7-03-037250-5

Ⅰ.①毕… Ⅱ.①徐… ②张… ③许… Ⅲ.①医学教育-继续教育-教育制度-文集 Ⅳ.①R-53

中国版本图书馆 CIP 数据核字(2013)第 063452 号

责任编辑:潘志坚 余 杨 /封面设计:殷 靓
责任印制:刘 学

**科 学 出 版 社** 出版
北京东黄城根北街 16 号
邮政编码:100717
http://www.sciencep.com

**南京展望文化发展有限公司排版**
虎彩印艺股份有限公司印刷
科学出版社发行 各地新华书店经销

\*

2013 年 4 月第 一 版 开本:B5(720×1000)
2017 年 12 月第三次印刷 印张:17 3/4 图版:2
字数:331 000
**定价:56.00 元**

## 《毕业后医学教育制度的研究与实践》
# 编 委 名 单

# 序

医学教育的历史源远流长。人类在与疾病斗争的过程中建立了医学,为了把长期积累起来的医疗经验传给下一代,便产生了医学教育。起初是以师带徒的形式,随着知识量的扩大和对医务人员需要量的增加,学校形式的医学教育便应运而生。中国早在公元443年刘宋王朝即已设立官方的医学教育机构;公元9世纪,意大利萨列诺医学校开始闻名于世。一定社会的医学教育要受到一定社会的政治和经济的制约,并且直接受到卫生和教育事业发展水平的影响。与此同时,医学教育反过来又对它们产生不可低估的影响和作用:为社会培养医疗保健人才,保护社会劳动力;把医学知识和经验世代积累下来,传授下去,实现医学知识的继续和再生产。

20世纪50年代末60年代初,在欧洲出现了终身教育的思想,认为教育是个人一生中连续不断地学习的过程。在这种思潮的启发下,目前国际上医学界比较一致的看法是,一个医生接受医学教育也是一个终身过程。这一过程可分为三个阶段:基本医学教育,即医学院校教育,学生在学校中接受的是基础教育;毕业后医学教育,医学生从医学院校毕业后,在所学得的基本知识和技能的基础上,接受专业化培训,使所学知识和技能朝着某一专业方向深化,主要包括住院医师规范化培训和专科医师规范化培训两个部分;继续医学教育,是在完成毕业后医学教育之后,为适应医学科学技术和卫生事业的发展,继续学习新理论、新知识、新技术、新方法的终身过程。这三个性质不同的教育阶段应紧密地衔接,形成连续统一的医学教育过程。

中国的医学教育始于南北朝,至今已有 1500 多年的历史;住院医师培训在我国也已有近百年历史,最早可追溯到 1921 年。随着社会的发展,医学科学的进步,医学模式的转变,医学教育也面临着新的挑战,尤其是毕业后医学教育的地位越来越受到肯定和重视。我国的毕业后医学教育起步较晚、发展较慢,缺少系统性研究,虽然一些省市陆续开展了试点工作,但目前尚未在全国形成制度,远远不能适应我国卫生事业发展的需要。

上海作为医学科学和人才培养的高地,在毕业后医学教育领域开展了不少工作,作了一些新的尝试,积累了很多宝贵经验。借此新一轮深化医药卫生体制改革之际,上海坚持探索、勇于创新,秉承对接国际标准、密切贴合本市实际的精神,以为人民群众提供更优质、更高效的医疗健康服务为目标而努力,在毕业后医学教育尤其是住院医师规范化培训方面跨出了历史性的一步,上海建立住院医师规范化培训制度当选"全国十大最具影响力医改新举措"。

本书集合了上海医学教育管理工作体系中来自政府、高校、医疗机构各层面的主要负责人和工作骨干进行编写,从毕业后医学教育制度的历史起源、发展、地位和主要内容谈起,分析总结国际和我国港台地区毕业后医学教育制度概况,论述我国毕业后医学教育制度的建立历程及现状,并结合上海的探索与实践,就相关问题进行了探讨,希望为相关医学教育工作者提供可借鉴的经验。

医学教育是一项功在当代、利在千秋的事业。医学教育关系国计民生,关系人民群众切身利益。卫生事业呼唤人才,群众健康需要人才。确保健康,人才为本。医学教育和卫生人才培养是卫生事业发展的关键。所有同仁要以改革创新精神和求真务实作风,时刻谨记教书育人的巨大责任,全面推进新时期医学教育尤其是毕业后医学教育的改革和发展,培养千百万素质和能力优良的卫生人才,为深化医药卫生体制改革、保障人民群众健康提供强有力的人才支持。

2013 年 2 月

# 目　录

序

# 第一章
# 概　论

## 第一节　毕业后医学教育制度的
## 历史起源、发展

### 一、毕业后医学教育制度的历史演变

卫生事业是国家经济社会发展的重要组成部分,与人民群众健康息息相关。人才是卫生事业的第一资源,医学教育是卫生人才队伍建设的重要保障。探索具有中国特色医学教育发展道路,全面提升医药卫生人才培养质量,是卫生事业改革与发展的中心任务之一。

我国最早的住院医师培养可追溯到 1921 年,北京协和医院以美国约翰·霍普金斯医学院为模板,提出并实行严格的"24 小时住院医师负责制和总住院医师负责制度",这是中华人民共和国成立前住院医师培养制度的雏形。

中华人民共和国成立后,第一次提出住院医师培养问题是在 1962 年 11 月卫生部在天津召开的部分高等医药院校师资培养工作座谈会上。当时高等医药院校的师资队伍,不论是数量还是质量,均已不能适应医药卫生事业的发展需要。为了培养青年医师,会议拟定了《高等医学院校附属医院住院医师培养考核试行办法》。此文件就住院医师培养目的、办法,各阶段工作的要求,教学、医疗、科研工作应达到的水平,以及考核选留方法等提出了具体的要求及应采取的措施。同时,为了提高临床教学、医疗质量,会议还拟定了《卫生部直属医学院校附属医院、教学医院试行助理住院医师选拔、培养制度(草案)》。每年选留一定数量的优秀应届毕业生,在医学院附属医院做 2 年助理医师工作,加强他们临床工作基本的训练。2 年后,选留部分适合做教学工作的作为师资,其余的由国家分配,支援农村基层工作。这样在一定程度上既选拔了优秀教师充实临床医学教学,又为基层培养输送了具有一定临床业务能力的医师。不幸的是,以上拟定的师资培养的措施及计划未能

实现。

1978 年,党的十一届三中全会为我国各行各业提供了发展机遇。为了加快卫生教育事业发展的规模和速度,提高教学质量,教育部与卫生部重新修订和颁布了一系列规章制度。我国高等医药教育随之进行了全面整顿改革。为了加速提高师资质量,培养一支又红又专的教师队伍,住院医师培养问题再次被提上了工作日程。1979 年 9 月 10 日,卫生部草拟了《高等医学院附属医院住院医师培养考核试行办法》,要求结合实际情况研究试行。为此,从 20 世纪 80 年代开始起,许多地方恢复了住院医师培训的试点工作。

卫生部于 1986 年开始在浙江、上海、北京等地以及部分部属高校附属医院进行了住院医师规范化培训试点工作。1988 年,北京加入卫生部住院医师规范化培训试点。1988 年,上海首次实行住院医师制度化培训。1989 年,天津市也进行了临床住院医师规范化培训的试点工作。然而必须指出的是,这一阶段住院医师培养是为培养师资而提出的,并且试点工作也仅在高等医学院校附属医院中实行,这一时期的培养工作主要是以毕业生直接进入医疗机构进行培训,标准除了在试点高等医学院校附属医院中有所统一外,其余的医疗机构都是按照各自医院的培训计划对住院医师进行培训,培训结束后的住院医师也是留用。

1992 年,党的十四大明确了建立社会主义市场经济体制的目标,整个社会基础制度结构由计划向市场转型。在经过浙江、上海、北京、天津等地开展住院医师培训试点之后,卫生部决定将试点取得的经验逐步推向全国。1993 年,卫生部发布了《临床住院医师规范化培训试行办法》(卫教发〔1993〕第 1 号)。同年,卫生部在上海召开了全国临床住院医师规范化培训工作会议,对在全国开展住院医师规范化培训工作进行了部署,正式建立了我国住院医师规范化培训制度。

比较 1979 年《高等医学院附属医院住院医师培养考核试行办法》和 1993 年《临床住院医师规范化培训试行办法》这两个文件,《临床住院医师规范化培训试行办法》更加清晰地明确了培训目的,对培训的过程要求也更加细化,管理更加严格,培训基地的认证从单纯的试点高等医学院校附属医院上升到由省市卫生行政部门或其相应机构评定认可,在组织制度建立上,《临床住院医师规范化培训试行办法》规定必须保证各级的"住院医师培训委员会"负责制度的贯彻落实。

卫生部科技教育司同时也组织专家,编写了《临床住院医师规范化培训大纲》,于 1995 年由卫生部正式颁发,制订和规范了全国的住院医师规范化培训标准。

由于我国尚未通过顶层设计建立全国性的住院医师培训制度,各省、市在各自探索、建立和完善医学教育体系,也包括住院医师培训制度。就全国而言,普遍存在三个问题:① 医师接受规范的住院医师培训的机会不均等;② 以医院为培训单位导致培训的质量参差不齐;③ 对医师和医院缺乏有效的竞争激励和约束机制。

鉴于临床住院医师培训过程中出现的种种问题,卫生部科教司于 2002 年 6 月在北京召开了全国住院医师规范化培训工作研讨会,正式启动"住院医师规范化培训课题研究"工作。该课题研究的目的是立足于原有住院医师规范化培训工作和课题研究基础,围绕建立专科医师制度这一主题,从战略、规划、管理、政策等不同层面开展研究。

2003 年 10 月,卫生部科技教育司在四川省成都市召开了全国住院医师规范化培训工作研讨会。同年,卫生部、教育部和财政部联合立项资助"中国专科医师培养和准入制度研究",此项课题围绕专科医师制度建立主题,从战略、规划、管理、政策等不同层面开展研究,针对专科医师培训中的重点和难点,为建立符合国际惯例的卫生人员准入和专业人才培养机制作理论准备。

2004 年,卫生部批准北京市开展专科医师培训工作试点。2004 年 10 月,卫生部科技教育司在湖南省长沙市举行了全国专科医师/住院医师培养与准入研讨会,会议就我国"建立专科医师培养与准入制度"的可行性和必要性,以及住院医师规范化培养与专科医师培养的联系等问题达成了共识。

2005 年 12 月,卫生部成立了毕业后医学教育委员会。2006 年 2 月,下发《卫生部办公厅关于开展专科医师培训试点工作的通知》,出台《卫生部专科医师培训基地认定管理办法》《卫生部专科医师培养标准总则》等配套文件,在全国范围内开展专科医师培训试点工作。同时,卫生部委托中国医师协会完成了推荐基地评审专家工作、专家库建立、试点基地申报、试点基地申报材料书面审核、书面审核意见整理和录入、全国 25 个省(自治区、直辖市)300 多所医院的近 2 000 个基地书面审核结果数据的统计和分析,以及基地实地评审评估指标的制订等工作。2006 年 10 月开始,卫生部组织专家对全国部分省(自治区、直辖市)申报的专科医师培训基地进行实地评审。经过书面评审和实地评审,卫生部公布了全国 12 个省(自治区、直辖市)89 所医疗卫生单位的 34 个试点专科的 1 099 个基地作为全国开展专科医师培训工作的试点基地。

2009 年,卫生事业进入了一个重要的改革发展时期,党中央、国务院印发了《中共中央、国务院关于深化医药卫生体制改革的意见》,经过多年的研究论证和向全社会征求意见后出台,文件中明确提出要"建立住院医师规范化培训制度"。

以住院医师规范化培训为主的毕业后医学教育不仅是培养合格全科医生的可靠途径,也是培养其他专科临床医生的必经阶段。建立住院医师规范化培训制度,是我国医学教育的重大改革。严格规范的培训可使医学生转变为素质能力有保证的合格医生,让人民群众满意,使医疗卫生人才队伍获得坚实的发展基础,其中德才兼备的医生有潜力成长为未来的学科领军人才。

卫生部、教育部高度重视住院医师规范化培训制度建设工作,目前正协同多个部门,抓紧研究制定《关于建立住院医师规范化培训制度的指导意见》。完善住院医师规范化培训制度,加快合格临床医生培养,应注意坚持以下原则:① 政府主导,统筹规划。各级政府应在住院医师规范化培训实施中发挥主导作用,相关部门按照职能分工紧密配合,充分发挥行业社会组织的作用。按照属地化管理的原则,以区域卫生规划为基础,统筹协调规划区域内住院医师规范化培训规模、学科结构以及城乡和区域分布等布局。② 宏观指导,统一标准。国家卫生行政部门负责住院医师规范化培训项目实施工作的宏观指导,统一确立培训模式,统一制订培训标准、培训基地标准、基地认定管理办法和培训考核办法等标准和规定。③ 突出重点,统筹兼顾。要以全科医生培训为重点,着力面向基层培养合格临床医师。同时探索、完善各类专科医师培训模式(3+X),在 3 年集中培训的基础上,继续延伸相关专业培训,完善我国毕业后医学教育模式。④ 完善制度,提供保障。逐步完善住院医师规范化培训的制度模式、体制机制和配套政策,特别是要完善公共财政的投入保障政策,拓宽培训资金筹措渠道,充分体现住院医师规范化培训制度的公共产品属性。⑤ 提高能力,保证质量。结合公立医院改革,加强培训基地和师资队伍建设,逐步提高住院医师规范化培训能力。注重培训过程管理,确保培训质量。

2010 年,医改方案公布以后,卫生部将"加强卫生人才队伍建设,提高医药卫生科技水平"作为 2010 年卫生工作的九项要点之一,强调要"组织实施以全科医生为重点的基层医疗卫生队伍建设规划,完善住院医师规范化培训的工作机制和配套政策,加强培训基地建设,重点面向基层招收培训对象,完善全科医师执业注册管理制度"。

## 二、我国毕业后医学教育的发展历程

1993 年,卫生部发布的《临床住院医师规范化培训试行办法》(卫教发〔1993〕第 1 号)在明确培训目的、细化培训过程、严格培训管理的基础上,规定必须成立各级的"住院医师培训委员会",形成了组织制度。此后,全国许多省、自治区、直辖市和原部属高等医学院校、部直属医院,根据《临床住院医师规范化培训试行办法》开展了住院医师规范化培训,结合各省、市实际情况,制定相关法规。

1998 年,我国颁布《执业医师法》,从法律角度规范了医师的管理,明确提出了建立我国医师资格考试制度和医师执业注册制度,也就是医师准入制度。因此加强了对执业医师的准入,对于防止非专业、低素质人员进入医师队伍有一定的保障作用。

2004 年,卫生部在财政部和教育部的支持下,立项启动了《建立我国专科医师培训和准入制度》课题,在全国范围内组织专家开展了历时 3 年的专题研究,并委托中国医师协会组织专家制订了培训基地标准、各学科培训细则。

参与专科医师规范化培训试点工作的大部分临床医学专家和医学教育专家认为,总结以往住院医师培训工作的经验教训,在坚持按照国际通行的专科医师培训和准入原则的前提下,充分考虑到中国医疗卫生人才培养的实际需要,目前提出"3+X"阶段性培训模式,即普通专科涉及的内科、外科、妇产科、儿科、口腔科、神经内科、医学影像科、眼科、耳鼻咽喉科、精神科、急诊科、全科医学科、皮肤科、麻醉科、临床病理科、医学检验科、康复医学科、小儿外科18个学科培养年限各为3年。这些学科都是临床基础专科,也是地、市、县级医院和社区医疗服务的核心科室,3年的住院医师规范化培训可以满足这些医院的基本医疗需求和医疗基本水平,可以作为我国开展住院医师规范化培训工作的基础,在实践中逐步补充、修改和完善。

培训标准从各个专科角度,系统提出培训目标、培训方法、培训内容和要求以及阅读参考书刊等规定。临床能力的培养是专科医师培训的核心,标准制订工作紧扣这个核心,对疾病种类和临床技能操作提出了详细、具体的量化指标要求,设计了简洁明了的表格式结构,以便于阅读和查找。

在课题研究的基础上,2005年12月,卫生部启动了课题实践研究阶段,成立了卫生部毕业后医学教育委员会,办公室设在卫生部科技教育司(卫办科教发〔2005〕532号)。2006年2月,卫生部办公厅印发了《关于开展专科医师培训试点工作的通知》。文件提出,在前一阶段研究的基础上,选择有条件的地区和单位扩大试点范围,加强实践研究,以积累经验,逐步推广,探索建立适合我国国情的专科医师培养制度。通过各地方卫生厅局积极支持,医院自愿申请成为卫生部专科医师培训试点基地,在此基础上进行基地书面审查和实地考察工作。2006年底~2007年初,卫生部组织了专科医师培训试点基地实地评审,公布了全国12个省市100家医院的605个住院医师规范化培训基地。

2007年底,又一次对9个省份的42家医院进行基地复审工作,召开管理者、师资、学员等不同人员的座谈会,听取各方面的意见和建议。为科学制定住院医师培训/专科医师规范化培训制度提供了决策依据。

培训试点基地评审工作通过系统的标准制订,统一了全国基地评审标准;详细、细致的评审工作流程,为进行全国性住院医师培训基地评审和加强基地建设奠定了良好的基础;推动了培训基地建设和规范化培训工作的开展。

特别是从规范"社会化"学员招录,强化规范化培训内涵,重视受训者综合素质提高(包括人文医学技能、医德医风、医学法律、新形势下的医患沟通能力教育等);注重培训过程评价,提高指导医师培训水平,保证培训质量等方面做了大量的实际工作,为我国进一步加快制定《住院医师规范化培训制度》和《以全科医生为重点的基层医疗卫生队伍建设规划》提供了重要的决策参考依据。

## 三、我国毕业后医学教育取得的主要成就

截至2009年,全国有27个省级行政区启动了本区域的住院医师规范化培训,

其中 22 个启动了全科医师规范化培训。

在推进住院医师规范化培训试点的过程中,各试点省、市在执行国家统一政策的基础上,结合本地经济社会发展状况和卫生发展的实际需要,制定了一系列地方政策和管理规范。但是,各地的政策呈现一定的差异性,体现在组织架构、培训对象(入口)、培训模式、出口、人事管理等方面。这与缺乏全国性的顶层设计为地方留下了较大的探索空间有关,也与教育、人事、财政、社保政策和法律法规的不配套有关。

## (一)组织架构

我国各省(市、地区)住院医师规范化培训的组织管理工作都是在卫生行政部门实行统一管理。北京市、天津市、广东省、福建省、浙江省、四川省等是由毕业后医学教育委员会或继续医学教育委员会等机构在省卫生厅领导下,负责组织、指导、协调和管理全省住院医师规范化培训工作。

上海市、河北省、辽宁省、山东省则专门成立了组织管理住院医师规范化培训的机构。例如上海市由分管市领导牵头,市发展改革委员会、市卫生局、市人力资源社会保障局、市教委、市财政局、市机构编制委员会办公室、市政府法制办等部门的领导和专家组成"上海市住院医师规范化培训工作联席会议",负责全市住院医师规范化培训的领导和协调工作。河北省成立了"临床住院医师培训委员会",负责住院医师培训的行政管理工作。辽宁省建立了"专科医师规范化培训中心",在省卫生厅和省毕教委的领导下全面组织管理住院医师规范化培训的规划、实施、评审、考核等工作。山东省由相关部门领导和专家组建"山东省规范化培训委员会"负责宏观管理。

## (二)培训模式

卫生部颁发的《临床住院医师规范化培训大纲》(1993),实行 5 年一贯制培养。培训分为两个阶段:第一阶段 3 年为二级学科基础培训,第二阶段 2 年根据各学科特点进行二级或三级学科培训。

2006 年 2 月,卫生部颁发《卫生部办公厅关于开展专科医师培训试点工作的通知》,其中规定"普通专科医师培训阶段时间一般为 3 年,亚专科培训阶段时间一般为 1～4 年",即"3＋X"模式。

## (三)人事管理

在人事管理方面,各试点省(市、地区)的管理模式基本一致。即由单位委托培训的"单位人"与原单位签订协议,由原单位负责其人事档案管理、工资、福利待遇和社会保障等。"社会人"则由培训单位进行"人事代理",人事档案由培训单位所在的卫生人才交流中心代管。

培训期间的工资、福利待遇和社会保障,一部分试点省市由培训单位负责,一部分省市由财政出资承担。上海等地还在协调建立住院医师的宿舍建设专项经费。

（四）配套措施

为了保证培训效果,以及充分调动培训医师的学习和工作热情,一些省(市、地区)制订了相关的优惠政策以解决培训医师的出口问题。① 与职称评审挂钩。上海市、天津市、河北省、广东省、福建省、浙江省、四川省将是否参加住院医师规范化培训以及是否获得住院医师规范化培训合格证书作为报考、晋升中级技术职称的重要依据,甚至是必要条件。② 与申请学位挂钩。上海市、北京市、辽宁省、浙江省可择优推荐取得住院医师规范化培训合格证书者攻读临床医学硕士专业学位。③ 与聘用挂钩。天津市、河北省、四川省、甘肃省根据基地需要择优留用少量优秀学员。④ 其他激励措施。上海市规定培训合格后被用人单位录用的,在培训医院的培训年限计为用人单位工作年限,用人单位不再另设试用期。培训对象为非上海生源的应届医科类高校毕业生,可按有关规定申请办理上海市户籍或人才居住证。培训对象培训合格后自主择业到郊区基层医疗机构工作的,可按规定优先申请办理居住证转户籍手续。

各省市在卫生部的业务指导下在住院医师培训方面作出了有益的探索,主要取得以下三个方面成果。

（1）从 1993 年以后我国出台了一系列的规范性文件和法律法规,使培训基地的认定、培训考核和培训标准等重要环节有据可循。

（2）各省市成立了住院医师规范化培训领导小组(或毕业后医学教育指导委员会),形成了组织保障,并由各省根据其实际情况制定了培训的相关配套政策和实施办法。有 26 个省、市、高校和部属医院获得了颁发合格证的授权。

（3）培训了一批住院医师。从 1997 年至 2002 年,全国共培训住院医师 5.2 万余人,2002 年正在接受培训的住院医师 6.6 万余人。

## 四、我国毕业后医学教育制度存在的问题和面临的困难

自中华人民共和国成立以来,我国建立了较为完备的医学教育体系,培养了大批高素质医药卫生人才。但随着经济社会的发展,人民群众对医疗卫生服务的期待与要求越来越高,而高素质医药卫生人才是满足人民期待与要求的重要保障。如何从国情出发,紧扣需求,尊重规律,以用为本,借鉴国际有益经验,建设由院校教育、毕业后教育和继续教育所组成的中国特色医学教育体系,创新人才培养模

式,提高医药卫生人才培养质量,成为我国毕业后医学教育制度存在的问题和面临的困难。

由于我国尚未通过顶层设计建立全国性的住院医师培训制度,各地根据实际情况自行探索,主要存在的问题和面临的困难有以下三个。

(1)医师接受规范的住院医师培训的机会不均等。住院医师规范化培训在我国现在还未普遍开展,有些省市还没有建立培训制度,没有设立经过省级认证的住院医师培训基地。大多数地区的基层医生尚未获得进入经过认证的培训基地接受规范化培训的机会。同一起点的医科大学毕业生进入社区卫生服务中心或者教学医院后,接受专业培训的机会相差极大,造成几年后临床业务水平差异巨大。在基层社区卫生机构工作的医生缺乏毕业后接受系统培训以提高诊疗技能的机会。其次,原有的住院医师规范化培训是针对本科生的,对硕士和博士研究生、长学制(七年以上)毕业生是否需要经过住院医师规范化培训没有规定。现在我国的各个医院每年新录用人员中研究生的比例正在加大,尤其是对科研型(科学学位)的研究生是否可以直接进入临床从事诊疗服务缺乏约束。这有可能为医疗质量和医疗安全埋下隐患。

(2)培训质量参差不齐。由于目前尚缺乏权威性、针对性强的培训课程设置和考核标准,以及各个培训基地在临床水平和学科发展上的差异,培训效果有较大的差异。作为培训医院的二、三级医院之间的培训效果有差异,同级医院之间的培训结果也存在差异。据北京中日友好医院报道,北京三级医院之间的住院医师培训结果也存在差异。医学院校附属教学三甲医院在师资队伍、管理体系、经费投入、制度建设上,以及领导重视程度、医院声望都较非教学三甲医院存在明显优势。因此,在受训者的培训效果上也存在较大的差异。在招生过程中,有优质生源向优质培训基地集中的趋势。因此,临床经验或学历较高的本来就比较优秀的受训者更容易获得更多、更好的培训资源。大多数来自基层医疗机构的无临床经验的本科生难以获得更多机会。

由于一些医院领导对培训缺乏战略定位,培训期间一些培训医院重使用,轻培养,一些师资培训目标不明,执行计划不力,住院医师被当成劳动力使用,付出的精力多,收获少,影响了培训质量。

(3)缺乏有效的竞争激励和约束机制。由于培训是自愿性的,并在实际上未对医学生就业发生任何约束性影响,因此,医学生普遍有这样的心理:培训不如就业,没必要培训。我国正在开展的培训试点中,有相当一部分受训者保持"单位人"的身份,这仍旧属于我国传统的一次性就业的模式。受训者作为培训医院的职工,缺乏竞争机制,参与培训的动力不足。参加规范化培训的结果与职称、待遇都不衔接,对培训的提供方和参与方均缺乏激励和约束机制。另外,现在医院录用医生不仅定在哪家医院,而且还定在哪个科室,轮转任务很难落实,不利于在培训中扩大知识面,综合提高临床技能水平。

2006 年,卫生部制订了全国统一的培训基地标准、各学科培训细则后,过去的弊端得到了有效克服。但相关人事、财政等保障措施不到位,如对于培训对象的身份是否属从业人员缺乏权威的明确规定,各试点省市在对住院医师的身份定位的把握上有不同理解,导致其待遇难有保障,培训对象再就业面临一定的风险;又如用人单位对其培训经历的认定不统一,有的单位不承认工龄,不提供编制,只是按照临时聘用身份解决就业,大大挫伤了培训对象的积极性。

调查发现,以社会人身份参加培训的培训者中途离开的情况比较多,导致流失的原因是到新的医疗机构就业或者考取研究生。这表明在制度设计上,没有协调好住院医师培训与学位制度和就业制度的衔接。

培训学员的培训经费多由培训机构承担,除了部分发达地区的政府财政有大力投入,西部及中部地区的培训经费几乎没有政府投入。补偿机制不健全威胁到了制度的可持续性。

(沈琴)

# 第二节　毕业后医学教育和医学教育体系

## 一、医学教育体系

医学教育是将实践中积累起来的医疗经验传播、传授给下一代的方式,起初是以师承的形式小范围传授,随着知识量的扩大和对医务人员需要量的增加,学校形式的医学教育便应运而生。学校教育的模式一种是本科教育模式,如欧洲大部分国家、印度、中国,在高中学业结束后进入医学院校;另一种是研究生教育模式,如澳大利亚、加拿大、美国,需拥有一个相关学士学位后再申请进入医学院学习,并获得高级学位。学校划分为三个阶段。第一阶段为基础课程期,设置公共基础课和普通基础课;第二阶段为临床前期,开设医学基础课,如解剖学、生理学、生物化学、药理学、病理学等,医学生开始学习医学的基础理论知识和技能;第三阶段为临床期,开设医学临床课程并进行临床见习,如内科、儿科、产科、妇科、精神科、外科手术教学,课程结束后,安排一年左右的生产实习,以实习医生的身份参加临床实践。这种传统的教学模式沿袭多年,至今仍为中国以及多数国家的多数医学院校所采用。

美国的高等医学教育是典型的西方医学教育的代表,也是较成功的医学模式。

报考医学院的考生首先完成四年的理工科大学本科教育,取得学士学位,然后通过医学院入学考试,进入医学院校接受四年医学教育。前两年学习医学基础课程,后两年学习临床课程和临床见习,毕业后授予医学博士学位(Medical Doctor, MD)。医学生通常在医学院校二年级学习完医学基础课程后参加医师执照考试的第一部分考试,四年级学习完临床课程后参加医师执照考试第二部分考试,获得预执业资格,这个预执业资格使得毕业后培训的大多数临床工作合法化。毕业后1~3年内参加执业医师考试的第三部分考试,获得执业资格,从法律上讲获得了合法的独立执业资格。

中国的医学教育始于南北朝,至今已有1 500多年的历史。19世纪以后,西方医学传入中国,外国教会在各地陆续办起医院,创办医学校,西方新医学教育引入中国。1866年,美国教会在广州创办了博济医学校,1881年,清政府在天津开设医学馆,继之,1903年,在北京京师大学堂内增设医学馆。这以后全国各地建立了许多医学院校。中华人民共和国成立后,基本上确立了初等、中等、高等、研究生和进修教育等形式的教育结构,形成了一套完整的多层次的医学教育体系。

相比中国的医学生,美国医学生在校学习医学基础和医学理论知识的时间与中国五年制医学生基本相当,当美国医学生拿到医学博士学位(MD)的时候临床能力并不一定比中国的医学学士能力强,因为,中国医学生第五年进入临床实习阶段,而美国则把实习纳入毕业后教育范畴(表1-1)。然而,美国医学生的四年通识教育奠定了扎实的基础,但是培养成本也大大提高,这个承受能力要考虑社会、家庭、个人等多方面的因素。

表1-1 美国医学生和中国五年制医学生教育过程比较

| | 美 国 | 中国(五年制) |
| --- | --- | --- |
| 通识教育 | 4年 | 1年 |
| 基础医学课程 | 2年 | 1.5年 |
| 临床医学课程 | 2年 | 1.5年 |
| 通科实习 | 1年(纳入毕业后) | 1年(学校教育) |
| 住院医师培训 | 3~6年 | 3年 |

各国医学教育制度从学习年限来看,医学院校的学制从3年到8年不等,其中以6年居多。据统计,在92个国家中有45个国家(48.9%)的学制为6年;其次为7年,共有19个国家(20.7%);英国式的五年制为17个国家(18.5%)。从分布国家或地区来看,发达国家中一类是以美国和加拿大为代表的采用传统4年医学教育制度,其医学生大都从读完4年大学本科后毕业的大学生中招收;另一类是以英、法、德等欧洲国家为代表的5~7年的医学教育制度,其医学生大部分直接从高中毕业生中招收。就大多数发展中国家来说,其医学教育制度是在接受西方文化

的基础上发展起来的,因此,这些国家医学院校的学制基本上保留了原殖民地时期的传统。根据世界卫生组织(WHO)编纂的世界医学院校指南公布的 94 个亚非拉美地区发展中国家的医学教育制度来看,英联邦各国及原英国殖民地国家主要沿用英国的学制,为 5~6 年,个别为 4 年或 7 年。在非洲的法语国家和亚洲的越南、老挝,以及按美国或德国制度进行医学教育的部分亚洲国家和拉美国家,大体上沿用了德国和美国的 4~7 年的学制。

中国医学教育学制较为复杂,一般为 5 年,也有 3 年,部分为七年制及八年制。从 1986 年起,我国积极探索高等医学教育的学制改革,在借鉴国外医学教育学制的基础上,结合国情,实施七年制高等医学教育新学制,将学制进一步规范为三、五、七年制。

目前,教育部和卫生部对我国医学教育体系有了明确的规定,医学类专业以修业年限五年制为主体,现阶段适量保留三年制,控制长学制医学教育。根据人民群众不断增长的卫生服务需求,逐步提高医学教育办学层次,积极探索建立科学合理并适应中国国情的医学学位体系。遵循中医药人才培养的特点和规律,进一步研究加强中医药教育。构建院校教育、毕业后教育和继续教育各阶段合理衔接的医学教育体系。高等院校增设医学类本科和专科,须经省级教育行政部门报教育部,教育部征求卫生部、国家中医药管理局意见后审批;增设医学相关类、药学类本科和专科专业,须报省级教育行政部门,由省级教育行政部门征求省级卫生行政部门意见后批准,本科专业报教育部备案。严格控制中等教育医学类专业招生。职业技术学院原则上不新增医学类专业点,未经教育部批准的医学类专业一律停止招生。进一步规范本、专科医学类专业名称,未经批准不得在专业名称前、后加注专业方向。成人高等教育举办的医学类专业、医学相关类专业、药学类专业的学历教育,只允许招收已取得卫生类执业资格的人员,其中自学考试不得举办医学类专业学历教育。各类高等院校远程教育未经教育部批准不得举办医学类专业的学历教育。高等院校不得以联合办学形式在中等学校举办普通高等医学教育、成人高等医学教育。试办初中毕业五年制医学教育必须经教育部、卫生部批准。

## 二、毕业后医学教育

20 世纪 50 年代末 60 年代初在欧洲出现了终身教育的思想,认为教育是个人一生中连续不断地学习的过程。在这种思潮的启发下,医学教育界比较一致的看法是,一个医生接受医学教育也是一个终身过程。终身教育理念把院校教育、毕业后教育和继续教育结合起来,紧密地衔接,形成连续统一的教育过程。

从世界范围来看,很多国家都已确立了医学教育连续统一体,即医学教育应由医学院校教育、毕业后医学教育和继续医学教育三个各自相对独立又相互联系的阶段组成。医学院校教育是医学专业的入门教育,在医学院校学习医学理论和基本技能,经济发展水平越高,医学教育学制越长;毕业后医学教育是在校教育的延续,是医学毕业生从理论到实践的过渡和培训阶段;继续医学教育指医务工作者在终身学习阶段,不断学习、获取新知识、新技术、新成果并应用于医疗实践。一般而言,前两个阶段是医学生成长为医师必须经历的阶段,因而被纳入国家医学教育制度化管理,我们通常所说的医学教育制度主要包括医学院校教育和毕业后教育的制度化规定。

毕业后医学教育是医学教育连续统一体中的重要组成部分,是指医学专业毕业生完成院校教育后,接受以提高临床技能为主的系统、规范的教育阶段,包括住院医师规范化培训和专科医师规范化培训两个部分。住院医师制度创始于 19 世纪末德国柏林大学的兰根伯克(Langenbeck)教授,后来被美国的外科教授霍尔斯特德引入约翰·霍普金斯大学医学院。

在美国,一个专科医师的培养过程一般是:中学毕业后先接受四年制大学教育,取得学士学位,然后进入医学院校。医学院校学制 4 年,前 2 年学习基础学科,后 2 年为临床学科和临床见习。毕业后授予医学博士学位(MD),医学院校只授予学位,不能颁发医师执照。医学生通常在医学院二年级参加美国医师执照考试(United States Medical Licensing Examination,USMLE)的第一部分考试,四年级参加第二部分考试,医学院校毕业时获得医学博士学位。在校时已通过医师执照第一、第二部分 USMLE 考试,即可申请参加住院医师培训,住院医师培训分为两个阶段,包括第一年的毕业后培训(PGY-1)和专业培训。PGY-1 主要是让医学毕业生对临床医疗有较为初步的认识,完成了 PGY-1,即可参加 USMLE 的第三部分考试,考试通过后取得医师执照。

取得医师执照之后,可申请进入普通专科医生培训,各专业培养年限依据专业的不同而异,大致 3～7 年,如普通内科需要 3 年,普通外科需要 5 年。完成培训后必须通过专科委员会规定的考试,通过者获得该专科医师资格证书和"Diplomate"称号。

要成为亚专科医师还要申请参加亚专科培训项目,通常 2～3 年,结束后通过该亚专科的考试,可获得亚专科医师资格证书。

2000 年开始,专科资格证书有效期为 7～10 年,要想继续获得专科医师资格必须定期参加本专业的继续医学教育,接受资格审查和进一步的考试,重新获得专科医师资格证书。

美国提倡终身医学教育,美国各州政府和卫生主管部门制定参加继续医学教育的法律,从开始的自愿参加,已过渡到法制化的强制性参加。在美国,综合大学专业协会研究所、个体诊所均可提供继续医学教育。取得继续医学教育学分是参加再次资格认定考试的必要条件之一。

加拿大专科医师的培养过程和美国大致相同,都是从获得医学博士学位以后开始,都采取专科医师证书制度,培训过程和各种标准的制订也差不多,可将其共同称为"北美模式"。学生进入医学院校以前,必须完成3~4年的大学本科教育,取得学士学位。参加医学院入学考试,录取后进入医学院校学习。毕业后取得医学博士学位。医学院校只授予学位,不颁发医师执照,要获取医师执照必须通过毕业后规范的住院医师培训并通过考试。

从医学院校毕业,并获得医学博士学位,即具备申请参加毕业后培训的资格。毕业后培训可分为住院医师培训和专科医师培训(residency and fellowship training)两个阶段,住院医师培训项目由16所医学院校主办,各专科或亚专科的培训项目由皇家内科医师和外科医师学会(RCPSC)下设的认证委员会进行管理和定期审查,加拿大家庭医师学会负责家庭医师培训项目的认定以及家庭医师资格证明的颁发。

**1. 住院医师培训** 在加拿大,毕业后第一年的实习期培训和选择专业以后1~2年的全面培训被称为住院医师培训。第一年实习期后即可申请医师执照。完成了规范化的住院医师培训和一定期限的临床实践,并已取得医师资格证书,才具备专科医师培训的申请资格。

**2. 专科医师培训** 培训期限一般2~7年,家庭医学专业2年,普内科3年,内科各亚专业3年加2~4年,普外科5年,外科各亚专科5加2年。RCPSC负责为除家庭医师以外的所有内、外科及其分支学科的专科医师进行资格证明,并负责专科培训项目的审查和认定。

培训结束后,培训负责人用RCPSC的培训完成确认表(CCT)证明该学员已成功地完成了毕业后医学教育,CCT表格可在住院培训的最后一年得到,由RCPSC考试委员会组织全国统一的考试。

完成所有培训后,经申请、评估、考试等步骤获得专科医师证书,然后可申请成为皇家医学院的会员,被列入皇家医学院会员目录。

然而,最终能否顺利获得专科医师资格证书还需要一个严格的过程和标准,申请者首先在RCPSC注册,顺利通过专科和亚专科培训的住院医师并不一定有资格参加考试,必须通过RCPSC评估委员会和皇家医学会的理事会授权和考试委员会的资格评估,裁定是否有资格参加专科资格考试。专科医师证书或亚专科医师证书只授予那些符合培训、资格审定和考试全部要求的申请者。

法国的医师培养是通过高等医学教育实现的,主要来自大学医学院,实行法制化和规范化的医学教育管理制度。法国的高等医学教育分为三个阶段,第一阶段2年,第二阶段4年,在第三阶段,成为全科医师、专科医师需要不同的培训年限。完成整个过程需要8~10年。法国的主要医师培养阶段只是整个高等医学教育体系的一个组成部分、一个特殊的阶段。

第一阶段的 2 年,包括参加全国统考的 1 年,以医学基础教育为主。法国的高中毕业生可以自愿报名参加医学院的 1 年课程的学习,医学生入学后第一年均学习统一的医学基础课程,课程主要包括医学相关的基础学科和人文、社会学科的课程。第一年学习结束后,有志通过努力成为医师的学生必须参加国家统一考试,该考试有一定的难度,只有约 20% 的学生可以升入第二年的学习。第二年的学习由医学院负责分班,学习医学或牙医学,具体招生人数由教育部和卫生部根据医生的需求共同确定。在学习过程中,医学生每完成一个阶段的学习,都要通过严格的考试才能开始下一阶段的学习。

第二阶段共 4 年,侧重于医学理论和临床知识的学习,第一年在学校学习疾病学、细菌学、病毒学、免疫学等,后 3 年在医学院附属医院学习疾病的诊断和治疗。这一阶段可称为医院学生,他们有工资并在医院科室负有相应的责任。

第一、第二阶段的 6 年,又分为若干个不同的阶段和学年,每一阶段都有严格的考试,体现了严格的优胜劣汰原则。医学生在顺利完成第一、第二阶段课程,通过规定的考试后,被授予"临床与治疗综合证书",获此证书的学生可根据考试成绩、个人兴趣及就业市场情况注册第三阶段的职务学习。

第三阶段分为全科和专科两个方向,进入全科医学的培训不需要通过考试选拔。进入专科医师培训必须通过由大学组织的不同专业的考试,通过者,才能获准进入专科培训。如果志愿成为全科医师或未通过专科医师的筛选考试,可以注册"全科住院医师职务"学习,经过 2~2.5 年的全科医师培训,如果顺利通过考核,学校授予"全科医学国家医学博士"文凭和"全科医师证书",成为合格的全科医师,持有该文凭的医师只能从事初级保健工作;如欲成为专科医师,必须经过严格筛选考试合格后,注册"专科住院医师职务"学习,通过培训等形式完成 4~5 年的专业学习和培训,如果顺利通过考核和论文答辩,学校授予"专科医学国家医学博士"文凭和"专科学习证书",成为合格的专科医师,持有该文凭者,可以从事医疗和教学工作。

如果想获得肿瘤营养学、儿科、复苏、法医等亚专科文凭,再经认可的医院有关科室完成 4~5 个学期的学习和实习任务,合格后可获得补充专科学习证书。

在第三阶段接受训练的人还不是真正的医师,这一期间,他们仍然是身份独特的学生,是医院的雇员,工作的同时进行住院医师培训。在法国,拿到第二阶段的文凭后还不能算毕业,还必须经过 2~2.5 年(全科)或 4~5 年(专科)的住院医师培养和考核,完成这三个阶段的学习,得到医学院的文凭并取得行医资格才算毕业。作为一种特殊的学生,这些住院医师必须在大学、卫生局及劳动局注册,按照计划听课、修学分,在教授的指导下参加科室的临床工作,并由国家付给工资。他们在医疗工作上是一名具有独立医疗责任的医师,有处方权。同时作为学生,根据将来的专业定向,每 6 个月为一个工作周期,在全国各大医院的不同专科轮转。

英国医学院校学制 5～6 年,分为基础和临床 2 个阶段,基础 2～3 年,临床约 3 年,毕业时获医学学士学位,然后进入毕业后培训阶段。

毕业后医学教育包括三个阶段:1 年的注册前住院医师(PRHO);2～3 年的高级住院医师(SHO);4～6 年的注册专科医师(SpR)。最终获得专科医师培训完成证明(CCST)。获得 CCST 的医师可向英国医学总理事会(GMC)申请列入专科医师注册人(Specialist Register)。

对于刚从医学院校毕业的学生,在成为完全注册的住院医师之前,需接受 1 年时间的培训,称为普通临床培训或注册前住院医师年(PRHO year)。所有的学生都必须作为注册前住院医师参加 1 年的临床培训,接受初步训练,由学生所毕业的学校监控。

PRHO 职位通常多于医学毕业生的人数,所以获得一个 PRHO 的职位并不困难。PRHO 培训的目的是让医学生获得内、外科普通的临床实践以及医学检验的基本经验。在 PRHO 的 1 年中,必须向 GMC 申请获得临时注册,此时具备最基本的行医资格,但是不能单独作为国家卫生服务系统(National Health Services)的雇佣医师,不能独立开业。

成功通过 PRHO,并在 GMC 处申请了完全注册以后,才有资格向皇家专科医师学会申请进入专业培训计划,依据专业不同,需要 6～9 年时间。专业培训分为初级和高级两个阶段,初级专业培训又称高级住院医师(SHO)阶段,通常在注册后 2～3 年内完成,在这一期间,受训者可获得 3～4 个由毕业后教育教务长认可的 SHO 职位,得到这些职位通常要参加竞争性面试。SHO 要接受大量有关所选专业的基本专业训练,承担更多的照顾病人的责任,但仍然在监督之下。这一期间,医师开始决定选择某一专业作为终身职业。

SHO 培训结束时,需通过该专科学会组织的会员资格考试。大多数考试分为 2～3 个部分,每次考试均有一定的通过率,并规定了每人可以参加考试的次数。通过考试,经申请后成为该皇家学会的会员。

初级专业训练结束后,医师或者进入家庭医师的专门职业培训,或者进入一个特定领域的高级专业培训项目。

申请参加高级专业培训项目,一般需通过淘汰性面试。这一阶段通常为 4～6 年,其持续时间因专科不同而异。

完成高级专业培训并达到要求者,可向 STA 申请 CCST,获得 CCST 后,在 GMC 处注册成为专科医师,此时,才有资格申请获得顾问医师职位。CCST 是高级专业培训的终点。

目前,英国的专业培训过程正在发生变化,正在进行毕业后教育的改革,目标是使得管理体制应更加合理化和简单化。

英国的继续医学教育是非强制性的,尽管如此,仍有约 99% 的医师自愿参加继续医学教育。政府每年对参加继续医学教育者给予一定的奖励,包括物质奖励。英国对继续医学教育的要求正逐步规范化,并有与专科医师资格再认定相结合的趋势。

我国的住院医师培训始于 1921 年协和医学院的"24 小时住院医师负责制和总住院医师负责制",这个制度在 20 世纪 20 年代培养了一大批日后成为我国现代医学一代宗师的人才,如林巧稚、诸福棠、张孝骞、吴英恺等。中华人民共和国成立后,我国一些医院陆续开始住院医师培训工作,但始终未形成统一、规范的住院医师培训制度。1993 年,卫生部颁发《临床住院医师规范化培训试行办法》、1995 年颁发《临床住院医师规范化培训大纲》后,我国的住院医师培训工作开始走上系统化、规范化的轨道。卫生部于 1998 年颁发了《临床住院医师规范化培训合格证书颁发管理办法(试行)》,1999 年颁发了《临床药师规范化培训大纲》和《全科医师规范化培训试行办法》。截止到 2002 年底,全国 18 个省、市制订了培训基地认可标准,13 个省、市开展了基地认可工作;26 个省、市获得授权颁发《卫生部住院医师规范化培训合格证书》,全国已认可培训基地 2 400 余个;20 个省、市制定了培训的相关配套政策和实施办法,20 个省、市将住院医师培训与晋升专业技术职务相结合,9 个省、市将参加住院医师规范化培训与申请专业学位相结合。从 1997 年至 2002 年底,全国共培训合格人数 5.2 余万人,2002 年正在接受培训的住院医师 6.6 余万人。

2003 年,卫生部开始组织课题研究,探索建立符合我国国情的专科医生培训制度。专科医师制度在欧美等国家实行已有数十年历史,我国港澳台地区也已开展了专科医师培养和准入。专科医师培训是临床医师提高实际诊断和治疗能力的必要阶段,也是临床医学人才成长特有的阶段。推行专科医师培训制度是遵循医学人才成长规律的必然要求,是促进卫生事业改革与发展和提高医疗服务质量的重要途径。

专科医师分为普通专科医师和亚专科医师。专科医师培训包括普通专科医师培训(一般为临床二级学科)和亚专科医师培训(一般为临床三级或四级学科)。普通专科医师培训在经过卫生部认可的统一培训基地中,以住院医师身份接受以提高临床技能为主的系统性规范化培训,使培养对象达到普通专科医师所需要的基本能力,可基本独立从事普通专科的医疗工作。

2006 年,卫生部发出《关于开展专科医师培训试点工作的通知》,出台《卫生部专科医师培训基地认定管理办法》,同时卫生部出台《专科医师培训暂行规定》。

2008 年 2 月,在全国医学教育工作会议上,卫生部和教育部联合发表"关于开展专科医师培训试点工作的指导意见"。争取经过 5～10 年的试点,形成我国专科医师培训制度的基本模式。

在行政管理方面,卫生部和各省级卫生行政主管部门成立毕业后医学教育委员会(以下简称"毕教委"),专科医师培训试点基地所在的医疗机构要确定管理部门,负责本单位各培训基地的专科医师培训试点工作。

就上海而言,住院医师规范化培训是上海建设亚洲一流中心城市的重要任务,是医学教育中毕业后教育的核心内容,是实施"科教兴医、人才强卫"战略的创新工作和探索。2010 年 2 月,上海市卫生局、发改委、人力资源和社会保障、财政、教育等部门联合发布《上海市住院医师规范化培训实施办法(试行)》,成立由分管市领导牵头,市发展改革委、市卫生局、市人力资源社会保障局、市教委、市财政局、市机构编制委员会办公室、市政府法制办等部门的领导和专家组成的上海市住院医师规范化培训工作联席会议,建立了"政府主导,行业协会参与管理,医疗卫生机构负责执行"的住院医师规范化培训制度。培训按卫生部和国家中医药管理局规定在内科、外科、妇产科、儿科、急诊科、神经内科、皮肤科、眼科、耳鼻喉科、精神科、小儿外科、康复医学科、麻醉科、医学影像科、医学检验科、临床病理科、口腔科、全科医学科、肿瘤学 19 个临床学科和中医内科、中医外科、中医妇科、中医儿科、中医针灸推拿、中医五官科、中医骨伤和中医全科 8 个中医学科开展。自 2010 年起,各级医疗机构应当将《住院医师规范化培训合格证书》作为新进人员聘任临床医学类初级医师岗位和晋升临床医学类中级专业技术职务任职资格的重要依据之一。

## 三、毕业后教育在医学人才培养中的重要性

住院医师培训是将医学生培养为具有执业能力和资格的开业医师或专科医师的重要阶段。这一阶段涉及几个关键环节:什么样的人被准予接受培训(学员准入),什么样的机构可以实施培训(培训机构准入),培训条件如何保障,由谁保障(行业协会和政府的作用),培训后如何获取职业资格(出口)等,这些关键的环节在西方国家都已经得到制度化的解决。

住院医师培训时间长短主要取决于工作性质和执业范围,主要体现在基础知识训练强度、临床技能培训深度和科研能力培养三个方面。据研究报道,住院医生培养时间最长的神经外科医师为 7 年。美国最大的神经外科医学中心匹兹堡神经外科中心每年只培养 2 名神经外科住院医师,所有培训完成时要求必须完成 900 例难度不同的手术,在指定杂志或国家级会议上发表 5~10 篇文章。培养时间最短的是家庭医师(family physician),一般从医学院校毕业后再培训 2~3 年,如加拿大需要 2 年,我国台湾地区需要 3 年。

学员的准入一般将学位作为基本准入条件,其他包括通过医师资格考试、拥有工作经验等。在西方国家,医学生的院校教育和住院医师培训的衔接是非常紧密的。学员准入标准因培训阶段不同而不同。在初级阶段(住院医师培训阶段),学位是基本的准入条件,即达到国家要求学位水平。如美国和加拿大要求具有博士学位,德、法等欧洲国家要求达到硕士学位,英国及一些英联邦国家要求达到学士

学位,除此之外,一些国家还要求通过医师资格考试,如美国、德国、印度等。另一些国家把条件注册作为准入条件之一,如新加坡要求有在公共教学医院至少1年的工作经验。高级培训阶段(专科/全科医师培训)的准入条件相对较高。除了初级阶段培训经历外,大多数国家都以资格考试为准入条件。一些国家还辅以培训机构的记录和评估为准入条件。

培训机构的准入因国家不同而标准有所差异。一般而言,在发达国家,由于其医疗机构准入条件较严,因而对培训机构的条件放得较宽,大多数的专科和综合医院均可作为培训机构。在发展中国家,由于其医疗机构准入条件较宽,所以对培训机构准入的条件把握得比较严。

院校医学教育是打基础,毕业后的住院医师培训是临床能力的培训,重点是临床技能的训练,继续教育是持续职业的发展,这三个不同的阶段不能相互替代。2011年12月,由教育部、卫生部共同召开的全国医学教育改革工作会议上明确提出,构建"5+3"为主体的临床医学人才培养体系,即5年医学院校教育加上3年住院医师规范化培训,培养高水平的医师,适应国家医学创新和国际竞争对高水平医学人才的要求。以强化医学生职业道德和临床实践能力为核心,深化五年制临床医学专业教育教学改革;改革长学制临床医学人才培养模式,培养高层次、国际化的医学拔尖创新人才;改革面向基层的全科医生人才培养模式,培养一大批面向乡镇卫生院、服务农村医疗卫生事业的全科医生。

提高人才培养质量是加强医学教育工作的核心,人才培养模式改革是提高医学教育质量的关键。医学院校要根据现代医学模式和我国卫生服务的发展要求,改革人才培养模式,适时修订各类人才培养目标和规格。积极进行课程体系改革,构建人文社会科学知识、自然科学知识与医学知识相结合,基础医学与临床医学相结合的知识、能力、素质协调发展的新型课程体系;建立以学生为中心的自主学习模式,确立学生在教学中的主体地位,着力推进教学方法的改革与实践,加强学生终身学习能力、批判性思维能力和创新能力的培养。加强学生公共卫生和全科医学教育,培养学生基层卫生服务能力;坚持基础理论、基本知识、基本技能教学要求,提倡早期接触临床,密切理论与实践的结合;积极探索在培养过程中有利于学生个性发展的机制;加强考试和教学评价方法改革,逐步建立科学的考试方法和教学评价制度;充分利用现代信息技术推进教学改革。

毕业后医学教育是临床医师培养的必需阶段,要建立和完善适合我国国情的以住院医师规范化培训为重点的毕业后医学教育制度,完善培训标准和培训基地标准,组织审定培训基地;研究制订与毕业后医学教育制度相关的人事管理、资金筹措等配套政策;充分发挥有关高等学校、医疗卫生机构及社团组织在毕业后医学教育中的作用。

(邵洁　刘艳)

# 第三节 毕业后医学教育制度
# 在医学发展中的地位

随着医学科学的不断进步、人类健康理念的演变以及全球社会经济的迅猛发展，经过国内外医学教育界的不断努力实践，由院校医学教育、毕业后医学教育和继续医学教育共同组成的现代医学教育体系已成为世界医学人才培养的主流模式。毕业后医学教育制度作为其中不可或缺的一部分，对医学发展起着至关重要的作用。本章将着重从医学人才培养、医疗服务质量的提升、卫生事业发展三个方面阐述毕业后医学教育制度的重要地位。

## 一、毕业后医学教育制度与医学人才培养

### （一）毕业后医学教育符合医学人才成长的客观规律

医学教育的首要任务是培养合格的医学人才。医学人才是科技领域人才中的一部分，由于医学科学的特殊性以及医学职业的特定要求，医学人才具有自身特点，医学人才成长也具有独特规律。医学教育要培养出高质量的医学人才，除了要适应社会发展对医学人才的客观需要，还必须全面把握医学人才的特点，遵循医学人才的成长规律。

医学人才指具有良好的科学文化素养，掌握扎实的医学知识，具有较强的专业才能，在医学领域以其劳动发挥作用，对医学进步与发展、人类健康与文明作出特殊贡献的人。这里探讨的主要是医学人才中的临床医学人才。临床医学人才需要直接接触患者，通过自己的工作和各种不同医疗方法为患者诊治疾病，满足患者的健康诉求。这也就决定了临床医学人才必须掌握医学以及相关学科的基础理论知识、把握临床科学方法、形成临床思维能力、能够开展科学研究并创造性解决临床疑难问题，且具备应有的思想道德素质、心理素质、人文素质，才能够在"生物-心理-社会"现代医学模式中发挥适当的作用。由于社会期望值高、综合素质好、职业实践性强，临床医学人才的成长遵循着阶段成才、实践成才、师承成才等主要规律。

根据世界医学教育联合会颁布的《毕业后医学教育全球标准》，毕业后医学教育被定义为："医生在完成基础医学教育以后实施的，以训练独立工作能力为目标的，导师指导下的教育阶段。包括注册前培训、职业/专业培训、专科医师和亚专科医师培训，以及其他正规的培训项目，在完成正规的毕业后教育以后，通常授予学位、证明或证书。"

**1. 毕业后医学教育承上启下,有机连接院校医学教育和继续医学教育**

(1)毕业后医学教育是院校医学教育的必然延伸:院校医学教育是医学人才的基础教育阶段,课程主要包括公共基础课(如人文和社会科学课程)、普通基础课(如生物学、物理学、化学、数学等自然科学课程)、医学基础课(如解剖学、病理学、药理学等关于人体正常及异常的形态结构和功能的学科、疾病治疗预防的基本理论知识)以及一定量的医学临床课。这些医学基础知识及其相关的理论知识跨越众多学科,体量极其丰富,且对于医学人才(不论将来从事临床医学的哪一个分支)的终身发展具有重要意义,需要占据医学生大量的时间、精力,是院校医学教育的重点内容,旨在为医学人才奠定良好的知识基础。

而毕业后进入临床工作,临床医学人才面临的对象从书本上条理清晰的知识体系变成患者的各种健康诉求,从格式化的典型病例变成有血有肉、有思想、有社会属性的患者及家属,这对他们的临床思维能力、操作技能和与人沟通交流能力都提出了非常高的要求。这些既非院校医学教育的重点,恰恰也是难以通过书本和老师讲解等传统教学手段所能解决的问题。

毕业后医学教育旨在提高医学人才的临床素质,培养其独立从事专业技术的工作能力,是医学生顺利完成向医师过渡的必要阶段。在毕业后医学教育阶段,临床医学人才得以将自己在院校学到的理论知识进一步梳理,在临床带教老师的指导下将自己的医学知识应用到临床工作中;通过诊治患者逐步建立自己的临床思维能力、掌握操作技能;通过直接面对患者及家属并反复实践,学会沟通技巧,切实体会人文关怀与职业道德的重要性;并在临床实践中不断发现自己的不足之处,不断学习、不断进步,奠定终身学习、理论联系实际的重要理念。事实上,毕业后医学教育正是培养医疗技术骨干的必要阶段。

(2)毕业后医学教育是继续医学教育的必要准备:临床医学知识的特点决定了人才培养须由通到专,打好所需的基础后才能选择某一分支进一步深造。而不论是在毕业后医学教育的住院医师培训还是专科医师培训阶段,目前普遍的做法都是在一定范围内进行不同二级或三级学科的轮转培养,临床医学人才可以在这一阶段进一步明晰自己的职业规划和定位,通过比较选择出自己热爱且较擅长的某一临床学科分支,作为自己毕生奋斗的领域。可以说,经过规范的毕业后医学教育,临床医学人才基本可以被认为具有更为坚实的知识基础、熟练的临床思维能力、操作技能以及沟通能力,对于职业发展有明确目标并习惯于不断自我提升。

继续医学教育是指完成院校医学教育和毕业后医学教育之后进行的在职进修教育。继续医学教育是指对专业技术的知识、技能进行补充、更新、拓宽和提高的一种高层次的追加教育,其目的在于使专业技术人员能够跟上或适应科学技术日新月异的发展变化。继续医学教育对培训人员有着较高的要求,经过毕业后医学教育这一阶段的临床医学人才已经具备了接受继续医学教育所需要的各项知识、技能和态度,正适合与继续医学教育对接,能够保证继续医学教育的质量,实现继续医学教育的目的和意义。

**2. 毕业后医学教育制度有助于形成较为稳定的医学人才链** 医学人才培养规律不同于其他专业人才的培养规律,它的人才结构也不只是单一的专业技术能力关系,而是存在较强的师承关系。无论是中医的"师徒制"还是西医的临床带教,都有着师承的影子。虽然现代医学知识体系庞大,发展更新很快,已经不能靠简单的经验传授培养出合格的临床医学人才。但这种师承关系的效应也是促使人才走向成功的重要因素。特别是具有良好理论、技能和素质的优秀带教老师,能够为学生树立典范,并在临床和科研活动中通过言传身教使得优秀的品质、习惯一代代传承下去。正是这种人才链模式使得每一批由医学院校进入行业内的临床医学人才能够在具有一定经验性的医学领域中迅速适应,快速成长、健康发展。

从人才供给方面来说,规范的毕业后医学教育制度能够源源不断地使医学人才链得到足够的、优质的人才供给,形成动态稳定的人才链。否则临床医学人才自院校毕业后可能会呈现不同程度、不同速率、不同方向的成长,导致人才链的不稳定。而没有一个稳定的人才链作为支撑,会进一步影响后续补充人才的进步发展,导致人才链更加不稳定,甚至某一范围内的人才链断裂。

从知识传承角度来说,如果不能形成制度化的毕业后医学教育体系,就不能保证优秀的临床经验等得到最大的传承。纵观医学史,由于家族、个人利益产生的知识技术壁垒极大地阻碍了医学的发展。形成有效的制度并切实落实,才能最大程度地保证老师肯教、学生肯学,形成良性的医学带教氛围。

(二)制度化有助于保证毕业后医学教育的质量

如前所述,不难看出,医学科学的知识体量和飞速发展使得学习必然是终身贯穿于医学生和临床医师的学业和职业生涯的。制度化的毕业后医学教育在质量控制上有着自发学习所不能比拟的优势。

**1. 制度化可确保毕业后医学教育的长期平稳落实** 毕业后医学教育往往由临床医学毕业生供职或以其他形式服务的医疗机构提供教学培训。虽然包括毕业后医学教育在内的职后教育的重要性有目共睹,但是在实际情况中,由于临床工作强度大、人手短缺、单位和个人认识上的不平衡、经费不足等原因,毕业后医学教育不一定能够得到切实的贯彻落实。如果毕业后医学教育没有形成完善的制度,仅依靠单位和个人的主动性,可能会形成职前、职后医学教育不连贯的情况,形成规范有效的制度化管理能够有效避免这种情况,对医疗机构和医师个人均形成约束,使得每一批完成院校医学教育的医师都能够及时获得必需的毕业后医学教育。

由于临床医学的主要工作对象是人,而且关乎人世间最宝贵的、不可再生的资源——人的生命和健康,相比其他行业有特殊性。当病患前往医疗机构寻求服务时,很自然地会希望得到最优质的服务,当前较为紧张的医患关系从某一侧面来说也正是这一诉求的体现。刚从医学院校毕业的临床医师往往不受病患信任,即使已经取得执业资格,年轻医师仍有可能遇到某些比较偏激的病患拒绝其提供的诊治。这在极大程度上威胁着毕业后医学教育的质量,阻碍了医师的正常成长和医学人才梯队的正常建设。如果有制度化的毕业后医学教育,也可以为要求病患在承担毕业后医学教育任务的医疗机构就医时不得无故拒绝培训医师的诊治提供依据。

通过制度化,提供毕业后医学教育的医疗机构、接受毕业后医学教育的医师以及作为临床工作对象必然要参与毕业后医学教育的病患能够统一思想认识,这是毕业后医学教育真正落实的重要基础。

**2. 制度化有利于形成规范的毕业后医学教育** 毕业后医学教育作为医学教育体系的重要组成部分,是为培养医学人才的某一阶段能力服务的,这需要有非常明确的培养目标以及切实可行的实现这一目标的方法、手段、措施和保障,并且要让提供和接受毕业后医学教育的师资、学员双方都明确知晓。如果做不到这一点,势必会引起毕业后医学教育质量参差不齐,可能会出现目标设置过低导致不能胜任临床工作、出现临床差错,或者目标设置过高耗费大量人力物力甚至难以完成,使得培训流于形式;培训时间过短难以完成培训目标,或者不合理延长毕业后医学教育时间影响个人发展;培训范围不合适导致临床基础不扎实过早进入专科培养;师资要求不明确使得毕业后医学教育质量偏低等。

只有通过建立合理的毕业后医学教育制度,才能够对培训医疗机构、师资、学员准入资格,培训的范围、要求、时长,考核标准等各方面提供可依据的准则,剔除由于客观条件或某些主观因素限制引起的对毕业后医学教育目标和方法的理解偏差,确保毕业后医学教育高效、高质量地完成。

**3. 毕业后医学教育制度化可以提升公平性** 毕业后医学教育是普遍针对完成院校医学教育的医学生的,主要是提高其临床工作能力,所以在一个地区或者国家范围内应该是同等要求的。为了实现整体尽可能同等的水平提升,在某一地域范围内实行制度化管理在毕业后医学教育上对于提升该范围内的公平性有着不可忽视的作用。

比如,同样刚从院校毕业的临床医师,基本素质相当,进入同一个医疗机构工作,但由于所在科室领导的认识不同,所得到的毕业后医学教育机会不均等。这对于同样希望接受规范毕业后医学教育、打好临床基础,将来寻求更高发展并很有可能面临彼此竞争的临床医师是非常不公平的。同理,这种不公平也可以从一个医疗机构扩大到一个城市、地区甚至国际;而时间上,也很有可能出现不同批次的机会不均等;再者,由于人才链的关系,这种不均等造成的问题可能随着时间进一步扩大化。既然在一定范围内,对于临床医师的基本临床素质有着同等的要求,那就应该提供同等的接受毕业后医学教育的机会。只有在某一范围内实行同样的制度化管理,才有可能实现这一范围内同一质量的毕业后医学教育,为这一范围内的医学毕业生提供均等的机会。

相对于自主学习可能出现的混乱局面,制度化带来的稳定、平等的优势极大促进了毕业后医学教育的公平性;只有公平性提升,医师整体水平得到提高,才能够真正实现毕业后医学教育培养医学人才的目的。

**4. 毕业后医学教育制度化有利于提高积极性** 制度化虽然存在一定的强制性,但利于提高医疗机构与临床医师对毕业后医学教育的积极性。

如果没有完善的制度化管理,有的医疗机构积极开展毕业后医学教育工作,制订详细的工作方针、计划,提供大力保障,花费大量的人力、物力、财力;而有的医疗机构任由医师自主学习,虽然可以认为前者会在毕业后医学教育方面取得更大的成绩,长期来看,更有可持续发展竞争力,但毕竟会在短期内引起一定的消极情绪,这很不利于毕业后医学教育的实施和发展。

从临床医师本身来看,一方面也存在与其他临床医师相互比较的问题,另一方面如果没有相关配套制度保障其毕业后医学教育期间的地位、待遇,也很难使其安心学习、培训。同时,完善的制度应该包括同等要求的考核标准并予以资质认定,通过相对同质化的考核、认证这一举措,可以进一步明确毕业后医学教育的现实意义,对于接受培训的人员来说也有利于其未来晋升、发展。

**5. 制度化有利于毕业后医学教育的自我提升** 在各方面形势不断发展变化的当今社会,很难界定出哪一种制度是优秀的,但是一个设计完善的制度应该具备自我净化、自我进步的能力。通过观察国内外较为成熟的毕业后医学教育制度可知,其往往并不是一个医院或科室的要求,也不是某一行政部门一家之言可以决定的,大多是由政府主导、行业协会参与、医疗机构执行。那么该制度就具有如下优点:在实际工作中发现问题的能力相对较高;向高层反映问题的渠道相对通畅;制度制订者的层面相对较高;制度改进的速度较快;制度的优势辐射面也相对较广。如果能通过制度将毕业后医学教育的不断提高固定下来,无疑对毕业后医学教育的发展是非常有益的。

(三)制度化有利于毕业后医学教育资源配置

随着社会经济发展水平的不断提高,医疗改革的进一步深化,社会公众对医疗卫生服务的需求日益增长。只有对传统医学教育作出相应变革,加强毕业后医学教育制度建设,优化资源配置,才能更好地与院校医学教育和继续医学教育衔接,为医学人才培养服务。

毕业后医学教育资源配置主要包括两方面的问题:① 毕业后医学教育所需人力、物力、财力的配置供给,即由谁投入和怎样投入的问题;② 人力、物力、财力进行分配的比例结构,也就是毕业后医学教育资源如何在承担培训任务的医疗机构间分配和使用的问题。

毕业后医学教育的制度化建设是解决这两个问题必不可少的手段与方法。首先,毕业后医学教育制度化建设保障了资源供给的延续性和统一性,加大财政投入及其相关的配套政策,减少毕业后医学教育原本所存在的随意性,这样有利于实现医学人才培养和管理。毕业后医学教育课程建设和方法研究方面稳定投入的同时,有效控制毕业后医学教育发展成本,不偏离现阶段医学教育投入的实际情况,提高毕业后医学教育资源使用的效益。其次,通过加强毕业后医学教育管理部门与医院间的统筹协作,明确政府、高等院校、医疗机构在毕业后医学教育中的职责与作用,优化各医疗机构的毕业后医学教育的布局结构,通过突出各医疗机构的专业优势来进行毕业后医学教育资源的整合,兼顾效益性与公平性。最后,毕业后医学教育的制度化建设为毕业后医学教育资源配置提供了科学性和规范性的土壤。离开了制度化,毕业后医学教育的科学性和规范性,根本无从谈起,就成了无源之水,无本之木。通过毕业后医学教育制度化,结合医学人才的培养特点,根据制度实施过程中的实际情况,及时总结经验,有的放矢,调整各资源要素之间的组合情况,不断完善适合社会发展情况的资源配置方式,从而更好地满足社会经济发展对医疗卫生服务的需要。相反,不合理的毕业后医学教育资源安排,很容易造成资源的分配不均,导致大量资源浪费,影响毕业后医学教育的长期发展,从而阻碍医学人才培养的可持续性。

## 二、毕业后医学教育制度与医疗服务质量

### (一) 医疗服务质量的定义和构成要素

**1. 医疗服务质量的定义** 国际标准化组织对质量的定义是:产品或服务所固有的一组符合现实或潜在需要的特征和特性的总和。医疗服务与有形产品和一般服务不同,具有其独特性。第一,由于服务具有无形性,服务的提供和消费具有同步性,而且医疗服务对象个性化程度高,这些特点决定了医疗机构难以制订明确的质量标准来衡量医疗服务质量。第二,医疗服务专业性强以及医疗服务供给方具主导的特点,一般医疗服务消费者缺乏足够的知识和经验,对医疗服务的质量很难进行准确、客观的评价。可以将医疗服务质量定义为:"在现有科技、资源和消费者的条件下增进人们的健康和提高满意度"。现在国内外越来越推行的是"感知的服务质量",即以人为本,以患者为中心,注重患者的感受。

值得指出的是,由于医疗服务技术含量较高,医疗服务的技术因素常常被极大地放大,而医疗服务过程中的人性化关怀却被相当程度地忽略了。实际上,现代医

学已从实验医学时代的"生物医学"模式转变为整体医学时代的"生物-心理-社会医学"的模式。医疗服务消费者对医疗服务质量的感知是多方面的,不仅仅局限于技术这一个指标上。医疗机构对质量的理解必须和病患的理解相吻合,即从医疗服务消费者的角度定义服务质量。医疗服务质量是顾客可以感知的整体质量,受期望的服务和实际体验的服务水平的共同影响。期望服务产生于顾客接受服务之前,而体验服务产生于服务的交互过程。医疗服务质量是医疗服务消费者实际感知的医疗服务水平(即体验的服务质量)与他们对服务质量的期望(即期望的服务质量)之间的对比。

**2. 医疗服务质量的构成要素** 世界卫生组织(WHO)质量工作小组指出医疗服务质量包括四个方面:服务过程的有效与舒适性(技术质量)、资源的利用效率(经济效益)、危险管理(发现和避免与医疗服务相关的损害、伤害和疾病)、患者的满意程度。英国沿用较广的医疗保健服务质量包括:疾病的预防与控制过程;对维持和促进患者的家庭、工作和社会功能所起的作用;解除患者的生理与心理症状以及避免医源性疾病与损伤的发生;预防早死;减少疾病给患者及其家属造成的经济损失;增加患者的满意度;体察患者需要、理解患者痛苦;尊重患者的人格、保护患者的隐私。也有人从"结构、过程和产出"三个方面理解医疗服务质量,即结构是与医疗服务相关的硬件构成(设备、病房、人员),为反映基础质量提供间接指标;过程指医疗服务提供的具体步骤与经过(诊疗过程);产出指医疗服务对患者健康状况的改善,不仅指症状的消除,还涵盖生理、心理和社会功能的改善以及患者的满意度。

技术质量关注医疗服务的结果,功能质量关注如何提供服务,两者共同构成了医疗服务质量的两大要素。技术质量构成医疗服务质量的关键,在技术同质的情况下,决定服务竞争优势的是功能质量。医疗机构要提高医疗服务质量,一方面要重视提高技术质量,培养高水平的医疗技术人才,掌握先进的医疗技术,提高临床疗效;另一方面还必须重视功能质量,加强对服务过程的质量管理,重视医护人员与病患之间的接触,完善有形环境和设施,优化服务流程和服务系统的管理。

## (二) 提高医疗服务质量的关键是医学人才

通过对医疗服务质量定义和构成要素的阐述,可以发现,具有专业知识、提供医疗服务的医学人才正是医疗服务质量的关键所在。病患到医疗机构寻求医疗服务的整个过程和所得到的结果包括其自身获得的感受都是医疗服务质量的体现,而医疗服务的提供者正是医学人才。且不可否认医学人才特别是临床医师在整个过程中占主导地位。对病患的接诊、诊断,制订或调整治疗方案,某些创伤性检查和治疗性操作,与病患及家属的沟通,都是由临床医师为主导完成的;医疗服务的技术质量包括疾病的预后很大程度上取决于临床医师的临床思路、专业水平;医疗服务的经济效益一定程度上也是由临床医师的职业道德和技术水平决定的;而临床医师的沟通技巧、人文关怀能力甚至个人魅力也可以左右病患接受医疗服务过程的主观感受。因此,医疗服务提供的整个过程中,医学人才特别是临床医师相对于其他部分如设备、就医流程、费用等更容易影响医疗服务质量。在生活中,我们也常常发现,不论是学科专业上领先还是人民群众所满意的医院、科室,往往正是由一批医德高尚、技术水平高超的学科带头人引领的。人才是第一生产力,只有加大医学人才培养力度,才能真正提高医疗服务质量。

### (三)毕业后医学教育制度与医疗服务质量的提高相互促进

**1. 经过毕业后医学教育培养的医学人才更符合提高医疗服务质量的要求**
相对于刚完成院校医学教育的医学毕业生,接受了规范的毕业后医学教育后的临床医师主要有以下特点。

(1)理论联系实际的能力大幅提升:经过院校医学教育的培养,医学生掌握了必需的医学理论知识基础,但并没有足够的实践机会。经过系统的以临床工作为重心的毕业后医学教育,临床医师理论联系实际的能力明显提升,能够在面对临床工作时调动自己已有的专业知识,进行归纳、分析,作出适当的判断和处理;能够在必要时识别自身知识储备的不足,及时补充;并且懂得在临床实际中发现的问题,知道如何进一步研究。这些能力的培养都难以在院校医学教育体系中完成。

(2)更接近与时俱进的发展型人才:由于多方面原因,院校医学教育体系中的教学内容相对存在滞后性,难以跟上日新月异的医学发展。另一方面,在知识、信息爆炸的当今社会,各行各业的人才都需要终身学习的能力和意识,医学人才尤为如此。毕业后医学教育与院校医学教育紧密衔接,有利于培养技术水平与时俱进、具有知识更新理念的发展型人才。

(3)以患者为中心的服务意识和能力大大提高:院校医学教育期间,医学生学习多以书本为主。毕业后医学教育强调培养解决实际问题的临床工作能力,帮助临床医师与患者沟通,取得患者信任,帮助患者解决问题,兼顾患者的感受与社会属性。这种以患者为中心的服务意识和能力是院校医学教育缺乏的,却正是毕业后医学教育所重视的。

总之,经过毕业后医学教育的临床医师具有医学院校毕业生所不具备的、临床工作要求的多种能力,这些能力正是提供优质的医疗服务所必需的。现实中,未经过毕业后医学教育的医学毕业生也的确难以胜任临床工作。

**2. 相对均等的就医机会有利于提高消费者对医疗服务的主观感受** 随着医学技术的发展,同等级医疗机构之间的技术同质化倾向愈发明显,但在不同地区、不同医疗机构、不同医师间,仍存在较为明显的差异。由于医疗服务的专业性以及消费者对于医学科学理解的局限性,横向比较成为许多病患树立自身期望和判断医疗服务是否优质的重要标准。

如果能确立规范的毕业后医学教育制度并切实贯彻实施,那么在这一制度涉及范围内,可以最大程度地提高临床医师整体水平,缩小医师间差距。对于病患而言,这意味着就医机会相对均等,接受的医疗服务相对同质,将会比较容易产生较满意的主观感受。

**3. 医疗服务质量的提高对毕业后医学教育质量的提高有促进作用** 医学人才的最基本的实践活动——临床实践的数量和质量决定着医学人才工作的质量及其社会效益。对医疗服务质量的重视有利于为医学人才提供更好的工作环境、配套设施和设计更合理的工作流程,这些都将有利于医学人才的成长。由于毕业后医学教育中必然存在的师承效应,医学人才的成长与进步也必将通过毕业后医学教育制度累积并固定在群体内,这对毕业后医学教育质量的提高有着非常重要的意义。

## 三、毕业后医学教育制度与卫生事业发展

### (一)毕业后医学教育制度有利于医疗机构可持续健康发展

医疗机构是卫生事业发展的主要阵地,现代医院管理模式强调"科研为龙头、教学为基础、医疗为根本"的"医教研"三位一体发展模式。其中,人才的作用异常关键,人才兴,医院才兴;人才强,医院才强。科教兴医,人才强医。

毕业后医学教育着力于打造临床医学骨干人才力量,是医疗机构可持续发展战略的重要组成部分。广义地讲,可持续发展战略的核心问题就是社会经济发展与资源、环境相协调的问题,应从传统的偏重数量增长的发展模式转向强调改善质量的可持续发展模式。狭义地讲,医疗机构的可持续发展战略的实施应由科学管理、基础设施建设、医疗服务质量、人才的引进和培养以及科技进步等诸多因素相辅相成、相得益彰、协调发展所决定,其中诸多因素都是和毕业后医学教育密切相关的。

只有形成制度化管理的毕业后医学教育才能够为医疗机构提供科研、教学、医疗的全方位复合型人才,并形成人才建设的良性循环和合理的人才梯队。毕业后医学教育制度能够为医疗机构的健康快速发展保驾护航。

### (二)毕业后医学教育制度保证卫生事业人才的不断输送

人才是第一生产力,人才资源是第一资源。医学人才的培养质量直接影响和制约着人民健康水平和生活质量,进而影响着整个国家的经济建设和社会发展。

卫生人力资源是医疗卫生事业可持续发展的基础和支撑,临床医师队伍的整体素质和水平则是决定医疗服务质量的关键因素。2007年3月,卫生部蒋作君副部长在卫生部毕业后医学教育委员会工作会议暨住院医师/专科医师培养高峰论坛开幕式上的讲话中指出:"借鉴国际的有益经验,加强临床医师的临床能力培养,完善毕业后医学教育体系,建立专科医师培养和准入制度,是医学科学发展和医学人才成长规律的必然要求,是促进卫生事业改革与发展和提高医疗服务质量的重要途径。"

切实可行的毕业后医学教育制度,能够建立医学院校毕业生与高级专门医学人才间的有机联系,源源不断地为卫生事业输送人才。毕业后医学教育制度也是提高临床医师队伍整体素质和水平的必然要求。有了毕业后医学教育制度作为保障,卫生人才队伍才能保持持久的活力,从而能够从各方面促进卫生事业的不断发展。

### (三) 毕业后医学教育制度对实现我国"人人享有基本医疗卫生保健服务"战略目标的重要意义

2007年3月,胡锦涛同志参加全国政协十届五次会议的分组讨论时曾强调指出:要着眼于实现人人享有基本卫生保健服务的目标,加快完善有利于人民群众及时就医、安全用药、合理负担的医疗卫生制度体系,不断提高医疗卫生服务的水平和质量。国务院总理温家宝在第十届全国人大五次会议上的政府工作报告中也提出:要加快卫生事业改革和发展,着眼于建设覆盖城乡居民的基本卫生保健制度。在2008年1月7日召开的全国卫生工作会议上,卫生部部长陈竺指出,"人人享有基本医疗卫生服务"是卫生工作的重大战略目标。基本医疗卫生服务既包括疾病预防控制、计划免疫、健康教育、卫生监督、妇幼保健、精神卫生、卫生应急、急救、采供血服务以及食品安全、职业病防治和安全饮用水等公共卫生服务,也包括采用基本药物,使用适宜技术,按照规范诊疗程序提供的急、慢性疾病的诊断、治疗和康复等医疗服务。

不可否认,建立平等可及的医疗服务体系是完成这一重大战略目标的重点内容,也是人民群众最为关心的方面之一。除了各方面的投入、建设之外,人才的支撑在建立、维持并优化这一体系的过程中起着至关重要的作用。临床医师作为卫生工作的一线人员直接面对病患,也最容易引起关注。所以人才的队伍建设尤其需要体现"促进公平"这一重要着眼点。

毕业后医学教育既是培养临床骨干人才的重要阶段,又是提高临床医学人才整体水平和素质的重要方法。只有经过规范的毕业后医学教育,临床医学人才才能够胜任临床工作,提供能够令人民群众满意的健康服务。同时,通过毕业后医学教育的制度化,可以最大程度地缩小培训的质量差异,尽可能地实现临床医师的同质化。否则"人人享有"、"平等可及"均无从谈起。

(石珩　张勘)

# 第四节 毕业后医学教育
## 制度的主要内容

毕业后医学教育是指医学生在完成医学院校基础教育后,在经过认证的培训基地内,在专家指导下进行规范化培训,进而获得独立医疗实践能力的阶段。现代医学教育发展和临床医师培养规律表明,毕业后医学教育在医学人才成长过程中有着重要的作用,不能够被院校医学教育所取代。住院医师规范化培训和专科医师培训都是毕业后医学教育的重要组成部分,是临床医师提高临床水平必经的基础训练阶段,是培养临床医疗技术骨干的主要途径。

## 一、住院医师培训

住院医师规范化培训是指医学专业毕业生完成院校医学教育后,接受以提高临床技能为主的系统、规范的教育阶段,是医学生成长为合格临床医师的必由之路,是包括全科医师在内的临床医学人才成长的特有阶段,也是毕业后医学教育的起萌阶段,培训按照二级学科开展,对保证临床医师专业水准和提高医疗服务质量具有极为重要的作用,国际医学界对此已达成共识。

### (一)管理机构

1993 年,卫生部"住院医师培训委员会"负责指导全国住院医师规范化培训,日常工作由卫生部科技教育司负责,主要负责研究、制订、出台住院医师规范化政策,组织专家评审和评估住院医师规范化培训基地,颁发住院医师规范化培训合格证书。各省、自治区、直辖市卫生厅局科教处是本地区住院医师规范化培训工作的主要管理机构,结合本地区实际情况,制订培训、考核的实施方案和细则,负责培训基地的认可与撤销,指导和督导本地院校和医院的住院医师规范化培训工作,组织对培训质量的评估,审核住院医师培训完成情况,对完成培训的住院医师颁发培训合格证书。大学和医院设立成人教育委员会或毕业后教育委员会,下设教育处或科教处主管住院医师规范化培训具体实施和管理工作,包括对每位住院医师进行全方位的培训、考核及评定。

### (二)培训基地

具有卫生部《综合医院分级管理标准》(试行草案)规定的二级甲等以上(含二级甲等)条件的医院可以以二级学科为单位,申请作为临床住院医师的培训基地。

培训基地由省、自治区、直辖市卫生行政部门或其相应机构审查、批准认可,有关部委属医院的培训基地由有关主管部门会同当地卫生行政部门审批认可。培训基地除对本单位住院医师进行培训外,还应承担外单位选送的住院医师培训任务。培训基地要根据培训办法,制定具体实施计划,严格进行培训与考核,确保培训质量,具备资质为完成培训和通过考核的住院医师申请《住院医师规范化培训合格证书》。

（三）住院医师规范化培训管理

**1. 培训目标**　通过培训使住院医师具备独立工作能力,有一定的专科特长,并能达到《卫生技术人员职务试行条例》规定的低年主治医师的基本条件。

**2. 培训对象**　高等医学院校医学本科毕业的临床住院医师。医学研究生毕业后从事临床工作,按其临床工作实际水平参加相应年度的培训。

**3. 培训与考核方法**

（1）培训：分两个阶段：第一阶段为 3 年,第二阶段为 2 年。

培训内容包括职业道德、临床理论、专业技能、临床科研以及外语能力 5 个方面。业务培训以临床实践为主,理论知识和外语以自学为主。

第一阶段：3 年,进行二级学科培训,二级学科基础培训。培训目的是使住院医师掌握二级学科基础理论、基本知识和基本技能,培训方法以二级学科的各专业轮转为主,兼顾相关科室。住院医师完成第一阶段培训后,由培训基地进行考核,合格者方可进入第二阶段培训。

表 1-2　第一阶段培训内容与要求

| 培训内容 | 要　　求 |
|---|---|
| 职业道德 | 坚持四项基本原则,热爱祖国,遵纪守法,贯彻执行党的卫生工作方针,具有良好的医德和作风,全心全意为人民服务 |
| 医学理论 | 巩固大学理论知识,阅读本学科经典著作,学习培训要求的专业必修课和选修课 |
| 临床技能 | 掌握本学科基本诊断、治疗技术,本学科常见病、多发病的病因、发病机理、临床表现、诊断和鉴别诊断、处理方法、门、急诊处理、重危病人抢救、接待病人、病历书写、临床教学等技能 |
| 专业外语 | 每小时能笔译 2 500 个印刷符号以上 |
| 文献综述 | 阅读指定的参考书刊及专题文献,完成一篇综述或论文 |

完成第一阶段培训项目和内容,通过各项考核,成绩合格者方可进入第二阶段培训。

第二阶段：2 年,根据各学科特点进行二级或三级学科培训。进一步加强本专业的"三基"训练,主要从事本专业临床工作,安排一定的门、急诊和实验室工作。打好本专业的临床工作基础,担任总住院医师或相当的医疗行政管理工作半年以上,并安排适当时间参加基层预防保健工作。在达到第一阶段培训要求的基础上,还应达到以下要求。

表 1-3 第二阶段培训内容与要求

| 培训内容 | 要求 |
|---|---|
| 医学理论 | 巩固本学科各专业知识,熟练掌握本专业常见病的相关理论,学习专业必修课和选修课 |
| 临床技能 | 通过专科培训,能熟练掌握本专业常见病诊疗技术,能完成专科病房高年住院医师工作,如承担专科院内会诊、带教实习医师晚查房等 |
| 专业外语 | 每小时能笔译外文专业书刊 3 500 个印刷符号以上 |
| 论 文 | 结合本专业临床工作完成一篇论文 |

住院医师的培训的第一阶段实行科室领导负责与上级医师指导的培训方法,第二阶段可实行科室领导负责与专人指导相结合的培训方法。培训期间要重视医德医风教育,做到理论知识、临床工作能力和教学科研能力相结合,基础培训和专科培训相结合。

(2)考核:对住院医师的考核成绩,可根据政治思想、理论知识、临床技能等不同内容,采用评分、学分积累制等多种形式。如上海市卫生局实施住院医师规范化培训 500 学分的量化考核指标,其中临床技能 260 学分、临床理论 90 学分、临床实践时间 150 学分,同时要求职业道德表现优良。

考核项目:政治思想、医德医风,完成大纲要求的临床实践时间、病种和病例、医学理论、临床技能、病历质量、专业外语、临床科研能力、临床教学能力等。

考核类型:

1)轮转考核:住院医师每轮转完一个科室,由该科主任主持,按照大纲要求,对住院医师在本科室轮转期间的学习和工作情况进行考核,并在培训手册上记录。

2)阶段考核:住院医师完成第一阶段培训后,由医院负责组织有关部门对其进行本阶段各项培训内容考核并在培训手册上记录。

3)综合考核:住院医师完成全部培训计划后,由各省、直辖市、自治区卫生厅(局)及部直属院校组织有关部门对住院医师在培训期间的全面情况进行综合考核。考核合格者可取得住院医师规范化培训合格证书。

(3)实施:各学科按照培训大纲的细则实施。培训大纲包括总则、内科、外科、妇产科、儿科、传染科、眼科、耳鼻喉科、口腔科、皮肤科、麻醉科等的培训实施细则。

(4)培训经费:为加强培训基地的建设,行政主管部门根据培训任务在经费上给予一定支持。选送住院医师的单位应向培训基地缴付适当的培训费用。住院医师在基地培训期间的工资、福利待遇由原单位解决。

**4. 临床技能** 住院医师规范化培训是以提高临床技能为主的系统、规范的教育阶段。住院医师临床技能培养的主要内容包括:接触病人能力、采集病史能力、体格检查能力、分析诊断能力、疾病处理能力、手术能力、操作能力、辅助检查能力、病历书写能力、总住院医师能力、参与管理能力、带教能力和查新能力等。简述如下。

（1）接触病人能力：要求对病人作与医学有关的心理、伦理、社会、经济、法律多方面的指导，能与病人进行诊断、治疗、检查多方面的沟通。能与病人保持良好的医患关系，避免医疗纠纷。

（2）采集病史能力：能及时、全面、准确、有目的地采集病史。采集时要有的放矢，做到既不遗漏，又突出重点。病史采集是写好病史的基础。除了入院病史外，还要能及时采集病程录的病史及重危抢救时的病史。采集病史能力也反映住院医师的认真程度和责任心，也能反映住院医师理论知识的掌握程度，以及与病人交流的技巧。

（3）体格检查能力：体格检查要求标准、规范、准确。能区别阳性体征和阴性体征。能根据不同的病人作全面检查或重点检查。望、触、叩、听手法要熟悉。要求住院医师重视体检，多练体检，才能获得较高的技术和能力。

（4）分析诊断能力：分析诊断能力是理论联系实际的能力，要学会规范的分析方法、小结病史和作出鉴别诊断。学习分析诊断能力要求结合病人及书本，勤思考、多请教、多学习以往病案、多参加会诊和病例讨论，鼓励住院医师多发言或担任病例讨论主讲，这是提高分析诊断能力的有效方法。

（5）疾病处理能力：包括拟订执行和监察治疗方案，要求能学习上级医师的处理治疗方案，能提出自己的建议和设想。能处理急症，处理病人随时出现的变化。提高处理能力关键是不能当听写员、记录员，应在每天上级医师查房前自己先巡查病人，主动提出诊断治疗的设想和初步意见。

（6）手术能力：手术是外科住院医师的重要培养内容。对住院医师应有手术病种要求，各病种手术数量要求。只有完成一定的数量才能达到一定的质量。同时也要注意每次手术完成的质量。

（7）操作能力：对于住院医师要订出操作要求，除一般的胸穿、骨穿、腰穿外，还要制订临床需要的一些操作，如静脉切开、动脉穿刺、呼吸机操作、心电图机操作、胸腔抽气操作、颈外静脉穿刺、心脏按压、气管插管等。

（8）辅助检查能力：辅助检查能力包括化验检查、阅读 X 片、CT 片、磁共振、超声、心电图、核医学、内窥镜等检查的报告及图片，有条件的还应阅读病理切片、骨髓片。要制订应掌握及熟悉的内容。另外，要能有序地正确选择检查项目，掌握检查前准备要求，熟练分析各种化验报告，包括最新开展的项目，要求掌握正常值、异常值及临床意义。

（9）病历书写能力：包括掌握病历的首页、住院病历、首次病程记录、病程记录、各项知情同意书、出院（死亡）记录六大部分的规范术语、书写完整性、格式的规范性书写技能。

（10）总住院医师能力：要求能担任三级学科总住院及二级学科的总住院，能独立处理急症，常见病的会诊。能协助科主任协调急症与病区，病区与病区的关系,管理好进修医师,带教好住院医师和实习医师。作好每天的晚查房和代理主治医师查房。

(11) 参与管理的能力:要求住院医师懂得并关心参与病区和科室管理。如除掌握病人诊治外,要求参与医保、医疗质量、病房周转率、病床使用率、医疗纠纷处理等管理工作,参与医院的精神文明建设。

(12) 带教能力:住院医师应学习带教实习医师,带教其采集病史、体格检查、操作、修改实习医生病史等。高年住院医师要能进行晚查房,参与小讲课。

(13) 查新能力:熟练进行文献检索,不但要结合科研,更重要的要结合病人进行查新检索,要学会循证医学方法,用当前最有效的方法来为病人服务。要用查新的知识参与病例讨论,用最新的知识补充书本知识的不足,努力提高自己掌握新知识和新技术的能力。

**5. 住院医师临床技能的考核** 考核可分科室轮转考核、出科考核、年度考核、抽查或专项考核和阶段考试。一般以科级考核为主、院级考核为辅。

(1) 轮转考核:前 3 年必须在二级学科内轮转,每轮转完一个科室(2～3 个月),由住院医师本人填写轮转表,如写了几份病史、作了哪些操作和手术及轮转收获体会等,然后由带教老师和该科负责住院医师规范化培训工作的主管人员,按照轮转科室培训的实施细则要求,对住院医师在本科室轮转期间的学习和工作情况进行评定。

(2) 出科考核:住院医师每轮转完一个科室,轮转的科室应组织住院医师出科考核,由住院医师提出申请,由该轮转科室的科主任组织主治医师及以上职称人员组成考核小组,对将要出科的住院医师进行包括医德医风、病例分析和操作考核以及综合能力考核。

(3) 年度考核:每年对住院医师进行一次较全面的年度考核,由医院职能部门组织科室负责住院医师培训考核小组进行考核工作,考核小组可由科主任、主治医师、病区护士长等组成。考核结果经科主任审核签名后登记在培训手册上。

(4) 抽查或专项考核:由住院医师培训职能部门教育处(或医务处)不定期地到病区或门诊进行现场考核。

(5) 阶段考核:住院医师在第一阶段第 3 年结束和第二阶段第 5 年结束时,参加由医院或科室组织的阶段考试,医院组织的阶段考试应由医院住院医师培训职能部门教育处(或医务处)组织各学科有关专家出临床理论和专业外文笔试题,考试结束后由出题专家批改考卷。临床能力和临床思维由基地组织考核。

## 二、专科医师培训

专科医师培训制度是指管理专科医师的管理规程与准则,是需要建立有教育、人事、医政、社会保障、财政等多部门共同参与的组织机构基础上开展的一项制度，包括专科医师准入制度、培训制度、考核制度和管理制度。是住院医师培训制度的延续过程，也是毕业后教育的重要组织部分。培训按照三级学科分类开展。专科医师培训制度是国际医学界公认的毕业后医学教育制度。

我国现行的专科医师制度是利用综合性医院较强的医疗、教学、科研等实力，对毕业后进入临床的住院医师进行统一、规范的严格培训，使住院医师能够在较短的时间里成功地实现从医学毕业生向合格专科医师的角色转变。

## （一）管理机构

卫生部"毕业后医学教育委员会"，由卫生部、有关部委、部分卫生厅（局）、高等学校、社团组织和医疗卫生机构的代表及专家组成。卫生部毕业后医学教育委员会的任务是在卫生部的领导下，对全国毕业后医学教育工作进行指导、协调和管理；开展全国毕业后医学教育政策的研究；拟定全国毕业后医学教育规划和管理办法，并组织实施。

卫生部毕业后医学教育委员会下设办公室，执行委员会决议，落实委员会确定的各项工作，处理日常事务。办公室设在卫生部科教司。

各省、自治区、直辖市卫生厅局成立"毕业后教育委员会"，其主要任务是依据卫生部《卫生部住院医师/专科医师规范化培训暂行规定》和《卫生部专科医师培养标准总则》等有关文件，开展本地区专科医师培训工作的政策研究和规划制定，对培训工作进行指导、协调、评估和质量监控，并对完成培训的住院医师颁发培训合格证书。大学和医院设立"毕业后教育委员会"，下设教育处或科教处主管专科医师培训过程的具体实施和管理工作。

## （二）培训基地

**1. 培训基地基本条件** 专科医师培训基地分普通专科医师培训基地和亚专科医师培训基地两类。培训基地认定条件包括：培训基地所在医院的基本条件和培训基地的基本条件。包括医院的资质，需经省级及以上卫生行政部门批准设立的医疗机构。医院具有满足专科医师培训所需的科室设置，具有相应诊疗条件和设施；有基本的教学设备和合格的教学与示范教室；图书馆藏书专业种类齐全，具有满足住院医师接受培训所需的专业书籍，有获取专业信息的渠道等教学条件。医院还要建有专门负责专科医师培训的组织管理机构，职责明确；建立完善的培训基地管理、人事管理、住院医师考试考核等制度；有院级领导分管专科医师培训工作，职能部门配备专人负责，分工职责明确。成立专门负责专科医师培训指导、考核、质量监督等工作的专家委员会或小组的组织管理。支撑条件要满足能提供培训基地建设和维护所需的基本经费；为住院医师提供基本的学习生活条件和福利待遇;妥善解决住院医师的档案管理、工龄计算等相关事宜;医院应具有良好的社会信誉和医疗服务质量。

**2. 带教师资** 有能够满足培训要求的高水平师资队伍,普通专科基地指导医师与住院医师比例不低于1:2;亚专科基地指导医师与住院医师比例不低于1:1。师资构成比例合理,中高级职称比例达到各专科医师培训基地标准细则的要求。普通专科基地指导医师具有本科以上学历、中级及以上专业技术职务;亚专科基地指导医师应有本科以上学历、副高级以上专业技术职务;指导医师的临床工作能力和教学工作能力符合各专科医师培训基地标准细则的要求。

**3. 基地认定机构** 普通专科基地由省级毕业后医学教育委员会(以下简称"省委员会")组织认定,亚专科基地由卫生部毕业后医学教育委员会(以下简称"卫生部委员会")组织认定。

**4. 认定步骤**

(1)自评:申报培训基地的科室及其所在医疗机构或高等院校,依据有关文件和标准,组织对培训基地进行自评,完成自评报告,填写《专科医师培训基地申报表》,准备相应的申请材料,向省委员会提出认定申请。

(2)形式审查:省委员会依据《卫生部专科医师培训基地标准细则》和本办法相关规定对申请材料进行形式审查,并通知申请单位,确定实地评审的时间;对符合申请条件的亚专科培训基地做出同意申报的受理结论,并将申报亚专科基地的名单及其申请材料报卫生部委员会。

(3)实地评审:省委员会应组织有关专家,依据普通专科分类目录和《卫生部专科医师培训基地标准细则》,对申请单位进行实地评审,核定培训规模,并将评审通过的普通专科基地名单和培训规模报卫生部委员会备案。卫生部委员会组织相关专家,依据亚专科分类目录和《卫生部专科医师培训基地标准细则》,对通过省委员会形式审查的申请单位进行实地评审,核定培训规模。实地评审工作应于每年8月底前完成。

(4)公示:培训基地审批实行公示制度。省和卫生部委员会将审批结果进行为期2周的公示。对认定结果持不同意见者,可在公示期限内向省或卫生部委员会提出复查申请及其理由与依据。

(5)省和卫生部委员会分别将评审通过的普通专科、亚专科培训基地名单及培训规模于每年9月底以前向全省和全国公布。

(6)再认证:培训基地实行动态管理,评定周期一般为5年。培训基地应在本周期结束前1年提出再认证申请,省和卫生部委员会根据培训基地实施培训工作情况和基地条件组织书面或实地评审,于本周期结束前做出再认证的结论。

**5. 处罚措施**

（1）培训基地按照《卫生部专科医师培训基地标准细则》加强自身建设，完善相关条件，对在申请过程中弄虚作假的培训基地，实地评估专家组可即时终止评审，并作出2年内不受理认定申请的处罚。

（2）经评审通过的培训基地方可招收住院医师开展培训工作，未经认定、认定不合格或再认证未获批准的医院及临床科室不得开展专科医师培训工作。对擅自招收住院医师进行培训的单位，将给予通报，2年内不受理其申报培训基地的申请。

（3）经评审通过的培训基地应严格按照核定的培训规模接收住院医师，并依据《卫生部专科医师培养标准（总则和细则）》要求开展培训工作，对擅自扩大培养规模、不按照培养标准实施培训活动、基地组织管理混乱的培训基地将给予通报批评并限期1年整改，对情节特别严重或无法在限期内整改的培训基地，可撤销其培训基地的资格。

（三）培训科目

见表1-4。

表1-4　专科医师培训科目

| 专科代码 | 专科名称 | 培养时间（年） | 专科代码 | 专科名称 | 培养时间（年） |
|---|---|---|---|---|---|
| P01 | 内科 | 3 | P18 | 全科医学科 | 2 |
| P02 | 外科 | 3 | Y0101 | 心血管内科 | 3 |
| P03 | 妇产科 | 3 | Y0102 | 呼吸内科 | 3 |
| P04 | 儿科 | 3 | Y0103 | 消化内科 | 3 |
| P05 | 急诊科 | 3 | Y0104 | 内分泌科 | 3 |
| P06 | 神经内科 | 3 | Y0105 | 血液内科 | 3 |
| P07 | 皮肤科 | 3 | Y0106 | 肾脏内科 | 2 |
| P08 | 眼科 | 3 | Y0107 | 感染科 | 2 |
| P09 | 五官科 | 3 | Y0108 | 风湿免疫科 | 2 |
| P10 | 精神科 | 3 | Y0201 | 普通外科 | 2 |
| P11 | 小儿外科 | 3+3 | Y0202 | 骨科 | 3 |
| P12 | 康复医学 | 3 | Y0203 | 心血管外科 | 3 |
| P13 | 麻醉科 | 3 | Y0204 | 胸外科 | 3 |
| P14 | 医学影像科 | 3 | Y0205 | 泌尿外科 | 3 |
| P15 | 医学检验科 | 3 | Y0206 | 整形外科 | 3 |
| P16 | 临床病理 | 3 | Y0207 | 烧伤科 | 2 |
| P17 | 口腔科 | 2 | Y0208 | 神经外科 | 5 |

（四）招录工作

由省级培训主管部门根据本行政区域内临床岗位的需求和各培训医院的培训能力确定住院医师年度招录计划,包括招录总数、各培训医院各学科住院医师招录数,由培训医院按下达的计划,自行组织招录。

（五）培训对象

(1) 普通专科培训阶段：① 具有高等院校医学专业本科及以上学历,拟从事临床医疗工作的人员。② 已从事临床医疗工作并取得执业医师资格证书,要求接受培训的人员。

(2) 亚专科培训阶段：经过普通专科培训合格后,或经过考核达到普通专科医师培训标准,要求参加亚专科培训的人员。

(3) 临床研究生毕业人员须经培训基地进行临床实践能力考核,根据考核结果和既往参加临床实践的时间,确定其应进入的培训阶段和年限。

（六）培训目标

经过培训使住院医师达到《卫生部专科医师培养标准(总则和细则)》所要求的普通专科医师或亚专科医师水平。

（七）培训要求

**1. 普通专科培训阶段**

(1) 政治思想：坚持邓小平理论和"三个代表"重要思想,热爱祖国,遵守国家法律法规,贯彻执行党的卫生工作方针。具有较强的职业责任感、良好的职业道德和人际沟通能力。尊重病人的合法权益。热爱临床医学事业,全心全意为人民健康服务。

(2) 专业理论：根据普通专科医师培养标准细则要求,学习有关的专业理论知识,掌握本学科基本理论,了解相关学科的基础知识。

(3) 临床技能：掌握本学科基本诊疗技术以及本学科主要疾病的病因、发病机理、临床表现、诊断和鉴别诊断、处理方法、门急诊处理、病历书写等临床知识和临床技能。掌握重点传染病基本防治知识,能及时、正确报告传染病病例。

(4) 掌握循证医学的理论和方法,具备阅读和分析专业性期刊的能力,可写出具有一定水平的文献综述或病例报道。

**2. 亚专科培训阶段**

在达到普通专科医师培训要求的基础上,还应达到以下要求。

(1) 专业理论：根据亚专科医师培养标准细则要求,学习有关的专业理论知识,具有较系统的、扎实的专业知识,了解国内外本学科的新进展,并能与临床实际相结合。

(2)临床技能:具有较强的临床思维能力,掌握本专科主要疾病的诊断、鉴别诊断、治疗技术,熟悉门急诊专科疾病的处理、危重病人抢救,能独立处理某些疑难病症,能胜任总住院医师的工作,并对下级医师进行业务指导。

(3)专业外语能力:掌握一门专业外语,能比较熟练地阅读本专业的学术论文和文献资料。具有一定的外语交流能力。每小时能笔译专业外文书刊2 500个印刷符号。

(4)科研写作能力:掌握基本的临床科研方法,能结合临床实践,写出具有一定水平的学术论文。

## (八)培训年限

普通专科培训阶段时间一般为3年。亚专科培训阶段时间一般为1～4年。除法定节假日和公休时间外,培训期间病、事假超过3个月者,培训期限延长1年。

## (九)培训方法

以培养临床实践能力为重点,采取从事临床医疗实践工作为主的培训方式。专业理论学习以自学为主,集中授课为辅。

**1. 普通专科培训阶段** 主要采取相关临床科室轮转的方式,实施住院医师24小时负责制,培训基地主任负责组织具备条件的医师组成师资队伍,对住院医师进行带教和指导。

**2. 亚专科培训阶段** 以参加本亚专科的临床实践为主,培训期间应安排8～12个月时间担任总住院医师工作。培训基地应明确专职指导医师,采取专人指导和团队培训相结合的方式。

## (十)培训内容

(1)普通专科培训阶段公共科目理论学习内容和时间:① 有关法律、法规:执业医师法、传染病防治法、药品管理法、医疗事故处理条例等,参考学时数12学时。② 循证医学:参考学时数8学时。③ 临床思维与人际沟通:参考学时数8学时。④ 重点传染病防治知识:参考学时数50学时。

(2)临床实践培训内容:按照各普通专科、亚专科培养标准细则的要求实施。

## (十一)考试考核

**1. 内容** 《专科医师培训登记手册》的内容、工作态度、医德医风、医学法律知识、行业服务规范,相关专业理论、临床技能、病历书写、临床思维能力、专业外语、临床科研能力、临床教学能力等。

**2. 方法** 依据不同的培训内容,可采取评分、学分积累、笔试、临床技能考核等多种方式。公共科目、专业理论等主要采取笔试方式,临床技能、临床思维能力等主要采取面试的方式。

**3. 类型**

(1)公共科目考试:对《卫生部专科医师培养标准》总则中要求的公共科目进行考试,考试科目和组织形式由省级委员会确定。住院医师应在普通专科培训阶段通过公共科目考试。

(2)日常考核:住院医师应将每天完成的培训内容如实填入《专科医师培训登记手册》,带教医师应定期审核后签字,作为住院医师轮转与年度考核重要内容以及参加阶段考核的依据。

(3)轮转与年度考核:住院医师在完成培养标准规定的每一科室轮转培训后和完成年度培训后,由培训基地主任组织考核小组,按照培训内容及考核项目要求进行考核,重点检查培训期间的临床业务能力、工作成绩、职业道德和完成培训内容的时间与数量,将考核结果及有关奖惩情况在培训登记手册中记录。

(4)阶段考核

1)普通专科培训阶段考核:普通专科培训阶段结束后,由省委员会依据普通专科培养标准相关内容,组织以考查临床实践技能为主的考试或考核,对合格者颁发卫生部委员会统一印制的《普通专科医师培训合格证书》,名单报卫生部委员会备案。

2)亚专科培训阶段考核:亚专科培训阶段结束后,由省委员会对其完成培训情况及医德医风情况进行审核,审核通过者方可申请参加亚专科培训阶段考核。省委员会将审核通过的住院医师名单报卫生部委员会,卫生部委员会依据亚专科医师培养标准的相关内容,组织以考查临床技能为主的考试考核,对合格者颁发卫生部委员会统一印制的《亚专科医师培训合格证书》。

申请参加亚专科培训阶段考核的住院医师应提供《普通专科医师培训合格证书》、亚专科培训阶段登记册和省委员会审核证明。

**4. 资格**

(1)对未按照要求完成培训内容或考前资格审查不合格者,取消其参加考试考核的资格,培训时间顺延;对弄虚作假者进行相应的处罚,对情节严重的取消其接受培训的资格。

(2)轮转考核、年度考核及阶段考核不合格者,培训期限顺延1年。

**(十二)人事管理**

根据住院医师接受培训期间是否落实工作单位,可分为两种人事管理类型。

一种是落实工作单位后,由单位委托培训医院进行培训,住院医师的工资、社保由派出单位负责保障,其奖金由培训医院承担;另一种是培训医院直接招收应届毕业生作为住院医师,培训结束后二次择业,培训期间住院医师作为"行业内社会人",其工资、社保由省级财政予以保障,奖金由培训医院承担。

(十三)培训经费

培训所需经费按照多元化投入的原则,由政府、培训机构和用人单位、培训医师共同承担。卫生行政部门提供培训基地的评估认定及监督管理经费;培训基地所在医院提供培训医师的工资及培训过程所需经费;而考核、考试经费由培训医师自行缴纳。

与发达国家相比较,我国住院医师/专科医师培训制度起步较晚,随着国家新医改方案出台,已确定住院医师人才培养将由"国家立项,财政投入,医院培训,全口径社会分配",解决社会人进医院培训的补贴和待遇问题。只有实现全国统一、严格、规范的住院医师培训体制,才能保证医学教育资源在全社会范围内公平共享,有力提高医师的业务能力,促进我国整体医疗水平的提高。

(郑玉英　张勘)

# 第二章
# 国际和我国港台地区
# 毕业后医学教育制度概况

## 第一节 美国毕业后医学教育制度概况

### 一、临床医师成长过程

如图2-1所示,报考医学院的考生一般要完成4年大学本科的学习,以前主要是理工科,现在也逐步增加人文学科的比例。其中必须完成相应课程的学习,然后通过考试,进入医学院校就读。学制4年,前2年学习基础学科,后2年为临床学科和临床见习。医学院学生在第2学年结束时参加美国的医师资格考试(United States Medical Licensing Examination,USMLE)第一部分考试,在第4学年毕业前参加第二部分考试。医学院毕业授予医学博士(Medical Doctor,MD),但不颁发医师执照。

目前全美共有医学院校120多所,年招生总规模控制在16 000名左右,其中约97%的医学毕业生选择参加住院医师培训,这是医学生成为专科医师的唯一途径。少部分学生在前期或毕业后转向医学基础学科研究,将获得哲学博士(Ph. D)。

从被认可的医学院校毕业,获得医学博士学位,并且在校时已通过USMLE第一、第二阶段的考试,即可申请住院医师培训。住院医师培训地点多选择在有条件的大医院中进行,全美有1 700所医院接受住院医师培训。培训可分为两个阶段,包括第一年的毕业后培训和专业培训。

自1975年起,美国医学会(AMA)将医学生毕业后第一年进行的实习医师训练期也纳入住院医师培训计划,称为毕业后第一年住院医师(PGY-1)。医学毕业生通过住院医师培训职位匹配(residency matching)过程获得毕业后培训的职位,在经认可的培训基地接受第一年的实习期培训(intern)。住院医师培训职位匹配由全国住院医师匹配项目(National Resident Matching Program,NRMP)完成,网

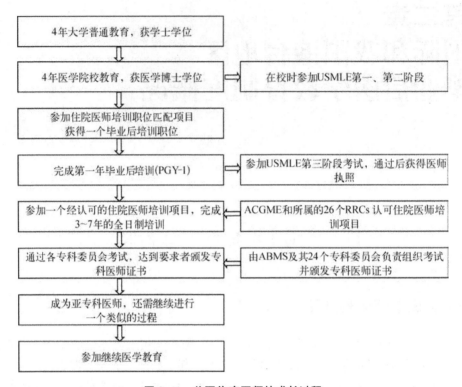

**图 2-1 美国临床医师的成长过程**

上申报,计算机管理。第一年的毕业后培训主要是让医学毕业生对临床医疗有较为初步的认识,结束后参加并通过 USMLE 第三阶段考试,在取得州政府颁发的行医执照之后,才可申请参加选定专业的住院医师培训计划。

美国的住院医师培训时间不同专业有所差别,几乎所有的医学毕业生都要接受至少 3 年的住院医师培训,个别专业则长达 8 年。内科、家庭医师、儿科、麻醉科和理疗科均为 3 年;皮肤科、精神科、眼科、神经科要经过 1 年内科、3 年专科培训;耳鼻喉科则要经过 1 年外科、3 年专科培训;儿科或内科中的各分支学科,如心血管、血液、消化、传染等,在 3 年内科的通科基础上,还需经过 2 年的公共学科培训;普外科须培训 5 年;在 4～5 年的普外科基础上再进行的 3 年整形外科、胸外科或结肠外科的专业培养,这是最长的住院医师专科培养计划;神经外科、骨科与泌尿外科必须要经过 5 年的培训,其中有 1 年的普外科训练。

住院医师在不同培训阶段又分为低年资住院医师(junior resident)、高年资住院医师(senior resident)、住院总医师(chief resident)。住院总医师阶段是住院医师的最后 1 年的训练。在按要求完成相应时间的教育和培训,并经审核合格后,方可参加专科医师资格考试。考试合格后,获得专科医师证书的同时也获得该专科委员会会员(Diplomate)的称号。成为亚专科医师还要经过一个类似的过程,首先申请参加经认可的亚专科培训项目,通常时间为 2～3 年,结束后要通过该亚专科的考试,可获得亚专科医师资格证书。

## 二、组织和培训

1917 年,眼科委员会是第一个成立的医学专科委员会,之后,耳鼻喉科、妇产科、皮肤科等主要的医学专科委员会又相继成立,并于 1933 年创建了全国性的专科准入管理联合组织,即美国医学专科委员会(the American Board of Medical Specialties,ABMS)。目前美国医学专科委员会(ABMS)由 24 个专科委员会(Specialty Board)组成,得到社会公认并受法律保护,负责制订专科医师专业标准及教育标准,各专业培训计划的目标、大纲、期限,组织该专科的资格鉴定考试,对专科医师进行评估和认证,并为通过者颁发专科和亚专科医师资格证书,并负责专科医师的再认证。

毕业后医学教育认可委员会(Accrediting Council for Graduate Medical Education,ACGME)是由美国医学专科委员会(ABMS)、美国医学会(AMA)、美国医院联合会(AHA)、美国医学院协会(AAMC)和美国医学专科学会委员会(CMSS)5 个会员单位组成的非官方学(协)会。每个会员组织挑选 4 名代表,毕业后医学教育认可委员会(ACGME)指定 2 名公众代表,同时还有 1 名住院医师代表、1 名住院医师评审委员会主席和 1 名没有表决权的联邦政府代表。毕业后医学教育认可委员会还邀请各领域专家志愿者参与评鉴与认可相关工作。ACGME及其所属的 26 个住院医师培训评审委员会(Residency Review Committees,RRCs)负责评价和认定住院医师培训项目,每年大约认定近 8 000 个住院医师培训项目(Residency Education Programs)。

美国国家医学考试委员会(National Board of Medical Examiners,NBME)与各州的医学考试委员会负责组织医师资格考试及核发医师执照。

ACGME 负责对住院医师培训机构和培训项目的认可,对住院医师培养计划的认可标准进行审定。除医学院附属医院各临床科室都可提供专科训练计划外,其他医院往往只允许某些具有培训条件的科室提供本专业的专科培训。不论医学院附属医院还是提供专科训练的其他医院,专科训练计划均需由提供单位提出申请,由 ACGME 审查和批准。

住院医师培养计划主要通过全国性匹配来实施,任何培训中心都不允许直接向学生承诺住院医师职位。每年 5 月 ACGME 公布住院医师培养计划,医学毕业生根据自己的意愿申请培养职位。培训中心专业科室负责对申请该学科培养职位的学生的能力进行全面的考评。申请人将其愿意进入的培训中心按志愿排序,培训中心将经考评后愿意接受的学生按名次先后排名,各自将相关资料递交到相应学会的计算机匹配中心,以使各申请人及培训中心都能得到最公正的结果。未被录取者只能下一年再申请,有的要等 4～5 年才能匹配成功,因此,一位医学毕业生一般会同时申请多个住院医师培训项目。某学校毕业生能否在全国著名医院竞争到住院医师席位及其竞争到的名额的多少是衡量该学校医学教育质量的重要指标。

根据 ACGME 要求,各培训机构均设立本机构的毕业后医学教育委员会(GMEC),负责住院医师培训的内部监控。各项目负责人具体负责培训项目,保证培训质量及维护住院医师权益。每个临床科室都设有专门的指导教师(Faculty)负责具体的培训内容。各病房由主治医师(Attending Physician)负责,以保证医疗质量和教学工作。主治医师每 2 周至 1 个月轮换 1 次,在此期间他们不参加手术或门诊,专门在病房指导住院医师。住院医师的医疗活动需在主治医师的监督下完成。如果住院医师对一些简单操作已能熟练完成,经主治医师和住院总医师同意后可独立进行。

在培训过程中,不仅注重临床能力训练,对理论知识、教学能力、科研能力和管理能力都有相应的要求。各教学医院根据住院医师培训大纲要求制定教学计划,较系统地给住院医师讲课。近年来,ACGME 在制度上强调了住院医师培训项目质量的责任,要求培训机构为住院医师提供与执业相关的专题教育,这些专题统称为“核心课程”,包括伦理学、医学/法律纠纷、社会经济学、成本控制、沟通能力、研究设计、统计学、文献的批判性评议。2002 年,ACGME 开始对住院医师培训进行强制性评估,并推荐患者治疗、医学知识、职业精神、以系统为基础的实践能力、基于实践中的学习和提高、人际交流和沟通技巧 6 项基本能力。

培训机构对住院医师实行严格管理,对住院医师的工作职责、出勤要求、休息安排、休假和请假制度等都有详细的具体规定,并严格禁止受训的住院医师从事兼职工作。在培训期间,每半学年对住院医师进行一次评估考核,内容包括掌握的专业知识、诊断能力、手术操作、沟通能力、临床工作表现、参与学术讨论等。培训计划负责人定期与住院医师进行交流和交换意见,将评估考核情况反馈给住院医师。住院医师也可通过匿名的方式对指导教师进行评估,对培训计划提出意见。培训单位每年对接受培训的住院医师进行评价,将结果分出等级并作出全面总结,判断住院医师是否符合培训要求。在各训练阶段考试后,各专科委员会将住院医师的个人成绩报告单和本次考试详细的总体成绩情况寄给每位住院医师,使其能够将本人的成绩与他人进行比较,总结自己的长处与不足,以便制定下一步的学习计划。

## 三、考核和准入

住院医师培训结束后最重要的是要通过专科考试。住院医师考得不好将被淘汰,而其培训的医院也会受到警告,如警告无效将被取消招收住院医师的资格。因此,医院对培训住院医师工作非常重视。

专科医师准入制度通常指完成普通专科或亚专科培训,经统一考试,取得培训合格证书,向某一专科学会或协会申请注册为专科医师,成为其会员并获得专科证书。在美国,获得专科医师证书代表具备了相应的临床工作能力,并非法律上的强制性规定。在法律上,只要取得医师执照,就有开展医疗业务的行医资格。但由于受行业协会规定、保险公司签约、医疗机构聘用、患者选择医生等多方面因素的影响,美国的医师如果不具备相应的专科医师证书,难以被医疗机构聘用,更难以取得患者的信任。绝大多数医学毕业生都是经过培训获得专科医师证书以后才开始从事临床医疗工作。

专科医师管理制度包括专科医师的继续教育制度和再认证制度。获得专科医师资格后,还需接受继续医学教育(Continued Medical Education,CME)。美国提倡终身医学教育,把CME与持续终身职业生涯统一起来,从开始的自愿参加已过渡到法制化的强制性参加。专科医师每7~10年需进行再认证。专科医师再认证制度是开始于20世纪70年代,要想继续获得专科医师资格必须定期参加本专业的继续医学教育,接受资格审查,参加进一步的考试后,重新获得专科医师证书,其中取得CME学分是参加再次资格认定考试的必要条件之一。再认证制度的目的在于保证经认证的专科医师始终保持其在专科领域提供有质量的医疗服务的必要技能,颁发专科医师资格证书的意义已从单纯的认证考核过程转为确认能力的过程。

## 四、经费

住院医师的身份是接受培训的学生,不是医院的正式雇员。政府根据全国对医师的需求量严格控制住院医师培训机构的年招收人数,通过Medicare提供大部分培养经费。每年Medicare向教学医院支付78亿美元,Medicaid约20亿美元,国防部退伍军人管理委员会和其他私人部门支付其余部分费用。

教学医院每带教一名住院医师,政府每年提供给该医院约10万美元,一部分用来发住院医师的薪水,一般住院医师每年薪水3~4万美元,为专科医师的1/6~1/5。另外一部分用来为住院医师买医疗保险、支付培训费用。为了使现行的医疗保健制度能更为有效地提供质优价宜的基本保健服务,国家通过调节专科医生与全科医生或家庭医生的比例,来提高医疗资源的利用,避免浪费。

(林海　张勘)

# 第二节  英国毕业后医学教育制度概况

## 一、临床医师成长过程

英国医学教育的最大特点是培养标准高、要求严、年限长。一位全科医师至少需要 8 年的时间，而一名专科医师则需 12～14 年的时间。

英国不组织全国统一的入学考试，各医学院校有充分的招生自主权。报考医学院的学生，中学最后学期必须学 2 门理科课程（其一为化学）和 1 门非理科课程，成绩要求三"A"或两"A"、一"B"，然后由学校面试进行淘汰。

医学院的学习分 2 年基础医学阶段和 3 年临床医学阶段，共 5 年，毕业授予医学学士学位。

英国传统毕业后医学教育分为三个阶段：① 注册前住院医师（Pre-registration House Officer，PRHO），医学院校毕业生在成为正式注册的住院医师前，需接受为期 1 年的初步培训，此时住院医师获得临时注册，没有独立行医资格。因为 PRHO 职位通常多于医学毕业生的人数，所以获得一个 PRHO 的职位并不难，该阶段培训的目的是让医学生获得内、外科普通的临床实践以及医学检验的基本经验。② 高级住院医师（Senior House Officer，SHO），通常在正式注册后 2～3 年内完成，在此期间住院医师开始选择某一专业作为终身职业，并接受所选专业的基本专业训练。③ 注册专科医师（Specialist Register，SpR），住院医师完成 SHO 培训，通过考试取得相应资格，并成为该皇家专科学会的会员后，才有资格申请参加 SpR 培训，这一阶段通常 4～6 年，其时间因专科不同而异。完成高级专业培训并达到要求者，可向专科医师培训管理局（STA）申请结业证明（CCST），获得 CCST 后，在总医学委员会（GMC）处注册成为专科医师，此时，才有资格申请获得顾问医师职位。CCST 是高级专业培训的终点（见图 2-2）。

住院/专科医师的培训是由皇家内科学会（RCP）、皇家外科学会（RCS）、皇家全科医学会（RCGP）等各皇家专科学会承担。以 RCP 和 RCGP 为例说明。

学生申请进入 RCP 训练，被接受后将开始一般为期 6～8 年的训练。前 2 年为通科训练，受训者在可供选择的 27 个内科专科轮转，其中至少有 6 个月在急诊或重症监护室，培训结束时受训者需通过 RCP 会员资格考试（MRCP）。本科毕业 18 个月以后才有申请该考试的资格。考试由两部分组成，第一部分为选择题，第二部分包括病史分析、口试及技能考试三个方面。通过第一部分考试，并经过 12 个月以上临床技能训练后才能申请第二部分考试。MRCP 考试的一次通过率平均

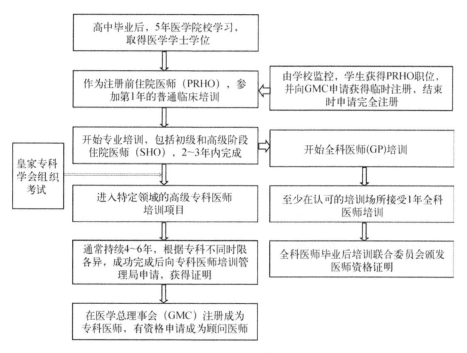

**图 2-2 英国临床医师的成长过程**

为 25%,每个受训者最多有 4 次考试机会。考试通过者,经申请并交纳费用后即成为皇家专科学会的会员。

成为皇家专科学会会员后,进入高级培训阶段,不同专科时限各异,内科 4~6 年,外科均为 6 年。该阶段结束时,受训者可获得专科医师培训合格证书,同时注册为专科医师,并可向医院申请以获得顾问医师职位,经过至少 3 年顾问医师实践才有可能被选为皇家专科学会评议员。在英国,顾问医师不仅培训时间漫长,而且名额有限,在任人员 65 岁退休,所以,专科医师获得顾问医师资格的机会并不多。

全科医师(GP)的培训是从初级阶段医师(JHO)训练开始的,由成立于 1952 年的皇家全科医学院(RCGP)管理。GP 的培训按地区组织,由地区教育开发署领导并实施,这一组织之所以能管理好 GP 的训练,保证受训者参加训练,是因为他们掌握了受训者 50%的工资。

全科医师的专科训练为期 3 年,其中前 2 年在医院,最后 1 年在社区。前 2 年医院训练的内容包括内、儿、妇产科和急诊各 6 个月;社区训练包括初级卫生保健、人际交往等内容。

3 年专科训练结束时必须通过综合考核,才能成为全科医师。考试分四部分,即 300 道的选择题(4 次机会);应用考试(从设想一个问题到提出解决问题的方法）；咨询能力评估；指导教师报告。其中,咨询能力考试是受训者向三人考评小组提供一盘 6～10 个患者、咨询过程长度约 1 小时的录像带,三人分别看,必须一致通过才及格,如有一人认为不能通过,则必须换人再审;如多数人认为不能通过,则受训者需再接受培训后重考。最后一项总评必须在受训者接受训练 34 个月后才能做出,而前三项考试则在培训过程的任何时候都可以提出申请。

## 二、组织和培训

英国的毕业后医学教育形成年代悠久,积累了丰富的经验,基本已实现规范化管理的模式。英国毕业后医学教育主要由 GMC 和各皇家专科学会承担。GMC 总体负责制订注册医师标准,负责注册医师的登记、评价及再教育,指导大学开展注册前培训（住院医师培训）；各皇家专科学会负责不同专科医师的专业培训,制订培训目标、培训方案、考核方法及要求等。执行过程中,各大学及医院对于 GMC 及各皇家专科学会的培训岗位、培训项目给予配合和支持,认真遵守并执行各级医师的培训标准。整个管理规范有序,各司其职。

早在 150 多年前,议会授权 GMC 管理高等医学教育。从原则上讲,GMC 不属于政府机构,不直接参与管理医院或大学,它只是从患者利益的角度,制订各类医学教育的要求和医师、专科医师的标准。

随着社会的进步、医疗事业的发展,GMC 的职能也在调整、完善,以不断加强对医学教育标准和质量的指导与监控力度。GMC 不是单纯的毕业后医学教育组织机构。它在掌握医师注册、住院医师培训、注册医师质量监控的同时,对英国医学教育的总体标准有着指导和监督的职能,负责制订不同层次、不同阶段医学人才的培养目标,以确保在分散培训体制下医学人才培养的总体水平。事实证明,由于 GMC 成员结构的多样性,各大学医学院、各皇家专科学会、各相关医学会以及联邦政府对 GMC 制订的标准、提出的要求有着充分的参与权,对其执行也给予了充分的尊重和支持。

## 三、考核和准入

GMC 的职责是保护公众利益和维护职业声誉,其主要任务是：① 保存和公布合格医师的注册名单；② 制订注册所必需的教育标准；③ 规定医生必须具备的职业行为和医德标准；④ 对不合适开业或不能继续行使注册后职权的注册医师采取必要的措施。英国医生注册制从此确定。注册分三种类型：① 医学生毕业时进行临时注册,称其为注册前医生；② 完成注册前一年实习的取得完全注册；③ 某些国外合格的医生可取得有限注册。注册制的建立,对确保医学教育的高标准产生了积极的影响。

毕业后医学教育的质量监控通过地区毕业后教育学监和各皇家专科学会派出的考察组联合实施,毕业后医学教育的培训岗位和所有培训项目也是由各相关医学会和地区毕业后教育学监批准。这种联合监控体系1996年5月首次运行。传统上,英国各大学根据GMC的授权,监管注册前住院医师培训标准;各皇家专科学会设置和监管高级住院医师和专科医师培训标准;皇家全科医学会设置和监控全科医师培训标准。学监通过国家卫生服务署执行局同各培训单位签订提供毕业后医学教育的合同。因此,学监和学会联合考察毕业后培训质量,可以大大减少工作环节、降低工作成本、提高工作效率,为各培训单位所接受。

学会考察每4年一次,对认定问题严重的单位,缩短至每12个月或6个月一次;学监考察每2年一次,与学会考察争取时间和内容上的一致;学监考察日期至少提前6个月通知各培训单位,学会同一天的考察通常提前12个月发出通知;考察前6周,向所有高级住院医师分发一份问卷,以评价他们对培训过程的认识;考察主要包括问卷调查、情况介绍、座谈会、资料查阅与整理等形式和内容;考察结束6周内提出一份考察报告,供学监、皇家学会、医院认可委员会和医院进行数据分析测量;6个月内,培训单位以书面形式对考察组提出的重要问题作出答复,答复满意,2年后接受常规考察,不满意,考察组将进一步寻找有关信息或作间歇考察。

英国不设国家统一的执业医师资格考试,而是提供暂时注册、有限注册、完全注册(3种)和专科医师注册等不同级别的注册。其中暂时注册针对刚从医学院毕业的学生,有限注册适用于在国外取得资格的医师。完成PRHO培训即有资格申请执业医师的完全注册,但只有获得CCST后才能注册为专科医师,成为顾问医师候选人。近年来,英国开始推行执照系统改革,以后将以执照来认定从医的合法资格。暂时执照、临时执照、普通执照和专科医师执照分别对应于前述四大类注册。所有医学毕业生都要经过培训取得普通执照并获得完全注册后才开始从事临床医疗工作。要成为专科医师还必须获得专科医师执照和专科医师注册。要获得顾问医师职位,必须先被列入专科医师注册簿。

英国的继续医学教育(CME)是非强制性的,但仍有99%的医师自愿参加。政府每年对参加CME者给予一定的奖励。CME方式包括大学或学院组织强化课程、医学新进展讲座、学术会议、远程教学等,皇家医学会和专科医师协会为参加者授予CME学分。英国的CME有逐步规范化并与专科医师资格再认定相结合的趋势。所有医师在获得第一个普通执照后2年内,必须进行一次重新认可,执照方继续生效。此后,每5年再认证一次,通过资格审查后,重新获得专科医师证书。

## 四、经费

据伦敦大学医学院的初级保健医生培训的案例报道,英国卫生部 1990 年的通科医生合同严格地规定了时间就是金钱的原则,如果承担额外的教学工作,应由国民健康服务(NHS)给以适当的报酬。

因此,全科医生开始从英国家庭健康服务局(FHSA)获得带教学生的学期工资,因为教学有可能会影响他们的收入。据估计,每周 2 学时的报酬(每年 5 000 英镑)作为全科医生完成第一学年教学任务的起始报酬应该是合适的。随后带教导师的报酬水平逐渐提高。在 5 年内达到最高额度(每周 2 学时,每年 6 000 英镑)。带教导师在诊所工作时间外每周平均花费 4～6 小时来指导学生(以每年 21 周计)。

另外,聘约和保持一定数量适合"教学"的患者、安排学生诊察、参加会议及主持科室讨论也需花费时间。当前,每位医院工作的全科医生每学年的报酬是 3 286 英镑(每学时 63.20 英镑)。英国医学协会(BMA)指南关于临时教员的报酬则定为每小时 25～28 英镑。除了带教工资,全科医生还可从 FHSA 得到每带一位学生每学时 12 英镑的带教费。伦敦大学医学院核算的带教费用举例如表 2-1所示。

总之,英国确定了教学经费跟着学生走的原则,按照工作量支付带教老师和管理人员的津贴。

表 2-1 伦敦大学医学院 154 名学生第一临床学年的经常性费用(1990 年,英镑)

| | |
|---|---|
| 高级讲师(全面负责) | 24 106 |
| 讲师 | |
| 　　课程开发、学生评定、评价 | 13 376 |
| 　　以学科为基础的体检、通讯技能教学、大课 | 10 128 |
| 　　以实践为基础的教学 | 128 288 |
| 教育投入 | |
| 　　由医学教育家主讲的每周一次大课 | 5 000 |
| 秘书和管理支持(相当于半个专职人员) | 8 300 |
| 小计 | 189 198 |
| FHSA 支付的每课时 12 英镑的课时费 | 37 296 |
| 总计 | 266 494 |
| 每年学生上课总数 | 3 780 |
| 每位学生上课医学院承担的费用 | 50 |
| 每位学生上课的总费用 | 60 |

(张圣海)

# 第三节　法国毕业后医学教育制度概况

　　法国的住院医师培养阶段是整个高等医学院校教育体系的一部分,这是它的特殊性所在。

## 一、临床医师成长过程

　　法国的高等医学教育分三个阶段,如图 2-3 所示。完成整个医学教育过程需要 8~10 年。

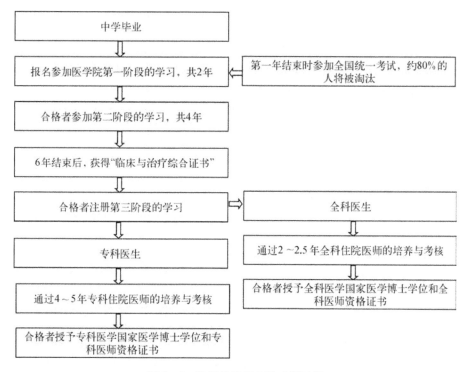

**图 2-3　法国临床医师的成长过程**

　　第一阶段为 2 年,相当于我国大学教育中的一般基础课阶段,课程包括医学基础课和人文、社会学科的课程。第一年结束后有志成为医师的学生必须参加国家统一考试,只有 20% 的学生可以升学进入第二学年的学习。

　　第二阶段为 4 年,侧重于医学理论和临床知识的学习。第一年主要在校学习疾病学、病原学、免疫学,后 3 年在医学院附属医院学习疾病的诊断和治疗。

在第三阶段,成为全科医师、专科医师需要不同的培养年限,培训主要在大学和承担固定培训任务的职业协会进行。法国的医学生完成第一阶段和第二阶段课程学习,并获得"临床与治疗综合证书"之后,进入第三阶段学习,该阶段分为两个方向。进入全科医学的培训不需要通过考试选拔,进入专科医师的培训必须通过由大学组织的不同专业的考试。

全科住院医师培训需要 2~2.5 年的培养和考核,需注册"全科住院医师职务学习",考核合格后授予全科医学国家医学博士学位和全科医师资格证书,全科医师只能从事初级保健工作;专科住院医师培训需要 4~5 年的培养和考核,需注册"专科住院医师职务学习",考核合格后授予专科医学国家医学博士学位和专科医师资格证书,专科医师可以从事医疗和教学工作。

## 二、组织和培训

法国实行法制化和规范化的医学教育管理制度,对医师的培养,包括住院医师培养,主要依靠学校医学教育。大学医学院具体招生人数、培训医院和培训项目的要求由教育部和卫生部共同制订。

法国住院医师培训机构的管理机构主要是由大学(医学院)和所属的医院组织成的大学-医院中心所组成,总部设在巴黎第七大学比夏医院。全国分设有 22 个大学-医院中心,他们负责提供住院医师培训任务,并对全科医师及专科医师培训与考核负责。

国家继续教育委员会直接领导法国的继续医学教育工作。它是法国卫生部下设的一个组织机构,由法国卫生部、继续医学教育协会全国联合会、卫生专业机构及大学代表共同组成。

## 三、考核和准入

法国有独特的医疗卫生管理体制和医学教育制度,1996 年法国建立了一个专门的机构负责对医疗机构和卫生专业人员的评价与考核。医学生通过医学院的毕业考试,参加培训,获得文凭和证书,在行业协会注册取得全科医师或专科医师资格。全科医师/专科医师的考核也由行业协会负责。全科医师和专科住院医师登记后就有资格就业或单独开业。

## 四、经费

在培训的第一阶段结束,学生若通过淘汰率为 80% 的全国统一考试进入第二培训阶段,则身份变更为"医院学生",他们有工资并在医院科室负有相应的责任。在第三阶段接受训练的住院医师还不是真正的医师,他们仍然是身份独特的学生,但同时又是医院的雇员。作为特殊的学生,这些住院医师必须在大学、卫生局及劳动局注册,按照计划听课、修学分,在教授指导下参加临床工作;作为医院的雇员,他们在医疗工作上是一名具有独立医疗责任的医师,有处方权。

住院医师的工资由国家支付,并且大学附属医院全年的运转经费(包含大量教学经费)亦由国家拨款予以支持,这些都使医学教育在后期能够在医院、教师、经费等方面得到充分保障。

住院医师的工资、培训经费、培训导师及培训中心的成本等均由政府承担。

(林海)

# 第四节 澳大利亚毕业后医学 教育制度概况

澳大利亚属于英联邦成员国,在诸多方面保留了英国的管理体制与文化教育背景。在医生培养与训练方面也在参照英属体系的基础上形成一套较为完善的竞争机制。20世纪90年代末期,各大学陆续采取北美模式。

## 一、临床医师成长过程

澳大利亚医学教育的学制为4~6年,每所学校根据生源情况自定。20世纪80年代以前,澳大利亚医学生的培养一直沿袭英国的模式,以招收高中毕业生的五年制或六年制医学教育为主;20世纪90年代末期,各大学陆续采取北美模式,开始招收大学本科毕业生进入四年制医学教育。但是,所有的医学院的毕业生均授予学士学位,而不是医学博士学位。这是因为澳大利亚政府只负责国民的高等教育第一学位,不负责本科后教育。如果将医学教育定位于医学博士教育,将不能从政府获取经费支持。

澳大利亚的所有医学院校均开设了全科医学课程,学生们在毕业之前,需要参加时间不等的城市和乡村全科医学实习,因此,在澳大利亚,所有的医生(包括全科医生)在学校期间都具有了一定的全科医学知识,了解全科医学的基本内容和全科医疗的主要特点。

学生首先要完成5~6年的医学本科教育。毕业后,学生们要以实习生身份在公立医院带薪工作1~2年,之后,如果要想参加全科医生培训,可以向全科医师学院提出申请,被纳入全科医师学院培训计划的学生才有可能成为注册全科医师。

专科医师的培训和实践历史上沿袭了英国毕业后系统临床培训模式,依专业不同持续 3~7 年不等,专科医师培训的整个过程都有系统的评价,包括在经验上取得的进步和承担责任的水平。如果要独立开业,必须根据不同专业,在医院经过至少 5 年的训练和工作,以获取政府医疗服务提供者的号码,从而获得为那些政府提供医疗费用的患者服务的资格。

最初一级医生是低年住院医生,通常在各临床科室和医技科室学习 3~4 年,要求掌握常见病与多发病急诊处理和诊疗原则,参加病房值班、患者入院全面首诊及每日巡诊、查房和手术准备,以及临床基础化验、病理检查、X 线诊断等综合技能。完成这一阶段学习,他们需参加严格的考试,合格者准予临时注册行医。

其后一部分人成为全科医生,服务于社区医院或受聘于私立医院或诊所,另一部分人可能从事预防保健或与医疗有关的教研工作,而仅约 1/3 的医生将根据医院的人事空缺继续高年住院医生的训练阶段。这些医生在各大医院临床学科系统内学习 2~3 年,深入学习并掌握该系统理论与技能,为成为专科医生打下牢固基础。在这一阶段后期,他们要通过极为严格的澳大利亚皇家医师学院综合考试,争取获得会员资格(Fellow of Royal Australia College of Surgeon/Physician, FRACS/FRACP)。

通过该考试并获得会员资格也意味着有资格竞争专科医生的初级训练空缺,成为注册医生(Registrar)。一般医院每个专科设立两个训练位置,少数较大的重点专科会有 3 名注册医生上岗,他们轮流 24 小时负责制,处理急诊、查房、带教、主刀该专科中小手术或做大手术助手,以便全面掌握该专业的临床技能。由于每个专业的这一职级岗位编制少而固定,要取得这一位置往往需要数年时间的竞争。未能如愿者可谋求大学研究机构的空缺,或攻读硕士学位,或继续延长高年住院医生训练以待寻找新的位置。

医生的最高职级是顾问医生(Consultant),通常也称为医学专家(Specialist)。前述的各级医生每次换位晋级时,除具有必要的学历和资历外,还要与经过初选的 3~5 人参加面试,范围涉及应聘者的理论水平、论文著作、临床技能、专业发展、心理素质、人事交往等综合能力。

## 二、组织和培训

澳大利亚医学委员会(AMC)是全国性的学校医学教育标准咨询机构,负责:① 认定澳大利亚的医学院校和医学课程;② 认定澳大利亚或大洋洲的专科医师培训项目;③ 评价到澳大利亚行医的海外医师;④ 为州和地区医学委员会采用统一方法对医师注册提供建议,并维护全国性的注册医师网络;⑤ 向澳大利亚卫生部咨询委员会提供关于医师注册的建议。

澳大利亚共有 20 多个专业医学会,各专业学会都下设教育委员会专门负责制订培训标准,并组织安排专业培训工作。

澳大利亚皇家全科医师学院是全国性的全科医师职业培训学院,也是目前政府认可的唯一全科医师培训机构。

全国毕业后医学教育委员会联合会成立于1999年,主要负责统一和协调各州的毕业后医学教育工作,监督、协调低年资医师的教育和培训。

各州和地区医学委员会负责澳大利亚医师的注册,包括普通专科医师和专科医师的注册。

## 三、考核和准入

澳大利亚的医学教育强调促进健康、疾病预防、治疗和康复等方面的教育,注重学生独立创新精神的培养,其专业设置、教学模式、课程结构、教学内容也充分体现了人性化和综合化的特点。以六年制为例,分为基础学科的教学(包括少量实习)、辅助临床学科的教学、临床实习三个阶段,每个阶段具体时间分配各州有一定差别。各年级临床实习的特点和力度也有所不同:二年级每周有一天的临床实践,侧重了解诊疗的基本程序、询问病史及书写病历的方法等。三年级每周两个下午为临床实习时间,学习书写病历、给患者作基本体检、利用基础知识和临床知识对简单疾病进行判断推理,参加内、外科讲座,学习普通疾病的处理,每周写一份完整病历。四年级5周在学校学习理论课,包括临床、社区医学、病理学、临床药学、内科、外科,另外的36周都在医院实习。五年级除3周的理论课、8周的社会实践外,有30周的内科、外科、远郊医院实习,急诊和监护等科室的临床综合性实习。到六年级学校不再管理,医学生最后1年必须作为实习医生在医院参加临床各学科的毕业前实践,通过国家统一考试取得医师资格,以便进入毕业后的训练阶段。

医师注册由医学委员会管理,每个州和地区都有各自管理医师注册的政策。在医师获得行医资格以前,必须按照该州或地区的政策注册。

## 四、经费

除了临床学院以外,医学院还与郊区及农村的社区医疗中心/诊所签订合同作为教学点。一般来说,医学院只付给医院象征性的教学经费(1 000澳元左右,政府每年给每个医学生拨款22 000澳元),而医院愿意作为临床学院为的是能够获取学术地位和高质量的医务后备力量。所有的临床教学人员都有临床业务。对大部分临床教学人员只付少量讲课费或不付费自愿讲课。只有极少数临床教学人员是医学院的全职教学人员,对于这些人员医学院也要允许他们每周有一定的临床工作时间,以弥补医学院教学人员收入和临床医师收入的差距。

郊区及农村的社区医疗中心/诊所愿意成为医学院的教学点是因为联邦政府鼓励医学院培养家庭/社区医生。医学院课程计划中必须有社区/家庭医生内容，成为医学院教学点的郊区及农村的社区医疗中心/诊所将从联邦政府获得相应的除了临床服务以外的教学补贴。

（张圣海）

## 第五节　印度毕业后医学教育制度概况

根据 2000 年世界卫生组织（WHO）报告，印度卫生系统的总体绩效排在 112 位，高于我国 144 位的水平。但按照健康水平评估，印度排在 118 位，远远低于我国 61 位的水平；按照筹资公平性排名，印度排在 43 位，远高于我国 188 位的水平。

印度与我国同样属于发展中国家，两国都有源远流长的历史文化，都是人口众多，面临的主要问题也有很多相似之处，但两国在医学教育中采取了不同的模式和方法。印度的医学人才培养很大程度借鉴了英国体制。

### 一、临床医师成长过程

印度大学没有全国性的统考，各个学校自主组织入学考试（包括医学院）。学生必须完成 12 年的基础教育并且在此期间修读完物理、化学和生物，才可报考医学院（图 2-4）。

印度是世界上拥有医学院数量最多的国家，共有医学院 271 所，其中公立 134 所，私立 137 所，每年招收大约 30 000 名学生攻读医学本科（Bachelor of Medicine and Bachelor of Surgery, MBBS）课程。这些医学院大多同时招收本科生和研究生，少数医学院仅招研究生。印度国家知识委员会（NKC）统计数据显示，全国所有医学院共可招收约 12 000 名各学科专业研究生，包括后期 3 年的住院医师项目和为期 2 年的学位项目两种。大多数医学院本科学制为 4 年，课程根据传统的学科划分来设置，采用英语授课。

此后学生完成为期 1 年的轮转实习，获得印度医学会（Medical Council of India, MCI）的执业认证和注册。

大多数医学毕业生将继续攻读某一专科的研究生课程，包括为期 3 年的住院医师项目和为期 2 年的学位项目两种。此外，还为已完成研究生课程者开设了专业进修课程。经过亚专科的培训后，获得博士学位，心内科、肾内科、消化内科等内科博士称为 DM（Doctorate in Medicine），神经外科、心外科等外科博士称为 Mch（Magister Chirurgiae）。

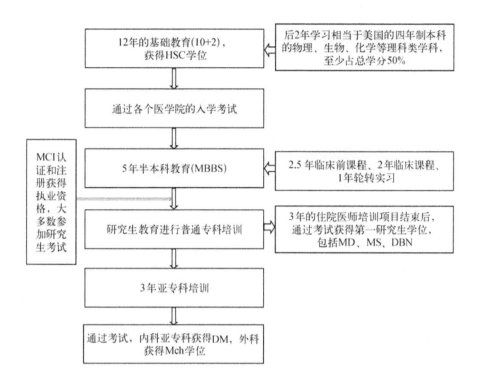

**图 2-4　印度临床医师的成长过程**

## 二、组织和培训

印度的医学教育监管部门是印度医学会（Medical Council of India，MCI），隶属于卫生与家庭福利部，是在 1934 年基于印度医学会法案而建立的。该法案最初于 1933 年颁布，已于 2001 年重新修订。

根据该法案最新条款（2008 年版），MCI 的主要职能有：① 建立和维护本科及研究生医学教育的统一标准；② 提供对印度本国或外国医学机构医疗资格的相关审查标准；③ 负责医生的执业注册；④ 处理与他国医师资格互认等双边事务。

医学院必须经 MCI 认可才有资格办学，而医生也必须经 MCI 或国家医学考试委员会（NBE）认证注册才可以从事相关医疗活动。医学本科、研究生以及亚专科培训课程的重大改革都要经 MCI 批准，包括教学设备、师资需求、评价方式等。但 MCI 只提供宽泛的指导性建议，细节问题由各大学自主制订。

MCI 对医学院的资格认证大多关注其硬件资源、教职员数量等其他资源，而对课程教学和评价手段则不太重视。在认证过程中，MCI 专家组也很少通过与教师、学生及病患交流互动来了解医学院的教学活动以及教学医院的医疗情况。

根据印度国家教育政策标准,要把重点放在保证高等教育的质量上,专门于1994 年建立了一个新的自主管理机构,称为国家认证和评估理事会(National Accreditation and Assessment Council,NAAC)。其职能是负责印度高等教育质量评估,包括自我评估和外部评估。评估过程包括提交自评报告及同行评议进行分级和认证。NAAC 的认证有助于医学机构对自身的强势、弱势、机遇和挑战有清楚的认识,并为其今后的发展指明方向,鼓励引入创新的教育学理论和方法。另一方面,NAAC 也向社会提供了关于各医学机构教育质量的可靠信息。值得注意的是,NAAC 的注册认证属于自愿性的,已有 3 500 所医学机构经 NAAC 评估和认证。然而,很少有医学院校要求得到 NAAC 的认证,产生该现象的原因有待探究。

## 三、考核和准入

研究生医学教育机构的认证主要由 MCI 进行,另外还有 450 所医疗相关机构经 NBE 认证,获得各专科的研究生培训及证书授予资格,这些证书与大学学位具同等效力。NBE 于 1975 年由卫生部组织建立,目的是为了提供研究生考试及其评价机制的统一标准,目前进行 54 个专科方向的考试并颁发"国家委员会证书"(DNB)。多年来,经认证的这些机构已培养出大量获得 DNB 的医生。

## 四、经费

印度的卫生服务筹资体制沿袭和借鉴了英国体系,以政府一般税收作为主要筹资形式,注重医疗服务的供方建设和管理,政府直接举办公立医院和基层医疗服务机构,重点解决广大居民尤其是农村居民的公共卫生服务和基本医疗服务问题。

印度公共卫生筹资由中央政府和邦政府分担,以邦政府为主,负担了公共卫生费用的 2/3,邦政府的卫生经费绝大部分用于卫生人员工资支出。

但对于医学教育来说,医学生和住院医师的学习费用以自费为主。由于学校主要是私有制,绝大部分读医学的学生都是自费求学,获得奖学金公费就读医学的学生在全印度每年只有一百多名。私立医学院校收费高,能读得起医学的学生人数不多,可谓是精英教育,私立医学院的收入不是依靠附属医院的医疗收入,而是来自学生的学费。附属医院常常是免费或低收费的医院,其日常工作几乎都是由实习医生担当。一是因为印度全民的生活水平普遍偏低,符合印度的民情;二是满足实习医生有充足的病患练习,这符合医学实践性强的特性。

## 五、主要问题

尽管每年印度都有大量的医学生毕业,但是医生资源仍然短缺。初级医疗保健的质量和效率也令人担忧,许多初级保健中心甚至没有医生。整个印度的平均医生-人口比约为 1:1722,远远无法满足国家卫生保健的需求。问题出在医生的分布,可获得医疗服务的途径,医疗服务的实用性、公平性和费用等方面。

以下问题尤为突出:① 很少有医生愿意去边远地区执业,因此,边远地区很难获得医疗服务。② 大量医生资源流向国外。③ 专科医师-全科医师比不断上升,导致初级卫生保健费用上升、有失公平。④ 成本密集型的医疗方式比预防保健受到更多关注,这也从某个角度反映了公共卫生机构和公共卫生专业人员的缺乏。⑤ 大部分卫生保健服务是自费的,健康保险覆盖面很低。

虽然印度的大城市中可以提供世界一流的医疗服务,但大多数家庭都无法负担重大疾病的医疗费用。无可否认,过去的几十年里,印度国民的健康指标有显著的改善,但在国内各地区的情况不尽相同。为了更长远地改善人口健康,应当进一步完善卫生保健制度,同时提供预防保健和疾病治疗服务。应关注医学教育领域的问题,印度的医学教学过程过于重视二、三级医院的医疗能力培养,而忽视了疾病预防和健康促进的培训。

(林海)

# 第六节　中国香港特别行政区毕业后
# 医学教育制度概况

## 一、临床医师成长过程

中国香港特别行政区的医师培养过程沿用的基本为英国模式,分为院校医学教育、毕业后实习和专科医师培训三大阶段。

中国香港特别行政区的医学教育不设预科阶段,高中毕业后直接就可以申请就读医学院。医学院的医学专业学制为 5 年,前 2 年在学校主要学习医学相关的基础课程,包括解剖学、组织学、病理学、药理学、生理学等;第三年开始进入临床,学习临床医学课程,并开始临床见习,在见习期间,医学生需要参与病房的早晚查房、门诊、教学讲座等。从医学院毕业的学生将获得医学学士学位(the bachelor of medicine)。

从医学院毕业后,中国香港特别行政区的医学生们还必须参加 1 年的驻院临床实习。可以根据自己的兴趣选择不同的医学专业进行实习。完成实习期培训,经考核合格以后,即可成为中国香港医务委员会注册医生,取得正式的行医资格,到社区基层医院行医。

如要进一步成为专科医师(如内科、外科、眼科、耳鼻喉科等),则还必须在中国香港医学专科学院认证通过的公立医院(培训基地)再经过至少 6 年的专业训练,通过多次考试合格后才能注册成为院士即专科医师。

## 二、组织和培训

中国香港特别行政区的专科医师培训由中国香港医学专科学院负责全面管理。

### (一)中国香港医学专科学院成立背景及宗旨

早在 1968 年,中国香港医务委员会就开始考虑在中国香港地区推行专科注册。1979 年 11 月,医务委员会成立"香港专科注册工作小组"。工作小组建议改进专科医生的培训,作为设立专科医生名册的必须步骤。

1988 年 10 月,中国香港政府的"大学以上程度的医疗教育及训练工作小组"提出报告,建议成立一所名为"香港医学专科学院"的法定机构,由完成训练及通过考试而获认可资格的院士组成,推行专科医师培训和继续医学教育培训制度。1990 年 2 月,政府成立医学专科学院筹备委员会。1991 年 12 月,筹委会将完成的《香港医学专科学院条例》草案呈行政、立法两局。1992 年 6 月 25 日,《香港医学专科学院条例(第 419 章)》经立法局通过,同年 8 月 1 日生效。1993 年 12 月 9 日,"香港医学专科学院"举行典礼,标志着学院正式成立。

中国香港医学专科学院的宗旨是:促进医学技术的发展;鼓励继续医学教育;提高专业及执业操守与专科执业水平;促进改善中国香港地区市民健康护理;提升执业医生间的合作精神;以及促进医学信息及意见交流。

作为一所独立的法定机构,中国香港医学专科学院努力满足社会对毕业后医学教育与培训的需求,制订、实施及评估各种医学专科训练项目,并颁授有关资格,同时亦负责提供继续医学教育。

中国香港医学专科学院目前设有 15 所分科学院,负责 50 多个专科的培训、考核及监察等工作。各分科学院如下:中国香港麻醉科医学院、中国香港社会医学学院、中国香港牙科医学院、中国香港急症科医学院、中国香港家庭医学学院、中国香港妇产科学院、中国香港眼科医学院、中国香港骨科医学院、中国香港耳鼻喉科医学院、中国香港儿科医学院、中国香港病理学专科学院、中国香港内科医学院、中国香港精神科医学院、中国香港放射科医学院和中国香港外科医学院。

## （二）中国香港特别行政区专科医师的培训

**1. 专科医师培训管理**　中国香港医学专科学院由院务委员会负责管理。院务委员会辖下设有多个委员会协助执行各类的工作。其中教育委员会的职能包括：

（1）统筹及监察各学院的毕业后医学教育及训练计划，以及继续医学教育计划，以确保这些计划符合专科学院所制订的标准。

（2）确保考试的顺利筹办及举行。

（3）就专科学院的教育及训练政策，以及其他与毕业后医学教育及继续医学教育有关的事宜，向院务委员会提供意见。

此外，每个分科学院内也设有独立的教育委员会。在拥有多个专科的分科学院，有些还设有专科小组，具体负责某个专科的培训及教育事宜。如内科学院下面设有高级内科、心脏病科、临床药理和治疗学、危重病科、皮肤性病科、内分泌代谢病科、消化病科、老年医学科、血液病科、免疫学和过敏科、传染病科、肿瘤科、肾脏病科、神经病科、姑息医学科、康复医学科、呼吸病科、风湿科 18 个专科。

**2. 专科医师培训的准入**　完成 1 年驻院临床实习后的医学毕业生在完成医师注册后，可进一步申请参加专科医师培训。中国香港特别行政区的专科医师培训职位主要分布在香港大学医学院和香港中文大学医学院的教学医院以及中国香港医院管理局下属的医院。申请者首先需应聘这些医院的职位空缺，受聘后再进一步申请进入培训课程。培训单位则会根据对申请者的面试和实习表现决定是否聘用并安排进入培训课程。

专科医师的培训基地由各分科学院的教育委员会认定。对培训基地的认定有严格的评审标准，如急诊科的培训基地，既对急诊科本身的管理人员、导师、年病例数、辅助诊断设施、教学设施等有明确的要求，还要求基地承诺能保证受训医师在培训期间有足够的机会参加各种教学活动及得到导师合适的指导。此外，对急诊科专科医师培训中需要轮转的其他相关科室，也要求其通过其他各专科学院教育委员会的认定。

任何一个培训基地的第一次认定周期都是 5 年。期间，教育委员会会经常检查培训基地对各项要求的落实情况，在第 5 年末对基地进行再认证。

**3. 专科医师培训的主要内容**　中国香港特别行政区的专科医师培训分为基础培训及高级培训两阶段。各个不同的分科学院对两阶段的培训年限划分并不是完全一致的，一般基础培训为 2～4 年，高级培训为 2～4 年，总培训年限不少于 6 年。

以急诊科为例，总培训年限为 6 年，其中 3 年在急诊科内接受培训，1 年轮转规定的科室，其中手术科室（普通外科、心胸外科、骨科、小儿外科、整形外科、神经外科、泌尿外科）6 个月，非手术科室（内科、重症监护、儿科）6 个月，另有 2 年可以选择一些科室轮转。急诊科的基础培训阶段为 2 年，2 年中，在急诊科培训不得少于 1 年。受训医师在完成基础培训并通过中期考试后，才能参加高级培训，高级培训阶段为 4 年,高级培训阶段至少要在急诊科培训 2 年,在完成 6 年培训并达到所有培训要求后,受训医师方可参加结业考核。

专科医师培训内容相当广泛,除基础理论、临床技能、文献阅读、疾病防治及健康促进、交叉学科的知识和技能等医学内容外,还包括了沟通技巧、团队合作、管理技能、职业道德等人文知识。

在培训期间,每个受训医师必须将其受训项目及数据详细记录于个人受训记录册内。受训医师的导师须在学员的记录册上签署确认,同时,须定期(通常每 6 个月)对学员的表现作出评估,培训的项目主管也必须定期查阅受训医师的评估报告。

## 三、考核和准入

### (一)考核

中国香港特别行政区的专科医师培训过程中,有 2 次重要的考试,分别为中期考试和结业考试,均由专科学院教育委员会组织实施。除了中国香港特别行政区本地的考官,学院也会邀请海外的考官共同参加,确保考试能够向国际考试水准看齐。例如,中国香港内科医学院与英国皇家内科学会联合、中国香港外科医学院与英国爱丁堡皇家外科医学院联合等。通过考试的医师可同时获得两个学院颁发的资格证书。

**1. 中期考试** 受训医师在完成基础阶段培训内容后,可参加中期考试。中期考试一般分为笔试和临床技能综合考试两大部分内容。考试全部采用英文。各分科学院对参加中期考试都有一些特定的资格要求,以内科为例:中期考试申请者必须符合三项条件:在 7 年内通过英国皇家内科医学院的第一部分考试、在注册后参加连续 12 个月以上的急诊培训、18 个月以上的基础内科医师培训。

临床技能综合考试一般都采用多站式考试的模式。同样以内科为例:临床技能考试由 5 站组成,每站 20 分钟,站与站之间间歇 5 分钟,共需 125 分钟完成。每站由 2 名考官(分别来自中国香港内科医学院和英国皇家内科学会)选择 1～2 项主要临床技能进行考核,考官使用一套客观的评价系统进行评分。操作对象包括真实的患者、标准化患者及模拟患者家属等。考核的内容是在每个系统或者场景下标准化的临床问题。考试开始前考官相互协调来调整每个病例的标准,但必须单独评分。每位考生需考查 7 项临床技能,将面临 8 位患者,共由 10 位考官进行评价。每位考生有 16 张评分表,共有 86 个评分点,每个评分点满意记 2 分,合格记 1 分,不满意记 0 分,而总得分满分为 172 分,分数线每年由英国皇家内科学会根据各个国家和地区考试的总体情况划定,一般在 132～144 分之间,中国香港特别行政区通过率一般不超过 50％。

**2. 结业考试**　受训医师在完成高级阶段培训内容后,可申请参加结业考试。结业考试一般采取综合评估的方式。仍以内科为例:每一个受训医师在培训结束后,要接受内科学院下面各个相应专科委员会组织的最终评估,评估采用综合专题论文、口试、登记手册查阅、既往中期评价等形式,以确定受训医师是否可以取得专科医师的资质。

取得专科医师资质后,即可向中国香港医学专科学院申请,获颁授医学专科学院院士名衔。

（二）准入

为配合专科医师制度的实施,《香港医生注册条例》于1996年进行了修订,加入专科医生注册条款。中国香港医务委员会在1997年实行专科医生注册制度,设立具有指引作用的《专科医生名册》。获颁授医学专科学院院士名衔或经学院审定为具有等同院士资历人士,都可直接向医务委员会申请将姓名列入《专科医生名册》之内。

在中国香港特别行政区,专科医生名册制度是一个"指示性"而非"限制性"的制度。也就是说,专科医生名册仅作指示性用途,向公众指出专科医生名册所列者具有若干被认可之专科经验和训练,有足够能力于执业时在该专科内作出独立判断及履行职责。而并未规定只有列为专科医生者,才可从事该专科之工作。不在专科医生名册上列名的医生,并不代表他不可以在某专科上行医。

## 四、经费

中国香港医学专科学院是一所独立的法定机构,学院及各分科学院在财政上均独立核算。早在1991年学院筹备阶段,就专门成立了中国香港医学专科学院基金,依靠社会捐赠(主要捐赠者为中国香港赛马会慈善基金)、政府经费资助,及政府免费提供土地,建造了学院办公大楼。目前,学院的运行经费主要来源于以下几个方面:

（1）院士缴纳的"准入费"和"年费"。

（2）学院提供的继续教育、会议支持等收费性经营活动。

（3）向参加中期考试、结业考试的受训医师收取的考试费。

（4）投资收益。

总体上,学院现时已基本达到收支平衡。2011年,学院财政盈余910万元。

由于中国香港特别行政区的公立医院和公营医疗服务都是由中国香港医院管理局管理的,因此,在公立医院里参加专科培训的医师,也是统一由医院管理局支付薪水,每月薪水在4万~5万港币,远高于中国香港特别行政区社会平均薪资水平,对保证优秀的人才从事临床医疗工作具有很强的吸引力。

（倪卫杰）

# 第七节 中国台湾地区毕业后医学教育制度概况

## 一、临床医师成长过程

中国台湾地区医学院校共有 11 所,其中公立 4 所、私立 7 所,分别为台湾大学医学院、国防大学国防医学院、高雄医学大学、中国医药大学、台北医学院、中山医学大学、阳明大学医学院、成功大学医学院、长庚大学医学院、辅仁大学医学院及慈济医学院。中国台湾地区的医学院校教育一般为 7 年,其中,中医和牙医学制为 6 年,西医和中医选修专业学制为 7 年,中西医结合专业学制为 8 年。而在毕业后进入专科医师培训的时间因专科不同而异,最短为 3 年,最长为 5 年,一般为 4 年。受训人员在专科医师培训过程中的前 2 年内应参加执业医师资格考试并取得执业医师资格。2003 年起中国台湾地区卫生主管部门要求所有的第一年住院医师需接受 3 个月"一般医学训练"(Post Graduate Year,PGY),2006 年起改为 6 个月,2011 年 7 月起进一步延长为 1 年。卫生主管部门规定只有完成 PGY 之后才能进入专科医师训练。PGY 要求医科毕业生进行内科 4 个月、外科和社区医学各 2 个月的训练,以及儿科、妇科、急诊等各 1 个月的训练,只有完成该计划的学员才具备参加专科医师训练的资格。不接受 PGY 训练,就无法取得专科医师证书,但只要取得执业医师资格证书,仍可行医、开设诊所。

医学生毕业后首先选择向有住院医师培训资质的医院提出申请,医院经甄选,同意接收后学生才能参加系统的住院医师培训。进入专科医师培训的第一年,称为实习医师,主要是进行 PGY,即临床基础医学培训,培训内容除内科、外科、儿科、妇产科等临床科室外,还包括社区医疗训练。培训期间也会安排相关课程的学习(如法律、伦理、传染病等),共 36 学时。第二年开始称为住院医师,主要进行各专科的专业培训,包括各专科的基础医学和临床培训两部分。需要指出的是依据中国台湾地区《医师法》第七条规定:只有已经考取执业医师资格的人,方能进一步接受专科训练,并进一步考取专科医师执照。最后一年一般为住院总医师培训,在这一年中,培训学员除参加临床医疗工作外,还要负责教学与行政工作,以培训其组织、协调及领导能力。各专科培养年限的要求是不同的。其中,家庭医学科、内科、儿科、精神科、神经科、病理科与核医学科的专科培养年限为 3 年;眼科、皮肤科与复健科的专科培养年限为 3 年半;外科、妇产科、泌尿科、耳鼻喉科、麻醉科、放射线(诊断)科、放射线(肿瘤)科及病理(解剖病理)科的专科培养年限为 4 年;骨科的专科培养年限为 5 年;神经外科与整形外科的专科培养年限为 6 年。其中,骨科、神经外科与整形外科都属于外科系的专科,所以,这三科的训练课程的前 4 年还是属于外科住院医师训练,训练计划与外科专科医师相同。此外,中国台湾地区对每位医师所能取得的专科资格的数量也有限制。规定每位医师最多只能参加两科的专科医师训练及评审。如存在特殊情况,可以报请中国台湾地区卫生主管部门进行核准,但如果是参加更细分科的评审,不受此条例限制。

在培训过程中,医院会定期对培训学员进行考核,评估训练效果,考核内容包括培训过程的评估、理论笔试和口试。住院医师培训的日常评估是由医院各专科的主治医师、总医师,以及资深护理人员每月进行评估。在完成规定的培训计划并通过日常考核后,如需获得专科医师证书还必须通过专科学会举办的考试。

在获得专科医师资格后仍需接受继续教育。2000 年,中国台湾地区修订了《医师法》,将医务人员继续教育的观念正式纳入法规中,规定医师、中医师或牙医师等医务人员每 6 年要修满 180 点(平均每年 30 点),皮肤科、麻醉科每 5 年需要修满上述学分。只有修满了继续教育学分,才能继续拥有专科执业医师资格。中国台湾地区的医疗专业继续教育课程分为自发性与规范性课程两类,卫生行政主管部门所认定的课程由医学会举办,内容包括专业课及医学伦理等课程,可细分为甲、乙、丙三类;甲类是由学会或认可单位主办的专科核心知识课程;乙类是普通继续教育课程;丙类是医学伦理、医疗法规、医疗质量范围课程。自 2006 年起,为解决偏远地区医师(如澎湖、金门、马祖、绿岛、兰屿等地区)参加继续教育课程的困难,中国台湾地区卫生主管部门特别规划互联网继续教育课程(每年最多 24 点)。专科医师证书的有效期限为 6 年,期满每次延长期限为 6 年,延长条件:有效期限 6 年内参加相关学术活动或继续教育所获得的积分达 180 点以上,但每年积分超过 120 点者,按 120 点计。具体要求为:参加以专科医学为主要内容的学术活动或继续教育所获得的积分应达甲类 160 点以上;医学伦理、医疗相关法规、医疗质量的积分数合计 18 点以上。在教学医院接受住院医师训练者,每年以 30 点计。在国内外医学杂志发表有关医学原著、论文者,每篇第一作者或通讯作者积 15 点,第二作者积 5 点,其他作者积 2 点;发表其他类论文者,积点减半。参加医学院校、医学会、学会、公会、协会、教学医院或主管机关举办的继续教育课程,每小时积 1 点;担任授课者,每小时积 5 点。参加医学会、学会、公会或协会举办的学术研讨会或国际学术研讨会,每小时积 2 点;发表论文或墙报者,每篇第一作者积 3 点,其他作者积 1 点;担任特别演讲或教育演讲者,每次积 10 点。参加相关医学会、学会、公会或协会举办的学术研讨会,每小时积 1 点;发表论文或墙报者,每篇第一作者积 2 点,其他作者积 1 点;担任特别演讲或教育演讲者,每次积 3 点。在国内外大学或研究所进修医学相关课程者,每学分折算为积 5 点,每学年超过 30 点者,以 30 点计。参加经评鉴合格的医院每月或每周举办的临床讨论或专题演讲等例行教学活动,每小时积分 1 点;担任主要报告或演讲者,每次积 3 点。但超过 60 点者,以 60 点计。在国外执业或开业者,每年以 30 点计。

## 二、组织和培训

1952 年,中国台湾地区的第一个专科医学会——放射线医学会宣告成立。1972 年,麻醉医学会开始办理专科医师审核事宜。1980 年,外科医学会亦开始核发专科医师证书,此后各专科医学会陆续开始办理审核手续。1986 年,中国台湾地区颁布了修订的《医师法》。依据该法律,1988 年 6 月 29 日中国台湾地区卫生主管部门颁布了专科设置目录及专科医师的审核办法等相关政策。《医师法》涵盖以下内容:专科医师分科及审核办法;各科专科医师训练纲要;各专科医师训练医院认定标准;专科医师审核原则等。《医师法》规范了住院医师培训和参加专科医师审核考试的程序。《医师法》的颁布宣告中国台湾地区的住院医师/专科医师制度的正式建立。

依据中国台湾地区的《医师法》,专科医师的培训与管理有了法律依据。自 1986 年以后,中国台湾地区的专科医师制度逐步建立和完善。1988 年起,中国台湾地区卫生行政部门认定 27 个专科(包括普通专科和亚专科),其中,23 个为西医专科,即:内科、外科、妇产科、儿科、麻醉科、放射科、家医科、皮肤科、神经科、精神科、骨科、泌尿科、整形外科、神经外科、耳鼻喉科、眼科、复健科、放射肿瘤科、核医学科、急诊科、环境职业病科、病理科和临床病理科,1 个为中医专科,3 个为口腔科(口外、口内和齿腭矫正)。

《医师法》赋予中国台湾地区各专科医学会对住院医师培训与专科医师资格认证的审核权限权责。该法第 7 条规定:当地主管机关委托各专科医学会办理专科医师领证前的初审工作,获得医师执业资格证书并完成相关专科医师训练者,才有资格参加各该专科医师的审核。因此,在中国台湾地区专科医师培训制度建立的过程中,专科医学会具有不可替代的关键性作用。各专科医学会负责制订本专科住院医师培训的细则和考核标准、培训机构和指导医师的认证、组织考试;同时对已获取专科医师证书执照人员的继续医学教育情况和执业情况进行考核;每 6 年进行资格再认证。中国台湾地区的卫生行政部门对此给予充分的授权和支持。

中国台湾地区医学教育研究机构以及医院评鉴机构还包括下列委员会:

中国台湾地区教育主管部门医学教育委员会的主要职能包括:拟订医学、药学、护士、助产及卫生教育等各项教育计划,审拟医学、药学、护士、助产等学校及各级学校的卫生课程标准,对医学、药学、护士、助产等学校及卫生人员训练机构的立案、备案情况进行审查。

中国台湾医学教育学会的职能主要是开展医学教育拓展、促进的相关工作,包括进行医学教育研究,举办医学教育学术性与教育性训练,不定期召开研讨会、出版医学教育杂志及刊物等。学会公开出版、发行季刊《医学教育》(*Journal of Medical Education*),设综述、专论、原著、专题报导、致编者函、医学教育纪事等专栏,刊载与医学教育相关的学术论著。

中国台湾医院评价暨医疗质量促进会是由中国台湾地区卫生主管部门与相关医疗团体共同捐助成立的组织,性质为财团法人,其董事会成员包括中国台湾医院协会、中国台湾私立医疗院所协会、学者专家及消费者代表等。机构宗旨为:协助医疗质量政策的推进及执行,实施医疗质量认证,辅导医疗机构进行经营管理,促进医患关系和谐,提升医疗质量。业务范围包括:接受台湾地区卫生主管部门委托,开展医疗机构评价的有关工作;协助办理医疗质量评估及认证工作;建立医疗质量数据库,设定医疗质量标准;举办教育训练活动;协助医疗机构进行经营管理;制作、出版相关书籍、刊物或资料等。在医学教育方面,为保证医学教育质量,该机构制订了新设教学医院评价制度、教学医院评价制度等。

## 三、准入

中国台湾地区《医师法》第 7 条第 2 款规定:医师经完成专科医师训练,并经主管机关甄审合格者,得请领专科医师证书。前项专科医师之甄审,主管机关得委托各相关专科医学会办理初审工作。领有医师证书并相关专科医师训练者,均得参加各科专科医师之甄审。专科医师之分科及甄审办法,由主管机关定之。中国台湾地区专科医师法第 7 条第 2 款规定:"非领有专科医师证书者,不得使用专科医师名称。"因各种原因未能参加专科医师培训取得证者被称为"医师"。在医疗机构设置标准中规定:"登记设置诊疗科别,应有专科医师。"没有专科医师,不得称为专科,只能称为"一般科"或只称诊所。

中国台湾地区卫生主管部门依据中国台湾地区医学院校年度招生人数及社会对医学人才的需求情况,决定专科医师培训招生人数。自 2001 年起,中国台湾地区卫生主管部门严格控制专科医师培训规模,其目的是保证人才培养质量,同时促进部分培训对象的分流,加强对薄弱专科人才(如放射科、病理科)的培养。控制培训规模的决定因素是培训医院的师资条件和社会对人才的需求。中国台湾地区卫生主管部门对住院医师培训人员的总量控制从大学医科教育就开始了。每年中国台湾地区的医学毕业生总量控制在 1 700 人左右(含西医、中医和牙医)。同时医事监管部门根据各培训医院的师资力量及训练条件对其每年可以招收的住院医师人数进行核定并向社会公布。

中国台湾地区卫生主管部门组织专科医学会评审、认定训练医院,所需费用由卫生署提供。在认定训练医院的同时,确定该院培训的专科及规模。各训练医院不得超过规模限制,否则将取消其培训资格。

各专科医学会获中国台湾地区卫生主管部门授权,可制订本专科的专科医师培训医院的评审标准。各专科医学会所制订的评审标准按其专科需求有所不同,涵盖人员、医疗业务及设备、质量管理、指定项目质量评估、专科教学师资、其他专科师资以及教学内容、场所和设备,主要为以下四个方面。

**1. 医院条件** 一般占总分的25%,评审内容包括:是否为医学中心或区域教学医院,且为独立分科;专属病床数是否达到规定数目;每年的病例总数量是否能达到要求;病历及手术记录的审查以及对专科仪器设备的要求等。

**2. 教学师资** 一般占总分的20%。评审内容包括:主治医师人数;具有教学职称(教授、副教授)人数;具有次专科资格人数等。

**3. 教学内容** 一般占总分的40%。评审内容包括:学术活动,如病例讨论、论文研读、科际联合讨论会等;医学会论文发表数量;杂志论文刊登数量;住院医师每年招收数量;教学质量管理;专科医师考试每年通过率等。

**4. 教学设备** 一般占总分的15%。评审内容包括:专科书籍(近5年内出版的书籍不少于一定数量);专科杂志种类(不少于一定种类);教室设备;实验室或研究室等。

各专科医学会均设有"医院评鉴委员会",根据上述标准进行实地评审,只有通过评审的医院才能被认定为教学(训练)医院,才有资格招收专科住院医师,每2年需重新评鉴一次。评鉴内容一般包括以下部分。

(1) 院内设有教育委员会,由各科教学负责人定期检讨、协调教学活动的进行,每次会议均备有纪录。

(2) 定期(至少于每阶段训练结束时)评估住院医师的专业知识、能力、学习态度以及服务质量,且保存记录或录像带。

(3) 定期(至少每年1次)评估专职、兼任师资的授课表现、专业本质及服务态度。

(4) 定期双向评估各项讲授、服务活动的推展并保存记录。

(5) 对训练计划成果制定具体评估计划。

(6) 对住院医师给门急诊患者看诊的录像进行分析、评价(至少每年1次)。

(7) 定期(每1~3个月1次)对各级住院医师作病历审查(初、复诊病历各一份)。

中国台湾地区专科医师培训实行指导教师制。各专科学会认定培训住院医师的指导教师的资质。每个住院医师都有指定的导师,这项制度可以确保住院医师在培训过程中能得到细致、可及的指导。指导医师的资格需要经过各专科学会的严格审定。各专科学会对指导医师资格的认定有不同的标准,以家庭医学科为例,认定标准包括:积极参与各项家庭医学的活动;有计划继续培育或招收主治医师(例如培训、出国、参加会议);用于训练指导的时间,每周至少8小时;具备家庭医学科专科医师资格;近3年发表有关家庭医学论文或报告。指导医师的数量也被列入认定培训机构资质与核定学员容纳量的考核标准。为保证教学质量,规定在同一时间段内指导医师所指导的住院医师一般不超过3位。获得指导医师资格后仍需参加师资培训,以提高教学能力。师资培训内容涵盖教学技巧、研究能力、临床技能以及其他类如两性议题、领导权力、跨领域团队合作等。

1986年12月26日中国台湾地区颁布的《医师法》,规定了专科医师执业须经过2次考试。第一次是在医学生实习阶段完成后参加中国台湾地区统一组织的医师考试,考试及格后领取医师证书方可执业。第二次是完成规定的专科医师训练计划(一般为期3～5年),通过专科医师学会的考试,并经当地主管机关审核合格者,方可获取专科医师证书。

专科医师的审核认定内容包括:① 审查受训人员完成培训计划的训练记录;② 统一组织的笔试;③ 由学科专家实施口试、测验或病例考核,口试一般由3～5位不同专科的考试委员进行考核;④ 经过专科学会初审及卫生署复审合格后,予以公布,并颁发专科医师证书。

只有获得专科医师证书后,才能使用专科医师的名称。实际上考核中仅有极少数人员不能通过,这些人不能通过的原因主要是训练时间不足。这些人员在补足培训时间后,可以参加下一年的考试。极个别不能完成培训及通过考试的学员可能会被辞退。专科医师的证书有效期一般为6年,而皮肤科、麻醉科为5年。一旦专科医师证书接近到期,需提前半年提出申请,由各专科学会对其执业情况及接受继续教育情况进行审核,专科医师需修满相应的继续教育学分,审核合格者才能更新专科医师证书。如果未能通过证书更新,必须参加相应考试才能继续执业。

继续教育的课程及积点,均需由中国台湾地区卫生主管部门认可的医学团体或主管机关委任的下级机关办理认证。办理继续教育课程前1个月,需向各专科学会提出纸质认定申请,并登陆中国台湾地区卫生主管部门的"医事人员继续教育积分管理系统"进行在线申请。如果是以国内外医学杂志发表的有关论文申请继续教育积分者,需将论文送专科医学会进行审核。

## 四、经费

卫生行政部门提供培训基地的评估认定及监督管理费用,培训基地所在医院提供培训医师的工资及培训过程所需费用;各专科学会的性质为非营利性的社会团体,其经费来源包括会员入会费、会费、会员捐款、委托收益、基金以及挛息等。考核、考试所需费用由培训医师自行缴纳。专科医师需向专科学会缴纳年费。举例来说,培训医师参加考试应缴纳的费用,目前约为每人12 000台币(折合人民币3 000元),相当于住院医师月收入的1/3。以国内外医学杂志发表的论文申请继续教育积分者,每篇论文需缴纳新台币500元。个人申请未经专科医学会审查的开课机构核发的继续教育积分证明要转换为认可的积分,酌情收取行政处理费每学分新台币 50 元,每次最多不超过新台币 5 000 元。

(邹健　潘志刚)

# 第八节　住院医师培训的国际规律

前文介绍了几个国际和中国港台地区医学教育特别是住院医师培训的案例研究,发现其中的共性规律对建立我国的住院医师规范化培训制度有很好的借鉴意义。

(1) 各国和地区内部倾向形成统一的医学教育制度,院校教育、毕业后医学教育和继续医学教育三个阶段划分清楚、衔接有序,院校教育按一级学科分类开展,住院医师培训按照二级学科分类开展,专科医师培训按照三级学科分类开展。

(2) 随着经济发展水平的提高,医学教育的学制越长,表明医师成长历程越长,医生准入门槛越高。

(3) 学员准入、培训、职业资格认定等关键环节在许多国家和地区都已经得到制度化的解决。

(4) "政府主导,行业协会参与管理,医疗卫生机构负责执行"的共性管理模式。

(5) 存在一定的分流和激励机制。

## 一、统一的医学教育体系

各国和地区内部倾向形成统一的医学教育体系,院校医学教育、毕业后医学教育和继续医学教育三个阶段划分清楚、衔接有序,院校医学教育按一级学科分类开展,住院医师培训按照二级学科分类开展,专科医师培训按照三级学科分类开展。

从目前世界范围来看,很多国家都已确立了医学教育连续统一体,即医学教育应由院校医学教育、毕业后医学教育和继续医学教育三个各自相对独立又相互联系的阶段组成。院校医学教育是医学专业的入门教育,在医学院校学习医学理论和基本技能;毕业后医学教育是在校教育的延续,是医学毕业生从理论到实践的过渡和培训阶段;继续医学教育指医务工作者在终身学习阶段,不断学习获取新知识、新技术、新成果应用于医疗实践。一般而言,前两个阶段是医学生成长为医师必须经历阶段,因而,被纳入国家医学教育制度化管理,通常所说的医学教育制度主要包括院校医学教育和毕业后医学教育的制度化规定。

单一学制是医学院校教育的主流。根据国际医学教育组织(The Institute for International Medical Education, IIME)全球医学院校数据库信息(2006 年 6 月),全球 166 个国家和地区共设有医学院校 1 849 所。尽管各国的学制甚至同一个国家内的不同医学院校,甚至同一所医学院校,都可能有多种学制并存的情况,但是实行单一学制是主流。贺加调查 156 个国家和地区中,有 93 个国家实行单一学制。日本学者西园昌久对 92 个国家和地区医学院校的医学专业进行了研究,结果如图 2-5。单一学制,尤其是 6、7、5 年的医学院校教育为主流。

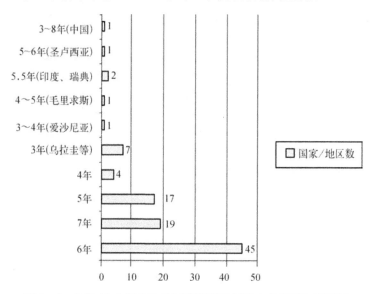

**图 2-5　世界 92 个国家和地区医学院校医学专业学制年限情况**

住院医师培训阶段按照临床分科培养,培训时间长短主要取决于工作性质和执业范围;主要体现在基础知识训练强度、临床技能培训深度和科研能力培养三个方面。据研究报道,住院医生培养时间最长的神经外科医师为 7 年。美国最大的神经外科医学中心匹兹堡神经外科中心每年只培养 2 名神经外科住院医师。所有培训完成时要求必须完成 900 例难度不同的手术,在指定杂志或国家级会议上发表 5~10 篇文章。培养时间最短的是家庭医师(family physician),一般从医学院校毕业后再培训 2~3 年,如加拿大需要 2 年,我国台湾地区需要3 年。

## 二、经济发展水平越高的国家则学制越长

一个国家的经济发展水平影响着其医学教育成熟度和制度化水平,住院医师培训作为医学人才成长历程中的一个重要环节和阶段,同样存在着国家之间差异。

在不同经济发展水平的国家,医学教育体制是不同的,首先表现为教育周期的差异。通过比较部分代表性国家的学制差异,发现一个基本规律:越是发达国家,其医学教育学制越长。其医学人才成长历程越长,医生准入门槛越高(表 2-2)。

表 2-2　部分代表性国家的医学教育学制差异比较(年)

| 国　别 | 本科 | 医　科 | 早期培训时间 | 专科培训时间 | 总时间 | 临床实践部分的时间 |
|---|---|---|---|---|---|---|
| 美国/加拿大 | 4 | 4 | 1(毕业后培训) | 3~7 | 12~16 | 5~9 |
| 英国 | | 5 | 1(注册前住院医师普通临床培训) | 2~3 初级,4~6 高级 | 12~15 | 7~10 |
| 澳大利亚 | 3~4 | 4 | 2(早期培训) | 3~7 | 12~17 | 5~9 |
| 德国 | | 6 | 1.5(注册前医师培训) | 4~8 | 11.5~15.5 | 5.5~9.5 |
| 俄罗斯 | | 6(4~6 年级实习) | 1~2(毕业后实习医师) | 2 | 9~10 | 6~7 |
| 新加坡 | | 5 | 1(毕业后实习) | 6~8 | 12~14 | 7~9 |
| 印度 | | 5.5(最后 1 年实习) | 2~3(住院医师培训) | 4~6 初级3 高级 | 14.5~17.5 | 10~13 |
| 巴西 | | 6(最后 2 年实习) | 无 | 2~ | 8~ | 4~ |
| 中国-本科住院医师路径 | | 5 | 3 | 2 | 10 | 6 |
| 中国-七年制住院医师路径 | | 7 | | 2 | 9 | 3.5 |
| 中国-硕士研究生路径 | | 5 年本科3 年硕研 | | 2 | 10 | 4.5 |
| 中国-博士研究生路径 | | 5 年本科5~6 年硕博 | | | 10 | 4 |

## 三、住院医师培训的关键环节形成国家制度

　　住院医师培训是将医学生培养为具有执业能力和资格的开业医师或专科医师的重要阶段。这一阶段涉及几个关键环节:什么样的人被准予接受培训(学员准入);什么样的机构可以实施培训(培训机构准入);培训条件如何保障,由谁保障(行业协会和政府的作用);培训后如何获取职业资格(出口)等,这些关键的环节在西方国家都已经得到制度化的解决。

　　学员的准入一般将学位作为基本准入条件,其他包括通过医师资格考试、拥有工作经验等。在西方国家,医学生的院校教育和住院医师培训的衔接是非常紧密的。学员准入标准因培训阶段不同而不同。在初级阶段(住院医师培训阶段),学位是基本的准入条件,即达到国家要求学位水平。如美国和加拿大要求具有博士学位,德、法等欧洲国家要求达到硕士学位,英国及一些英联邦国家要求达到学士学位,除此之外,一些国家还要求通过医师资格考试。如美国、德国、印度等。另一些国家把条件注册作为准入条件之一。如新加坡要求要有在公共教学医院至少 1 年的工作经验。高级培训阶段(专科/全科医师培训)的准入条件相对较高。除了初级阶段培训经历外,大多数国家都以资格考试为准入条件。一些国家还辅以培训机构的记录和评估为准入条件(见表 2-3)。

表2-3　不同国家学员准入及住院医师的资格认证情况

| | 美国 | 加拿大 | 英国 | 澳大利亚 | 德国 | 新加坡 | 印度 | 巴西 |
|---|---|---|---|---|---|---|---|---|
| 准入条件 | (1) 从被认可的医学院校毕业<br>(2) 获得医学博士学位<br>(3) 在校已通过第一、第二部分美国医师执照（USMLE）考试 | (1) 完成3~4年大学本科教育，获得学士学位<br>(2) 完成4年医学院校学习，获得医学博士学位 | 完成5~6年的医学院校学习，获得医学士学位 | (1) 完成3~4年高等教育，获得学士学位<br>(2) 完成4年的医学院校学习，获得医学学士学位 | (1) 高中毕业后，6年的高等医学教育，获得医学硕士学位<br>(2) 通过3个阶段的国家统一的国家考试 | (1) 完成5年医学院校教育，获得医学士/外科学士(MBBS)学位<br>(2) 在公共教学医院至少1年的工作经验<br>(3) 进行条件性注册 | (1) 完成4.5年医学院校教育及1年实习期，获得医学士/外科学士学位<br>(2) 通过住院医师培训初级考试 | 完成6年的医学院校教育 |
| 专科/全科医师资格认证条件 | (1) 在被认可的医学院校完成一定的课程并取得医学博士学位<br>(2) 参加经认可的住院医师培训项目，完成3~7年的全日制培训<br>(3) 许多专科住院医师培训项目会要求从住院医师培训主任处获得关于该医师个人表现的评价和记录<br>(4) 所有专科委员会要求取得非限制性注册的医师执照方可参加注册医师考试，以取得专科医师资格证书<br>(5) 必须通过由该专科委员会组织的考试，有15个专科委员会还要求参加专业口试 | (1) 获得学士学位和医学博士学位<br>(2) 参加经认可的住院医师培训项目，专科/全科医师培训<br>(3) 获得培训负责人证明该培训完成的确认表<br>(4) 皇家医学会RCPSC处注册<br>(5) 通过相应的资格考试<br>(6) 通过相应部门举办的资格考试 | (1) 完成医学院校学习，并进行完全注册<br>(2) 完成1年注册前住院医师（PRHO）普通临床培训，并进行完全注册<br>(3) 完成专业培训的初级和高级阶段<br>(4) 获得CCST或者EEA发的CCST的成员<br>(5) 英国以外的其他EEA成员国公民、拥有国颁发的某一专科医师资格证书，但不是CCST，此时需要证明该医师确有与医师资格相应的知识和能力 | (1) 获得内科医学和外科医学的初级医学学位，学校必须列在WHO所印发世界医学院校名目录中<br>(2) 完成认可的专科领域中正式的毕业后培训<br>(3) 通过医学英语考试，执业英语考试达到AMC关于英语熟练程度的要求<br>(4) 参加相应的机构组织的考试，通过获得专科/全科医师资格证明 | (1) 获得医学硕士学位<br>(2) 通过国家医师资格考试<br>(3) 参加注册前住院医师/全科医师培训<br>(4) 完成专科培训并通过考试<br>(5) 获得专科医师资格证书 | (1) 获得医学士/外科学士(MBBS)学位<br>(2) 至少3年工作经验后进行条件性注册<br>(3) 参加并完成初级专科医师培训及高级专科医师培训<br>(4) 完成高级培训，获得培训完成证明 | (1) 获得医学士/外科学士学位<br>(2) 参加住院医师培训和专科医师培训<br>(3) 通过专科医师文凭或者医师文凭继续<br>(4) 参加高级专科医师培训<br>(5) 通过高级专科医师文凭考试，授予高级专科医师文凭 | (1) 完成6年的医学院校教育，获得医学学位<br>(2) 通过专科医师培训报名考试<br>(3) 根据所选专科的不同，参加至少2年的专科医师培训<br>(4) 通过结业考试，有资格申请专科医师资格证，进入专科医师培训项目 |

培训机构的准入因国家不同而标准有所差异。一般而言,在发达国家,由于其医疗机构准入条件较严,因而,对培训机构的条件放得较宽,大多数的专科和综合医院均可作为培训机构。在发展中国家,由于其医疗机构准入条件较宽,所以对培训机构准入的条件把握得比较严。

以美国和印度为例,发达国家与发展中国家在培训机构准入制度上存在明显差异(见表2-4)。

#### 表2-4 美国与印度培训机构准入比较

| | 美 国 | 印 度 |
|---|---|---|
| 培训开展机构资格评价方面 | (1)开办机构及基地的认证资格<br>(2)项目人员和资源的资格保证:① 项目主任;② 带教师资及其他项目人员;③ 培训资源及医学信息的可及<br>(3)培训合约:① 申请人资格;② 住院医师培训学员招录总数;③ 培训学员转专科情况办理;④ 与其他性质培训学员的合约<br>(4)培训内容构成:① 课程组成;② 病患照护;③ 医学知识;④ 基于实践的学习和增进;⑤ 人际关系和沟通技巧;⑥ 专业素质;⑦ 基于系统的医疗实践;⑧ 学员的学术活动<br>(5)评价体系:① 形成性评价;② 总结性评价;③ 带教团队评价;④ 项目评价及改进<br>(6)值班时间:① 监督与疲劳;② 值班时间;③ 待命任务;④ 夜间值班和免责制度 | (1)对于承担了医学本科教育任务的机构,若要开展毕业后教育,则必须满足印度医学会制订的关于对开展医学本科培训机构的最低要求,以及满足开展毕业后教育的额外要求<br>(2)对于仅开展毕业后教育的科系,则需满足以下要求:① 根据印度医学会的建议,应提供满足全面培训所需的设施及设置。全面培训包括基础医学以及与该科系内涵相关的其他科系的知识及能力;② 具备充足的解剖尸体、活组织切片及细胞切片等材料,用于教学;③ 配备辅助科系以满足教学目的<br>(3)为毕业后教育培训基地的临床科系,如普通内科、普通外科、妇产科,床位数量应不少于60张。可授予医学博士和外科硕士学位及学历的科系床位配置应不少于30张,可授予医学博士及外科学硕士学位的科系床位配置应不少于20张<br>(4)门诊部门的设置能够保证学员进行普通门诊服务和专科门诊服务方面的训练<br>(5)实验室的设置应与培训目标配套<br>(6)设备的设置应保证数量充足,并满足印度医学会对不同专科的设备配置所制定的要求<br>(7)师资数量与在培学员(授予学位课程及授予学历课程)数量,每学年应达到1:1的配置<br>(8)如果科系仅开展授予学历的课程,则需满足床位数量30张,并保证3名全职教师的配置<br>(9)参加亚专科培训科系的学员数量为每学年1位,并指定1名经认可的带教老师<br>(10)培训基地必须在高级教员主席团下,设置学术室或课程委员会,主要负责培训项目的细则,以及与其他科系师资的联络与协作,并协调和监督培训项目的进展情况 |
| 师资资格要求条件 | (1)资历:① 一般情况下,必须持有目前认可的专科医师资格凭证;② 对于没有相关资格证明的备选带教医师,必须提供相关资历文件,供专科评价委员会审定,如个人履历表、推荐书、学训情况、教育经历、带教或授课经验、声誉等<br>(2)带教意识:带教团队不仅有上述资格,还必须具备较强的带教意识,有意愿并能积极培训住院医师培训学员。必须保证足够的带教时间和质量 | (1)所有医学院校的教师,除助教、住院医师、教务主任,必须持有经认可的、专业领域相关的毕业后医学资格<br>(2)医学院校或培训机构的师资,获得毕业后教育学位,有8年教学工作经验,其中至少5年为讲师或助理教授(副教授)者,可被认可为毕业后医学教育带教老师<br>(3)医学院校或培训机构的师资,获得毕业后高级专科学位,有8年教学工作经验,其中至少5年为讲师或助理教授(副教授)者,可被认可为毕业后医学教育高级专科带教老师 |

续　表

| | 美　国 | 印　度 |
|---|---|---|
| 经费主要来源 | 联邦和各州的穷人医疗救助计划（Medicaid）和老年人、残疾人医疗照顾计划（Medicare） | 个人和政府 |
| 学员保障及福利（培训机构必须保障条款） | （1）经费支持<br>（2）职业责任保险（professional liability insurance），以及其他健康、残疾保险<br>（3）假期<br>（4）病假及其他种类休假<br>（5）培训期间住宿、膳食、洗衣服务等相关配套服务 | （1）薪金支持<br>（2）假期 |

"出口"环节即就业的主要管理手段是资质认证。在西方发达国家，由于医学教育是精英教育，同时，在住院医师培训过程中存在一定的分流机制，有些国家有较高的淘汰率，考核不合格者将不能进入临床医师队伍。这些国家住院医师的出口管理主要手段是资质认证，一旦获得相应的资质认证就业和待遇都会对号入座地得到解决。国外多数国家对住院（专科）医师实行唯一使用制度，即要选择临床医师作为职业的，除了取得执业注册外，还必须进入住院（专科）医师培训并取得认证。医生的执业多为个体开业或医院聘用，其待遇受到行业协会规定、保险公司签约、医疗机构聘用、患者选择等因素的影响。

经过高级培训合格的医生，全科医师进入诊所和社区执业，住院医师/专科医师进入综合医院和医学中心执业，完成培训且通过专科委员会考核后取得住院医师/专科医师资格，实现行业管理，自由执业，收入大幅度增加。

## 四、政府主导，行业协会参与，医疗机构执行

政府主导体现在制度设计、宏观管理和经费保障三个方面。

**1. 制度设计**　分析比较各国的住院（专科）医师培训经验，从全世界范围来看，欧美等发达国家均已确立了医学教育连续统一体，即医学教育由学校基本教育、毕业后教育和继续医学教育三个各自相对独立又相互联系的阶段组成，并建立了比较成熟的专科医师培训与准入制度，对保证临床医疗水平与质量发挥了重要的作用。从这个过程中可看出政府从国家层面对该项活动进行制度设计和规范统一是十分重要的，这些国家都是从国家层面上将住院（专科）医师培训作为医学生要成长为临床医师的毕业后教育必经之路，有的国家用法律法规的形式固定，有的用制度来规定，其目的都是为了保证这项制度能规范地实施和提高临床医师的专业水准。

**2. 宏观管理** 分析比较不同国家的经验,各国政府在此项工作中承担的管理作用是不尽一致的。但多数国家采取的是政府的教育和卫生行政部门只制订方针政策和进行宏观计划的指导,而具体的教育计划、教学内容、教学方法、考试考核、资格审查、学术交流等由学术团体来管理,学术机构只接受政府的方针指导,执行工作不受政府干预,这样也有利于政府对该项工作的监督。

**3. 经费保障** 从国内外住院(专科)医师培训的经验来看,政府对开展此项工作的投入政策保障和投入经费保障都是十分重要的。欧美等国家经济水平较高,国民富裕程度较高,有的国家采取直接向培训机构提供经费补贴,包括受训医师的工资与培训费用(如美国),有的则选择政府与受训医师共同承担(如加拿大)。从国内情况来看,卫生部出台的《关于开展专科医师培训试点工作的指导意见》中规定"专科医师培训经费实行个人分担、单位支持、政府资助、社会捐资等多渠道筹集的方法"。目前各省采取的模式大多数都是培训工作的管理费用,包括培训相关标准制订、培训基地的评估与认可、培训质量监督检查等,由卫生行政部门投入;培养工作本身所需费用,包括培训对象的工资及补贴,带教师资增加工作量所需费用等,由培训基地所在医院提供;培训考核费用由个人承担。但从实施效果来看,目前我国政府的投入财力是有限的,借鉴国外的一些经验,我国的医师培训经费在投入机制上可积极探索社会筹资方式,包括基金会或用人单位设立奖学金、企业捐赠等。

国外住院医师培训的组织管理及考核主要由非官方的全国医师协会及医学教育委员会负责组织实施,住院医师培训的地点多选择在有条件的较大型医院中进行,医院的有关部门和科室负责培训人员的管理。国外专科医师培训管理主要有三种模式:

**1. "分工合作型"** 其代表为美国。由多个学术组织或非官方非营利的组织来分工承担不同的任务。如美国医学专科委员会(American Board of Medical Specianlties, ABMS)负责制订医师获准参加资格考试的标准和要求,组织本专科资格考试,并为通过者颁发专科(specialty)或亚专科(sub. specialty)医师证书。为了协调这些评审委员会,美国成立了住院医师培训评审委员会(Residency Renew Committee, RRC),负责从本专业角度提出对住院医师培训计划要求,审议和认可培训项目。1972年,美国医学协会(American Medical Association, AMA)等5个学术团体组成毕业后医学教育联络委员会(Liaison Committee on Graduate Medical Education, LCGME),与RRCs共同负责培训方案和考核要求的审定和认可,并制定下年度的培训计划,公布各专科培训认可医院名单和培训职位数,后更名为毕业后医学教育认可委员会(The Accreditation Council for Graduate Medical Education, ACGME)。

**2. "统一管理型"** 即由某一个组织或协会承担管理任务。采取这一模式的主要是英国、澳大利亚和加拿大等英联邦国家。以加拿大为例，专科医师制度始于1929年皇家内科医师和外科医师学院的成立，其任务是承担普通内科学和普通外科学住院医师的专业培训和颁发合格证书。在英国、德国和法国，毕业后医学教育的管理由医师协会继续教育委员会等机构直接领导，政府的卫生和教育行政部门只提供部分资助和制订方针政策，而具体的教育计划、教学内容、教学方法、考试、考核、资格审查、学术交流等都由这些学术团体管理，学术机构只接受政府的方针指导，执行工作不受政府干预。其中英国的住院医师培训由大学、皇家医学会和政府卫生机构共同协调来完成。法国的住院医师培训的管理机构主要由大学（医学院）和所属的医院组织成的大学-医院中心所组成，总部设在巴黎，全国分设有22个大学-医院中心，负责提供住院医师培训任务，并对全科医师及专科医师培训与考核负责。德国有全国医师协会和各州的医师协会，全国医师协会向各州发布宏观指导计划，而具体业务工作和经费的安排由各协会独立进行。

**3. "行政委托型"**　此模式的典型代表为我国台湾地区。卫生行政部门负责制订训练医院认定标准、规定专科医师的训练课程纲要和甄审原则、复审专科医师资格和成绩，以及颁发专科医师证书。各专科医学会则接受"行政院卫生署"的委托，负责专科医师资格考试，并组织甄审委员会办理专科医师甄审的初审工作，并将申请甄审者的名册，连同甄审资格和成绩，报请"行政院卫生署"复审。

无论采取哪种模式，行业协会在住院医师培训中的功能相似，主要承担以下工作：组织医师资格考试、核发医师执照或者组织并监督注册医师；评价、认定或审议、批准住院医师教育项目或机构或培训职位；颁发专科/全科（家庭）医师证书或专科/全科（家庭）医师注册；确定各专科/全科（家庭）培训目标、制定专科/全科（家庭）培训计划、内容或标准；组织管理住院医师和专科/全科（家庭）医师的资格考试。

## 五、存在分流机制和激励机制

培训的入口和出口存在分流和激励机制。我国的临床医学毕业生习惯于一次性就业。但在西方主要国家，医生是自由职业者，医生选择培训基地和就业都是市场选择的结果，医生的就业具有较强的流动性。市场机制的引入使得在培训和就业等入口环节都会产生激烈的竞争，有一部分参赛选手因为不能在竞争中获胜就不能进入心仪的专科，甚至不能从事医生职业。这样的分流机制保证了医生队伍的活力，以及随着准入的高门槛带来从事医生职业的丰厚收入。这对优秀的年轻人从事医生职业起到激励的作用。从长远来看，我国的住院医师规范化培训制度应建立市场化的人才选拔和培训机制，这对医生的队伍建设和教学医院的毕业后医学教育体系的完善都是有益的。

　　由于临床医师在国外很多国家都是高收入的职业,能够进入医学院并最终成为医生是很困难的。国外住院医师规范化培训的相关研究热点的情报分析如表2-5所示。

表2-5　用Web of Knowledge工具分析近20年(1991~)国外住院医师研究的热点

| 字段: MeSH 主题词 | 记录数 | % | 柱 状 图 |
|---|---|---|---|
| INTERNSHIP AND RESIDENCY | 18 485 | 100% | |
| 部分高频伴生主题词 | | | |
| CLINICAL COMPETENCE | 3 929 | 21.255 1% | |
| CURRICULUM | 3 027 | 16.375 4% | |
| ATTITUDE OF HEALTH PERSONNEL | 1 890 | 10.224 5% | |
| TEACHING | 1 450 | 7.844 2% | |
| CAREER CHOICE | 1 276 | 6.902 9% | |
| PHYSICIAN-PATIENT RELATIONS | 947 | 5.123 1% | |
| PROGRAM EVALUATION | 919 | 4.971 6% | |
| DATA COLLECTION | 918 | 4.966 2% | |
| WORKLOAD | 768 | 4.154 7% | |
| ACCREDITATION | 511 | 2.764 4% | |
| WORK SCHEDULE TOLERANCE | 498 | 2.694 1% | |
| COMMUNICATION | 402 | 2.174 7% | |
| RESEARCH | 386 | 2.088 2% | |
| ETHICS, MEDICAL | 376 | 2.034 1% | |
| PROFESSIONAL COMPETENCE | 365 | 1.974 6% | |
| MENTORS | 336 | 1.817 7% | |
| LEARNING | 322 | 1.742 0% | |
| JOB SATISFACTION | 321 | 1.736 5% | |
| PERSONNEL SELECTION | 318 | 1.720 3% | |
| COMPUTER-ASSISTED INSTRUCTION | 275 | 1.487 7% | |
| COMPETENCY-BASED EDUCATION | 250 | 1.352 4% | |

　　说明:上表使用"Web of knowledge"工具分析了与"住院医师"主题(internship and residency)相伴生的高频率的其他主题,以发现研究的热点

　　表2-5表明除了重视住院医师培训的课程设置和保证临床质量以外,住院医生承受的压力也是值得重视的问题。过度疲劳、睡眠剥夺在住院医师中较为常见,这对避免临床差错、保障医疗质量显然是不利的。有研究称酒精依赖是医生的职业病(Yarborough WH,1999)。国外研究结果建议加强对住院医师的心理和社会支持网络建设。在我国,这样的一次针对医师人群的社会变革同样也会引起心理

的冲击,相应的社会支持手段也应引起关注,以体现"以人为本"。

（林海　张勘）

# 第九节　世界家庭医师组织

## 一、概况

WONCA 是 the World Organization of National Colleges，Academies and Academic Associations of General Practitioners/Family Physicians 的前五个单词的首字母缩写组成,简称为世界家庭医生组织(World Organization of Family Doctors),于 1972 年在澳大利亚墨尔本召开的第 5 届家庭医生国际会议上正式宣告成立。

WONCA 是全世界全科/家庭医生的学术组织,是世界卫生组织(WHO)在社区卫生方面的高级顾问与工作伙伴。

成立了全国性全科/家庭医学团体的国家即可申请成为 WONCA 的会员国;同时全科/家庭医生亦可申请成为 WONCA 的个人会员。WONCA 按地区可分为亚太、欧洲、北美、非洲等区域组织,各区域每年召开一次区域年会;总会每 3 年召开一次世界大会,为全科/家庭医生提供学术交流和知识更新的讲坛。中国于 1994 年成为 WONCA 的正式成员国。

### （一）WONCA 的组成

WONCA 由与全科医学/家庭医学有关的国立大学、学术机构或组织组成。1972 年 WONCA 刚成立之时,仅有 18 个成员组织;截至 2012 年 2 月底,WONCA 已经拥有 99 个国家的 120 个成员组织和超过 25 万名家庭医生/全科医生,其中包括了 10 个与 WONCA 有合作关系的组织。

### （二）WONCA 的任务和目标

WONCA 的任务和目标是促进世界人民的健康。为实现这一目的,WONCA 提供并维持高水准的全科医学/家庭医学照顾,促进以家庭及社区为基础的个体化、全面的和持续性的医疗照顾,鼓励、支持全科医生/家庭医生学术组织的建设发展,开展学术会议或讨论会议以促进成员组织中的全科医生/家庭医生进行知识信息的交流。WONCA 为全世界的全科医生/家庭医生提供了医学教育、研究、医疗服务等方面的交流平台。WONCA 提倡其成员组织和会员在国际水平上的协作,例如与世界卫生组织(WHO)进行密切合作。

### (三) WONCA 的运行

WONCA 由各成员组织的代表组成的理事会及 WONCA 的执行官员来掌管。理事会每 3 年在 WONCA 世界大会期间召开一次会议。执行委员会每年开两次会议来处理理事会议之间的日常事务。执行委员会包括世界主席、当选继任主席、卸任主席、分别从 7 个 WONCA 分区主席(非洲、北美、亚太地区、欧洲、中东南亚、伊比利亚美洲、WONCA 东地中海区)选出的 3 个成员共同组成。从 2001 年 5 月 1 日开始,WONCA 世界秘书处定址于新加坡。

### (四) WONCA 的工作内容

WONCA 通过其世界理事会及其在 7 个区域的分区理事会对全科医学/家庭医学产生深刻影响。它有会员、财务、内部章程、出版物、信息交流等方面的委员会,有处理不同问题的工作组,针对全科/家庭医学实践中遇到的问题、农村医疗实践、质量控制、医疗资讯、医学健康教育、学术交流与出版、研究、健康行为干预、戒烟、妇女与家庭医学、精神卫生及呼吸道疾病等不同问题开展相应的工作。也有专门的关于全科医学伦理问题、旅行医学以及老年人医疗照顾的工作组。这些工作组由成百上千的全科/家庭医生构成,他们每 3 年开一次会,有时可能更频繁地开会,并在日常工作中相互密切联络。在过去的几年里,他们做了很多开创性的研究工作,并发表了一系列重要的成果。

WONCA 对全科/家庭医生的知识更新、理念提升方面起了非常重要的作用。现代医学的发展和人们生活方式的改变,导致了各种慢性非传染性疾病的发病率升高。针对此医疗现实,WONCA 向全科/家庭医生们和有关管理者提出了相应建议:① 要更多地考虑健康问题而不是疾病,一味地专注于疾病本身的思维定势令制订有效的防病措施难上加难。② 对基本医疗和精神卫生给予更多支持:对非传染性疾病而言,大多数诊断和临床治疗属基本医疗保健范畴。要想切实缓解非传染性疾病的负担,应配备足够的、合格的基本医疗保健和精神卫生保健专职人员以及足够的资源。③ 更多整体考虑:很多非传染性疾病患者同时患有其他多种慢性疾病,患者在寻求各种片面治疗的同时无法考虑自身多病共存的事实,而他们更乐意并且应该被看作一个整体,进行综合考虑。当医疗保健围绕一位可信赖的基层医生建立时(该医生尽可能地为患者提供综合型服务并为其协调其他所需服务)所产生的效果是最好的。④ 支持更"科学"的科学:虽然大多数非传染性疾病的治疗属于基本医疗范畴,但大多数研究以及临床指南来自各亚专科的学术研究中心。很多决策者认为这中间仅仅是一个将专家学者的知识从学术研究中心转移至基层保健机构的问题,而事实恰好相反。要将循证医学证据用于家庭医学,需要有更多家庭医学实践方面的循证医学证据。

### （五）世界大会与地区会议

WONCA 世界大会是全科/家庭医生发表论文、讨论不同议题及拓展职业关系网的重要机会。每次 WONCA 世界会议都会吸引世界各地的家庭医生参会，传播家庭医学这个领域最新的科学和技术进展。

在 WONCA 成立之前，1964 年在加拿大蒙特利尔、1966 年在奥地利的萨尔斯堡、1968 年在印度新德里、1970 年在美国芝加哥已经召开过 4 次国际全科医学研讨会。1972 年第 5 届在澳大利亚墨尔本召开的世界会议上，成立了 WONCA。之后于 1974 年在墨西哥的墨西哥城、1976 年在加拿大的多伦多、1978 年在英国先后召开了第 6、7、8 届 WONCA 大会。从 1980 年在美国新奥尔良召开的第 9 届 WONCA 大会以后，WONCA 大会改为每 3 年一次。

1980 年以来的 WONCA 大会地点与主席见表 2-6。

**表 2-6　1980 年以来 WONCA 大会地点与主席**

| 届别（年份） | WONCA 大会地点 | 当选主席 |
| --- | --- | --- |
| 9（1980 年） | 美国新奥尔良 | Arthur Hoffman（荷兰） |
| 10（1983 年） | 新加坡 | David A. Games（澳大利亚） |
| 11（1986 年） | 英国伦敦 | MK Raja Kumar（马来西亚） |
| 12（1989 年） | 耶路撒冷 | Don W Roe（加拿大） |
| 13（1992 年） | 加拿大温哥华 | Peter CY Lee（中国香港） |
| 14（1995 年） | 中国香港 | Gorar Sjönell（瑞典） |
| 15（1998 年） | 爱尔兰都柏林 | Robert Higgins（美国） |
| 16（2001 年） | 南非德班 | Michael Boland（爱尔兰） |
| 17（2004 年） | 美国奥兰多 | Bruce Spark（南非） |
| 18（2007 年） | 新加坡 | Chris van Weel（荷兰） |
| 19（2010 年） | 墨西哥 | Richard G Roberts（美国） |

2013 年第 20 届 WONCA 世界会议将在捷克共和国的布拉格市召开，当选主席是澳大利亚的 Michael Kidd 教授。

各个分区的地区会议，如亚太地区会议、欧洲地区会议等多次举行，成为各个分区的家庭医生相互交流的国际性平台。最近的地区会议在下列国家和地区举行：

2005 年：希腊、日本、斯里兰卡、加拿大

2006 年：意大利、阿根廷、泰国

2007 年：法国

2008 年：澳大利亚、土耳其

2009 年：波多黎各、中国香港、瑞士、南非

2010 年：西班牙

2011 年：菲律宾、波兰

2012 年：韩国、奥地利

无论是 WONCA 世界会议还是地区会议，都密切关注全科/家庭医学领域中有关医疗、医学教育、研究等方面的主要议题。比如 WONCA 2008 年亚太会议的主要议题包括：① WONCA-WHO 专题讨论：将精神健康融入初级保健工作中；② 推进技能（全科医学教育项目中的强化学习）；③ 全科医疗中抑郁症患者问题的解决：全科医生如何作好咨询；④ 慢性良性疼痛阿片类药物处方：对于药物外流与成瘾我们应作何考虑？⑤ 对共同社区背景中的学生、住院医生、卫生保健人员进行小组指导；⑥ 医疗服务中的心理问题；⑦ 全科医生需要多方面的知识和特殊技能；⑧ 关注痴呆症：主要关注全科医疗对痴呆症的早期识别和管理。

在菲律宾宿雾市举办的 WONCA 2011 年亚太地区会议以"家庭医学模式：搭建旧传统与新理念之间的桥梁"为主题，回顾家庭医学历史，总结经验，并将其融入到现今新的理念中，更新基层医疗服务标准，以促进家庭医学的发展。系列主题包括：环境气候变化；通过家庭医学研究促进基层医疗服务改革；家庭医学教育：放眼全球，着力于当地；家庭医疗服务：质量、患者安全、社会责任等。除了大会之外，会议中还有专题会议、小组讨论、口头和海报展示、电影与艺术系列等其他多种会议形式。大会收到的稿件涵盖了全科/家庭医学的相关领域，包括慢性病、循证医学、医疗保健系统、合并感染、医学信息学、精神卫生、男性健康、家庭医学教育、卫生与社会科学、女性问题、农村卫生问题、家庭问题、质量保证与患者安全、生命伦理学、医疗服务中的生物心理社会途径、补充或替代医学、研究网络、教育中最佳实践、旅游医学及移民工、环境气候变化全球变暖、职业卫生和老龄化的挑战等。

2012 年 5 月在韩国济州岛举行的 2012 亚太地区 WONCA 年会，其主题为"临床成果在家庭医学中的应用：初级保健中的循证医学方法"，紧扣现在转化医学和循证医学的发展脉搏，促进家庭医学理念的更新。

（六）WONCA 最近的出版物

➤　2008 年出版《精神卫生与初级卫生保健的整合——全球观察》（与 WHO 合作）

➤　2005 年出版《初级卫生保健的国际分类 ICPC－2－R》

➤　2003 年出版《全科医学/家庭医学的 WONCA 词典》

➤　2002 年出版《健康促进系统——家庭医学的贡献》（与 WHO 合作）

每年出版 6 期《WONCA 新闻》。

（七）WONCA 的会员

有几种类型的 WONCA 成员组织：

**1. 组织会员**

（1）正式会员：是指某一国家全科医生/家庭医生的全国性组织，或者能代表这一国家全科医生/家庭医生的医生们组织而成的全国性组织，并且该组织的大部分会员是在该国家具有合法执业资格的全科医生/家庭医生。

（2）准会员：某一国家全科医生/家庭医生的全国性组织，或者能代表这一国家全科医生/家庭医生的医生们组织而成的全国性组织，但该国家不寻求正式会员资格，或者由 WONCA 理事会认定不符合正式会员资格的。

**2. 学术会员** 能够积极参与全科医学/家庭医学教学、研究，支持 WONCA 组织任务，以及要求加盟 WONCA 的各学院部系和参加全科医学/家庭医学培训项目的全科医生/家庭医生可以申请成为学术成员。

**3. WONCA 直接会员** 自 WONCA 创建以来，众多家庭医生已经通过其所在的国立大学或学术机构而成为 WONCA 会员，但仍然有很多全科医生/家庭医生不断表达以个人资格隶属于 WONCA 的愿望。所以，直接会员资格的设立，使得家庭医生个人可以直接隶属于 WONCA。

（八）WONCA 的未来

WONCA 的全球计划是通过提供及维持高水准的全科医学/家庭医学照顾来进一步实现其促进全世界人民健康这一根本目标。尽管许多发展中国家缺乏训练有素的家庭医生，但所有国家可以通过努力让其初级医疗保健工作者都运用全科/家庭医学的理念。这样做，可以使健康照顾的质量得以根本提高。所以，积极在全球范围内推行全科/家庭医学的理念是目前 WONCA 的主要工作之一。

## 二、与世界卫生组织的关系

世界卫生组织（WHO）是联合国制度下的掌管国际医疗卫生的一个专门机构，其前身可以追溯到 1907 年成立于巴黎的国际公共卫生局和 1920 年成立于日内瓦的国际联盟卫生组织。第二次世界大战后，64 个国家的代表于 1946 年 7 月在纽约举行了一次国际卫生会议，签署了《世界卫生组织组织法》。1948 年 4 月 7 日，《世界卫生组织组织法》得到 26 个联合国会员国的批准后生效，WHO 宣告成立。WHO 总部设在瑞士日内瓦。其宗旨是使全世界人民获得尽可能高水平的健康。该组织的主要职能包括：促进流行病和地方病的防治；改善公共卫生；推动确定生物制品的国际标准等。1948 年 6 月 24 日，WHO 在日内瓦召开第 1 届世界卫生大会。

WHO 由总干事率领,制订卫生指引及标准,协助各国实施公共卫生政策。其主要工作包括:

(1) 指导和协调国际卫生工作。

(2) 根据各国政府的申请,协助加强各国的卫生事业,提供技术援助。

(3) 主持国际性流行病学和卫生统计方面的事务。

(4) 促进防治和消灭流行病、地方病和其他疾病。

(5) 促进防治工伤事故及改善营养、居住、计划生育和精神卫生。

(6) 促进从事增进人民健康的科学和职业团体之间的合作。

(7) 制订国际卫生公约、规划、协定。

(8) 促进并指导生物医学研究工作。

(9) 促进医学教育和培训工作。

(10) 制订有关疾病、死因及公共卫生方面的国际名称。

(11) 制订诊断方法规范的国际标准。

(12) 制订发展中国家食品卫生、生物制品、药品的国际标准。

(13) 协助在各国人民中开展卫生宣传教育工作。

WONCA 是与 WHO 有官方联系的非政府组织之一,被公认为非政府家庭医学组织的代表。这奠定了家庭医学在全球医疗中的重要性,并肯定了 WONCA 作为全球家庭医学标准厘定、教育、培训、研究的国际领导者角色,也肯定了 WONCA 在全球各地提倡家庭医生在基层医疗中的角色地位。

社区卫生服务是城市卫生工作的重要组成部分,是实现人人享有初级卫生保健目标的基础环节。大力发展社区卫生服务,构建以社区卫生服务为基础、社区卫生服务机构与医院和预防保健机构分工合理、协作密切的新型城市卫生服务体系,对于坚持预防为主、防治结合的方针,优化城市卫生服务结构,方便群众就医,减轻费用负担,建立和谐医患关系,具有重要意义。也就是说,提高社区卫生服务水平是实现 WHO"人人享有卫生健康"目标的重要途径,而社区卫生服务的实现依赖于全科/家庭医生,即 WONCA 的成千上万的会员们。由此可见,WHO 的部分工作离不开全科/家庭医生的参与。全科/家庭医生是参与 WHO 许多项目的主力军。所以,WONCA 和 WHO 的合作关系无论在现在还是在将来都是密不可分的。

WHO 与 WONCA 有许多合作项目,比如将精神卫生工作融入到初级卫生保健的全球项目,提高妇女、儿童、老年人健康水平的项目等。WONCA 和 WHO 只有更加密切地合作,才能在实现"人人享有卫生健康"这一目标上取得辉煌成果。

(李文昌　潘志刚)

# 第三章
# 我国毕业后医学教育制度的建立历程及现状

## 第一节　历史沿革与政策回顾

　　我国毕业后医学教育工作最早可追溯到 20 世纪 20 年代,当时由洛克菲勒基金会出资,以美国著名的约翰·霍普金斯大学医学院办学模式为榜样的北京协和医学院开办伊始,即引入了"24 小时住院医师负责制和总住院医师负责制度"。中华人民共和国成立以后,我国部分医院也陆续开展了住院医师培训方面的工作,但由于缺乏国家统一的规范性标准和制度,此项工作始终没有取得突破性的进展。"文化大革命"期间,医学教育事业受到巨大冲击,住院医师规范化培训更是被批为走"白专道路"。"文化大革命"结束后,党的十一届三中全会为我国各行各业提供了良好的发展机遇。住院医师规范化培训工作引起了各级政府的重视,卫生部重新修订和颁布了一系列规章制度,陆续在一些省、市进行了住院医师规范化培训试点工作。

　　在总结经验的基础上,卫生部于 1993 年颁发了《临床住院医师规范化培训试行办法》,1995 年颁发了《临床住院医师规范化培训大纲》。各试点地区和医院逐步建立起适合本地区、本单位实际情况的住院医师培训实施方案、管理制度和相应的配套政策。我国住院医师培训工作逐步走上了系统化、规范化的轨道。2009 年,中共中央、国务院在《关于深化医药卫生体制改革的意见》中再次强调了建立住院医师规范化培训制度,我国住院医师培训工作进入快速发展的阶段。

　　根据我国住院医师规范化培训制度的实施、发展,我国的住院医师规范化培训历史进程大致可以分为早期萌芽、初步建立、逐渐完善、快速发展 4 个阶段。

# 一、住院医师培训制度的早期萌芽阶段(1921～1978 年)

## (一)北京协和医学院的住院医师培训模式

1910 年,美国著名教育家弗莱克斯纳发表了《美国和加拿大的医学教育:致卡内基基金会关于教育改革的报告》,使美国的医学教育发生了革命性的变革,在《弗莱克斯纳报告》的催化下,一场深刻的改革在美国医学教育的各个层面进行开来。这场改革使美国的医学教育从落后和混乱的状况,逐渐发展成为以约翰·霍普金斯大学医学院为代表的美国现代医学教育模式。

按照这种医学精英教育的办学模式并结合当时的中国实际而建立起来的北京协和医学院在 1921 年开办伊始就引入了严格的"24 小时住院医师负责制和总住院医师负责制度",要求青年医师在上级医师的指导下,全天候地对所分配的病人负全部责任,以达到结合临床实践培养青年医师的自学能力、独立思考能力以及解决实际问题能力的目的。该制度被誉为协和医院建设的三大传家宝之一。

协和医学院的毕业生如能被挑选留校,可被临床各科聘为第一年助理住院医师,以积累临床经验,向临床专业发展。由于协和本校毕业生经常不敷分配,因此,每年还会从上海医学院、湘雅医学院、沈阳医学院、齐鲁医学院等国内各兄弟院校优秀毕业生中择优选聘补充。助理住院医师的聘任是一年一度的,第二、三年名额递减,择优留用。一般在 4 月份由科主任召集副教授以上人员开会讨论通过续聘及停聘人员名单,每年总有 1/3 左右的人不再被聘任,下年度得不到聘书的人,只能另找工作。

助理住院医师的任务主要为病房及门诊工作,以积累临床经验,并参加辅导见习生及实习医师。在做好临床工作的基础上,助理住院医师亦可安排部分时间参加各专业的临床和实验室的科学研究,如内科方面的传染病、热带病、胃肠病、心血管病、呼吸系统病、血液病、内分泌及代谢病等,外科方面的胸外科、脑外科、泌尿外科、肿瘤科、骨科等。其余专科如儿科、妇产科、眼科、耳鼻喉科及放射科亦基本如此。

助理住院医师实行"24 小时负责制",全医院各病房、宿舍、图书馆、病案室、食堂以及各处走廊等处,都安装有呼唤医师的信号灯,以便随时可以呼叫到住院医师。住院总医师卧室内还安装有电话,可随时与各病房沟通情况。

在完成 3 年培训的助理住院医师中,每年内科、外科、妇产科等三大主要科室都会推选出 1 人升为总住院医师,其他各科有时候也会设总住院医师。总住院医师一般任期 1 年,这是一个非常令人羡慕的职务,也是一个非常宝贵的锻炼机会。总住院医师直接在科主任领导下工作,与科主任的关系甚为密切,是科主任的得力助手。一方面,总住院医师要协助科主任安排全科的教学工作,包括教学巡诊、临床示教和临床病理讨论会等,并负责检查及辅导科内助理住院医师及实习医师的工作。另一方面,在下班后、晚间及节假日等科主任和主治医师不在医院的时间段,总住院医师要代替主任和各病房主治医师解决科室内医疗及其他方面的问题,随时了解急诊和住院危重病人的情况,并给予及时恰当的处理。通过1年的高强度锻炼,总住院医师的医疗业务和行政管理能力都会得到很大的全面的提高。

除北京协和医学院外,在1949年中华人民共和国成立前,我国还有一些医学院校,主要是一些采用美式、英式医学教育模式的医学院校,如广州岭南大学医学院、上海圣约翰大学医学院、长沙湘雅医学院等,也比较重视住院医师的驻院培训,医学院校的学生在毕业后还需接受住院医师培训教育。此外,一些国立医学院校,也相继制订住院医师培训制度,如北京大学医学院于1946年年初,按照美国医院的管理办法,制订了住院医师制度。

(二)中华人民共和国成立后至"文化大革命"结束期间我国的住院医师培训工作

中华人民共和国成立初期,我国实行的是向苏联学习一边倒的政策,各行各业都强调向苏联学习,医学教育也完全是照抄照搬前苏联的教育模式:医学生在校期间,参加毕业实习1年,毕业后直接到基层医疗机构或临床专科岗位工作。在这种教育模式下,临床医师诊治能力的提高主要靠在实际工作中积累。直到如今,前苏联医学教育模式对我国医学教育的发展仍具有很深的影响。我国相当一部分医学院校目前教育模式的核心仍是前苏联的模式。

1961年,在中共中央八届九中全会制订的"调整、巩固、充实、提高"八字方针的指导下,北京大学医学院围绕"贯彻八字方针,落实《高教六十条》",以加强师资队伍建设,提高医学教学质量和医疗质量为目标,制订了《住院医师和助理住院医师培养考核办法》,要求在附属医院全面试行"住院医师24小时住院负责制"。对助理住院医师、住院医师的职责、业务技术要求提出了明确规定。如:各教研组要针对住院医师个人的情况,制定具体培养计划,安排各科轮转;住院医师要严格"三基"训练,阅读指定必读的参考书;对各种基本操作和手术操作要求有具体的规定。有些科还试行导师制,导师负责对低年资住院医师和助理住院医师进行全面培养,指导他们制定学习计划,督促和帮助学习外文,定期检查学习进度和卡片摘录等。同时,医院还对住院医师的食宿也作了统一安排。以上措施不仅有利于对病人的治疗,对于培养住院医师全心全意为病人服务的思想和"三严"作风,加强住院医师的基本功训练,提高住院医师的医疗技术水平,也发挥了很好的作用。

1962年11月,卫生部在天津召开部分高等医药院校师资培养工作座谈会。进一步强调培养骨干教师是一个具有战略意义的重要任务,是推动医学教育事业发展和提高教育质量的可靠保证。在总结北医等院校师资培养工作经验的基础上,卫生部拟订了《高等医药院校附属医院住院医师培养考核办法》,对住院医师的培养目标、办法和各阶段工作的要求以及在教学、医疗、科研等方面应达到的水平,都作了具体规定,并提出了应采取的措施。

然而,由于"文化大革命"的爆发,我国医学教育事业受到严重摧残,卫生部积极筹备的住院医师培养制度也难逃胎死腹中的命运。

## 二、住院医师培训制度的初步建立阶段(1978~1992 年)

"文化大革命"结束后,各项被影响而中断的工作陆续得到恢复,随着全国普通高等学校招生考试制度的恢复,我国的高等医学教育工作开始逐步走上正轨。1978 年,党的十一届三中全会更是为我国各行各业的发展提供了千载难逢的历史机遇。为了加快高等医学教育事业发展的规模和速度,提高医学教育教学质量,教育部与卫生部重新修订和颁布了一系列规章制度。我国高等医学教育随之进行了全面整顿改革。以加速提高医学教育师资质量,培养一支又红又专的教师队伍为目标,我国的住院医师培养问题再次被提到了工作日程。

1979 年 9 月 10 日,卫生部草拟了《高等医学院附属医院住院医师培养考核试行办法》,要求各地高校结合实际情况研究试行。由于该试点方案的初衷主要是为了培养高等医学院校师资而提出的,因此,试点范围基本上局限在高等医学院校的附属医院内。

《高等医学院附属医院住院医师培养考核试行办法》把高等医学院校附属医院内医学院校本科毕业的住院医师的培养工作划分为两个阶段进行。第一阶段培养 2 年;第二阶段培养 3 年以上。针对医学院三年制毕业生,规定可根据本人情况,将第一阶段的培养时间延长为 3~4 年。

第一阶段培养要求:

(1)在主治医师的领导下,担任一定的医疗工作,通过临床实践,进行严格的基本训练。学习并逐步掌握本学科主要疾病的基本理论知识,诊断、治疗方法与基本操作,力求把根基打扎实。

(2)培养严格的科学作风。病历书写要及时、完整、准确、清楚;手术、化验等各种技术操作要求正规。认真执行各项医疗规章制度和上级医师的决定,及时准确地完成各项临床工作。

(3)为有利于系统观察病人,更快地培养住院医师的独立工作能力,附属医院应积极创造条件,实行住院医师 24 小时住院负责制。

(4)住院医师在第一、二培养阶段内,应有计划地到有关科室轮转学习和工作,以打下更广的基础。例如,内科住院医师,根据各院条件,适当轮转传染病科、结核病科、神经精神病科、放射科和化验室等。外科住院医师应以普外为重点,并适当轮转骨科、泌尿科、胸外科和放射科等。其他各临床科室的住院医师,亦应根据实际需要,建立相应的轮转制度。轮转时,在病房和门诊工作的时间,应保持适当的比例。

(5)继续提高一门外文水平,要求借助辞典能较顺利地阅读本专业外文书刊。

(6)住院医师培养第一阶段期满,经全面考核合格后,进入第二阶段培养。不合格的可延长1年或另行分配适当的工作。

第二阶段培养要求:

(1)主要是通过临床实践,尽快获得较高的独立工作能力。要求系统学习本门学科理论知识,掌握主要疾病诊断、治疗的理论知识与诊疗技术(包括相应的手术及某些特殊的诊疗技术)。

(2)在上级教师、医师的帮助下,按照教学大纲的要求,辅导学生临床教学实习和临床讨论,逐步达到独立进行教学辅导工作,并有较好的教学效果。

(3)参加一定的科学研究工作,获得临床科学研究工作的基本训练。结合科学研究工作,阅读有关文献,不断充实专业理论知识,逐步了解本学科的最新科学成就和发展趋向,并写出文献综述或病例分析等文章。

(4)要求掌握一门外文,能顺利地阅读本专业外文书刊和有关文献。

文件还提出,对少数成绩优秀者,可采取"总住院医师制"等办法,进行重点培养。住院医师培养期满,经全面考核,成绩优秀者,按照国家规定,应及时提升为主治医师。

在此文件指导下,从20世纪80年代初开始,北京、上海、浙江及其他一些地方陆续研究,恢复临床住院医师培训的试点工作。

1986,当时的卫生部部长陈敏章提出,要在全国开展住院医师规范化培训工作。1987年起,卫生部科技教育司决定在卫生部部分部属高等学校和部分省、市进行住院医师规范化培训试点工作。北京医科大学、中山医科大学等部属高校陆续开始了住院医师规范化培训的试点。1988年,北京加入卫生部住院医师规范化培训试点。同年,上海市被批准开始实行住院医师培养制度。1989年天津市也进行临床住院医师规范化培训的试点工作。这些省市住院医师规范化培训试点工作的开始,意味着住院医师规范化培训不再仅仅局限在医学院校的附属医院。

下面,以上海市住院医师制度化培养工作试点和北京医科大学住院医师规范化培训工作为例,分别介绍这一阶段省、市、自治区卫生系统住院医师规范化培训管理和医学院校住院医师规范化培训管理两种模式。

## (一)上海市住院医师制度化培养工作试点情况

1988年6月,上海市卫生系统成人教育委员会成立,委员会成立伊始,临床住院医师的制度化培养工作就被列入卫生系统成人教育工作的重要内容。同年 7 月，卫生部同意上海开展住院医师培养的试点工作，并要求在试点中不断摸索，注意完善住院医师培养制度和实施细则，为全国推行住院医师培养制度打好基础和提供实施经验。

在得到卫生部批准后，上海市正式开始实施《上海市住院医师培养制度试行条例》。同时，组织专家拟订了"各专业住院医师培养制度实施细则"，在全市选择 26 所医院，其中综合性医院 13 所，专科医院 15 所，中医院 5 所，对这些医院招收的 1988 届医学院校本科毕业生先行开始试点，执行全过程的培养。同时，对 1987 届及以前的医学院校本科毕业的住院医师和大、中专毕业的及其他住院医师比照执行《上海市住院医师培养制度试行条例》。

上海市最早开始试行住院医师培养的专业有 22 个，其中西医类 12 个，分别为内、外、儿、眼、口腔、耳鼻喉、皮肤、传染、胸外、精神、肺内；中医类 10 个，分别为中医内、外、妇、儿、针、推、伤、眼、耳鼻喉及肛肠。1989 年，试点医院增至 40 所。

住院医师实行分阶段培养，第一阶段是基础培养，一般为期 3 年，以在本科室内轮转为主，兼顾相关的科室；第二阶段是专业培养，一般为期 2 年，其中最后一年为住院总医师或相当于住院总医师工作的培养。在培养中，坚持理论联系实际，注重临床实践锻炼，不断提高专业技能。住院医师培养采用学分制，临床实践时间、专业技能及理论学习都达到要求，完成规定学分，方能取得主治医师资格证书。

1990 年起，上海市住院医师培养制度试点医院逐步扩大到区县中心医院、中医院以及有条件的企业医院。试点学科也由原来的 22 个，扩大到 28 个。

## (二) 北京医科大学住院医师规范化培训工作

作为国内著名的高等医学院校，北京医科大学根据卫生部的精神，1986 年起率先在北大医院的内科、儿科，人民医院的外科、妇科，组织开展住院医师规范化培训的试点工作。1988 年，北医三院的内、外、妇、儿科亦同时展开试点。1991 年，北医正式在 6 家附属医院的 9 个学科开展住院医师规范化培训。并组织了近百名专家制定出《北京医科大学住院医师规范化培训总则》和各学科的《培训细则》，《北京医科大学住院医师规范化培训总则》和《培训细则》不仅对住院医师临床思维能力、专业理论和研究能力诸方面提出明确要求，在病例、病种、手术例数和轮转时间上更加突出北京医科大学的特色和水平，并具有可操作性和量化标准，科学合理，便于实施。《培训细则》作为培训的依据，住院医师岗前培训时人手一册，使他们充分了解培训要求，明确具体做法，认真参加培训。

为保障住院医师规范化培训的顺利开展，北京医科大学组建了专门的管理机构，理顺学校与附属医院的住院医师规范化培训的管理体制。1992 年，学校成立住院医师培训委员会，由北京医科大学校长担任委员会主任，主管人事、教学、医疗和研究生工作的副校长任副主任,办事机构为北京医科大学继续教育处,委员会下设各学科组和考试委员会;同时,各医院亦成立医院住院医师培训委员会,院长任主任并同时担任校培训委员会委员,明确医院教育处为具体办事机构。由此,形成了"学校—医院—科室"的住院医师规范化培训的三级管理体系。对住院医师培训工作有序开展,起到了保障作用。

同时,为确保培训工作正常有序的开展,北京医科大学先后制订了一系列相应的配套政策,使住院医师规范化培训工作得以顺利开展。

**1. 培训对象** 学校规定毕业分配到各医院的临床医师(本科和研究生)及调入的住院医师必须全部纳入住院医师规范化培训,培训分两个阶段,第一阶段3年,第二阶段2年,共5年。

**2. 培训经费** 学校在培训之初即设置了专项经费,用于支持住院医师培训各项工作。同时,各医院还制订出住院医师在培训期间的工资报酬、福利待遇等相关政策,切实解决好住院医师的待遇问题,保证其安心学习。

**3. 人事制度** 培训工作的实行与转正定级、职称评审、进修、出国等挂钩。第一年考核与转正定级相结合,不合格者不得转正;第一阶段考核合格者方能进入第二阶段培训;第二阶段考核合格者,才能申请参加中级职称评审。

纵观本阶段全国的住院医师规范化培训工作,虽然尚未能在全国范围内形成系统的、统一的住院医师规范化培训制度,但部分高校、部分地区开展的住院医师规范化培训试点工作,为下一阶段在全国范围内推进该项工作积累了丰富的经验,奠定了良好的基础。

## 三、住院医师培训制度的逐渐完善阶段(1993~2002年)

1993年2月,卫生部发布了《关于实施临床住院医师规范化培训试行办法的通知》(卫教发〔1993〕第1号)。《临床住院医师规范化培训试行办法》明确了我国住院医师规范化培训的组织领导体系,对住院医师规范化培训的参加对象、培训时间、培训目标、培训内容、考核方式、合格标准以及培训基地等均提出了具体的要求。

**1. 组织领导体系** 在卫生部领导下由有关部门组成"住院医师培训委员会",负责指导全国住院医师规范化培训,日常工作由卫生部教育司负责。各省、自治区、直辖市亦要在卫生行政部门领导下成立相应机构。医院成立住院医师培训管理机构,并有专职人员负责具体管理工作。

**2. 培训对象** 医学本科毕业后从事临床工作的住院医师。

**3. 培训目标** 临床住院医师经过规范化培训,达到《卫生技术人员职务试行条例》规定的主治医师基本条件和以下要求。

（1）坚持四项基本原则，热爱祖国，遵纪守法，贯彻执行党的卫生工作方针，具有良好的医德和作风，全心全意为人民服务。

（2）熟悉本学科、专业及相关学科的基础理论，具有较系统的专业知识，了解本专业的新进展，并能用以指导实际工作。

（3）具有较强临床思维能力，较熟练地掌握本专业临床技能，能独立处理本学科常见病及某些疑难病症，能对下级医师进行业务指导。

（4）基本掌握临床科研方法，能紧密结合临床实践，写出具有一定水平的学术论文（包括病例分析、综述等）。

（5）掌握一门外语，能比较熟练地阅读本专业的外文书刊。

**4. 培训时间**　4～6年，分两阶段进行。

第一阶段：2～3年，进行二级学科培训，轮回参加本学科各主要科室和相关科室的临床医疗工作，进行严格的临床工作基本训练，同时学习有关专业理论知识。住院医师应实行住院负责制。住院医师完成第一阶段培训后，由培训基地进行考核，合格者，方可进入第二阶段培训。

第二阶段：2～3年，进一步完成轮转，逐步进行专业培训，深入学习和掌握本专业的临床技能和理论知识，达到能独立处理本学科常见病及某些疑难病症。最后一年应安排一定时间担任总住院医师或相应的组织管理工作。

**5. 培训内容**　包括政治思想、职业道德、临床实践、专业理论知识和外语。业务培训以临床实践为主，理论知识和外语以自学为主。

**6. 考核方式**　对住院医师的考核成绩，可根据政治思想、理论知识、临床技能等不同内容，采用评分、学分积累制等多种形式。住院医师完成第二阶段培训后，由培训基地进行全面考核。

**7. 培训基地**　凡具有卫生部《综合医院分级管理标准》（试行草案）规定的二级甲等以上（含二级甲等）条件的医院可以二级学科为单位，申请作为临床住院医师的培训基地。培训基地由省、自治区、直辖市卫生行政部门或其相应机构审查、批准认可。

1993年4月9～12日，卫生部在上海召开了全国"临床住院医师规范化培训"研讨会。卫生部副部长张文康、医学教育司副司长史以庆、中华医学会副会长许文博等出席会议并讲话。21个省、市卫生厅（局）长、医学教育处和部分医学院校有关部门负责人和干部80余人参加会议。会议对在全国开展住院医师规范化培训工作进行了部署，标志着我国临床住院医师规范化培训制度的正式建立。此后，我国以住院医师规范化培训为代表的毕业后医学教育工作正式进入了系统化、规范化的发展轨道。

为配合全国范围内住院医师规范化培训工作的顺利实施，卫生部随后又陆续制订了一系列配套政策文件。

1995年，卫生部科技教育司组织原北京医科大学、原上海医科大学、中国协和医科大学及北京市卫生局、上海市卫生局等20多家单位的50多名临床医学专家编写了临床住院医师规范化培训大纲，并正式颁发实行，大纲分为总则及各专业细则两大部分，供全国开展临床住院医师规范化培训工作参考使用。大纲的制订与下发，进一步明确了我国各临床专业住院医师的培训计划和合格标准，有利于全国范围内不同地区、不同医疗机构的住院医师培训形成统一的规范化。对完善我国的毕业后医学教育制度和保证医疗机构的临床医疗质量起到了较为重要的作用。

1998年，卫生部颁发了《临床住院医师规范化培训合格证书颁发管理办法（试行）》，由卫生部科技教育司授权部分省、自治区、直辖市卫生厅（局）和部属高等学校，向按照《临床住院医师规范化培训大纲》要求完成培训任务，各项考核、考试成绩合格，达到规定要求的住院医师，颁发卫生部科技教育司统一印制的《住院医师规范化培训合格证书》。该证书被作为申报主治医师任职资格的依据。

截至2002年年底，全国共有18个省、市成立了住院医师规范化培训领导小组（或培训委员会），20个省、市制订了培训的相关配套政策和实施办法，26个省、市的2000多所医院开展了培训工作，有26个省、市、高校和部属医院获得颁发《卫生部住院医师规范化培训合格证书》的授权。从1997年至2002年年底的5年中，全国共培训合格住院医师约5.2万余人，2002年正在接受规范化培训的住院医师约6.6万余人。

1999年，为贯彻落实《中共中央、国务院关于卫生改革与发展的决定》，加快发展我国全科医学教育，建设一支以全科医师为骨干的高素质的社区卫生服务队伍，提高我国社区卫生服务工作水平。卫生部决定在全国实施全科医师规范化培训制度。1999年12月，卫生部"全国全科医学教育工作会议"的召开，标志着我国医学教育领域得到进一步拓展，全国全科医学教育工作正式启动，并开始进入一个规范发展的阶段。卫生部相继印发了《全科医师规范化培训试行办法》、《全科医师规范化培训大纲（试行）》和《关于发展全科医学教育的意见》，作为全科医师培训的指导性文件，规范全国的全科医师培训。

《全科医师规范化培训试行办法》明确指出，全科医师规范化培训属于毕业后医学教育阶段，是住院医师培养的一种形式。

全科医师规范化培训的对象为：高等院校医学专业本科毕业后拟从事社区卫生服务工作的医师。

全科医师规范化培训的目标为：经过全科医师规范化培训，达到人事部、卫生部《临床医学专业中、高级技术资格评审条件》中规定的全科医学专业主治医师的基本条件和以下要求：

（1）坚持四项基本原则，热爱祖国，遵纪守法，贯彻执行党的卫生工作方针，具有良好的医德和作风，全心全意为人民服务。

（2）熟悉本学科、专业及相关学科的基础理论，具有较系统的专业知识，了解本专业的新进展，并能用以指导实际工作。

（3）具备全科医学思维能力和诊疗策略，在社区卫生服务专业队伍中发挥技术骨干作用，能向个人、家庭和社区提供以人为中心，以维护和促进健康为目标，融医疗、预防、保健、康复、健康教育和计划生育技术服务为一体的社区卫生服务，帮助社区居民合理使用医疗资源，享受经济有效的卫生服务。

（4）基本掌握医学科研的方法，能结合社区卫生服务工作实践写出具有一定水平的学术论文。

（5）掌握电子计算机的基本原理和在社区卫生服务管理领域的应用，并能熟练上机操作。

全科医师规范化培训基地：分为医院内的临床培训基地和社区卫生服务机构内的社区培训基地两类。二级甲等或县级以上医院可申请作为"临床培训基地"；符合条件的社区卫生服务机构可申请作为"社区培训基地"。培训基地由省、自治区、直辖市卫生行政部门或其授权机构审查、批准认可。

培训内容包括：政治思想、职业道德、业务培训和计算机。业务培训分为理论学习、医院轮转和社区实践。政治思想与职业道德教育贯穿于培训的全过程，逐年考核。计算机以自学为主。

全科医师规范化培训时间为：4 年（共 48 个月），培训内容按《全科医师规范化培训大纲（试行）》要求，分三阶段进行。

第一阶段：3 个月，理论学习。集中进行全科医学理论课程学习。

第二阶段：33 个月，医院轮转。轮转期间参加"临床培训基地"的临床主要二级科室和相关科室的医疗工作，进行临床基本技能训练，同时学习相关专业理论知识。有关管理制度同住院医师规范化培训。

第三阶段：12 个月，社区实践。深入"社区培训基地"，在上级全科医师的指导下开展社区卫生服务工作。

培训对象完成三个阶段的培训任务，各阶段考试考核均合格者，经各省、自治区、直辖市卫生厅（局）审核后，发给卫生部统一印制的全科医师规范化培训合格证书。

在卫生部指导下，各地纷纷开展了全科医师规范化培训试点工作，其中起步较早的有上海、浙江、北京等地。从 2000 年起，上海市开始在静安区进行全科医师规范化培养试点，根据卫生部《全科医师规范化培训大纲（试行）》的要求，依托中山医院、华山医院和复旦大学公共卫生学院的师资力量，对临床医学专业本科毕业、在静安区社区卫生服务中心就业的大学生进行为期 4 年的全科医师规范化培养。2004 年 12 月，第一批 23 名青年医师完成了全科医师规范化培养，全部分配于社区卫生服务中心。

在这一阶段,我国初步建立起了全国统一的覆盖住院医师规范化培训和全科医师培训的毕业后医学教育制度,并在各地实施过程中不断总结经验,加以完善。但由于受传统管理体制和运行机制的制约,这一阶段的毕业后医学教育尚存在较大缺陷,主要表现在:

(1)已有的培训要求未能得到很好的贯彻落实,理论培训与技能培训脱节、培养与考核脱节、考核与使用脱节。

(2)培训工作覆盖面不够大,地区间发展很不平衡。沿海发达地区、大城市、高等医学院校的附属医院等工作推进比较快,而中西部地区、中小城市等工作相对较为滞后。

(3)在基地的认可与管理等方面缺乏严格的准入机制。承担住院医师培训的医院与科室无严格的筛选,分配到基层医院的毕业生,没有机会接受严格和正规的住院医师培训;同样,分配到专科医院,即使是级别较高的专科医院的毕业生,也缺乏机会接受全面的、符合二级学科要求的住院医师训练。

(4)在受训者的招录及培训阶段的人事管理方面,尚未形成规范、完善的管理体制和运行机制。由于住院医师已经是医院的固定编制人员,不可能实行严格的淘汰制,直接影响培训的动力和培训质量。同时,也无法形成以市场为导向,促使临床医师在专业布局和人员数量分布两方面按照区域卫生规划进行合理流动的人才流动机制。

(5)缺乏统一的培训标准。无法保证经过住院医师规范化培训后的临床医师能达到相对一致水平的临床能力。

(6)住院医师规范化培训与专科医师准入及职称晋升等方面,未能做到有效衔接。高学历毕业生无需参加培训即可较早地晋升为专科主治医师或副主任医师,导致职称与临床实际能力脱节,给临床上带来不少医疗隐患。

## 四、住院医师培训制度的快速发展阶段(2002 年至今)

针对在前一阶段住院医师规范化试点阶段存在的问题,为完善我国毕业后医学教育体系,切实加强和规范住院医师的培养工作,提高我国医疗卫生技术队伍的整体素质,2002 年 6 月,卫生部在北京召开全国住院医师规范化培训工作研讨会。在教育部、财政部的支持下,正式启动了"建立我国专科医师培养和准入制度"课题研究,下设《专科医师培养规划研究》、《专科医师培养模式和标准课题研究》、《专科医师培训管理体制和机制研究》、《专科医师培养筹资机制研究》、《专科医师准入制度立法研究》、《专科医师考核与评价体系研究》、《我国口腔专科医师培养和准入制度的研究》7 个子课题,对我国专科医师的需求状况、培养模式、培养标准、筹资机制、考核与评价、准入立法等进行了系统研究。目的是要在原有住院医师规范化培训工作的基础上,总结经验,深化改革,逐步完善。改革的重点是实现"学员社会化,培训规范化",使专科医师的培养、准入与管理工作紧密结合。

2003 年 10 月,卫生部科技教育司在成都召开"全国住院医师培训工作研讨会",会议广泛交流了国内现行的住院医师规范化培训的方法和经验,吸取美国、香港等国家和地区有益经验,共同探讨住院医师培训的机制、制度和方法等相关问题,加强并推动我国住院医师规范化培训工作,进一步建立和完善我国毕业后医学教育制度。

2004 年 10 月,在湖南长沙,卫生部科技教育司连续第三年召开"全国专科医师/住院医师培养与准入工作研讨会"。会议全面总结了十几年来临床住院医师规范化培养工作的经验,提出了拟在借鉴国外发达国家经验的基础上,在我国尽快建立符合我国国情的专科医师培养与准入制度。

在 2004 年全国卫生工作会议上,吴仪副总理强调:"要建立起我国的专科医师制度,这将是卫生系统今后几年的重要任务之一"。

2004 年,卫生部批准北京市卫生局开展专科医师培训工作试点。北京市卫生局制定下发了《北京市卫生局关于开展住院医师/专科医师培训试点实施方案》,希望通过在部分学科进行住院医师/专科医师培训和准入管理的改革试点,使医学院校毕业并从事临床工作的医学生都能够平等地享有接受专业培训的权利,以提升临床医师队伍素质和水平,为逐步建立与医疗卫生改革和发展相适应的,具有中国特色的住院医师/专科医师培养和准入制度提供经验。

与以前的住院医师规范化培训模式相比,北京市卫生局这次推出的《住院医师/专科医师培训试点实施方案》主要有以下特点:

(1) 对住院医师/专科医师培训基地进行评估及认可,以加强培训基地管理,保证培训质量,建立和完善培训体系。培训基地以学科为基本单位,分为普通专科和亚专科两类,普通专科有内科、外科、妇产科、儿内科、耳鼻喉科、眼科、口腔科、神经内科、急诊科、麻醉科、检验科、医学影像科和全科 13 个;亚专科有心内科、呼吸内科、消化内科、感染科、普外科、心外科、骨科和神经外科 8 个。

(2) 培训对象不再局限于本单位招收的职工。各区县卫生局所属的非培训基地所在医院已经录用的医学本科及以上毕业生,按照北京市卫生局分配的名额选送学员到卫生行政部门认可的培训基地参加培训。培训基地也可通过社会公开招收尚未被医疗机构录用,拟从事临床工作的应届医学本科及以上毕业生自愿参加培训。

(3) 尝试对传统的人事制度进行改革。培训期间,从社会招收培训学员的人事关系由北京市人才服务中心代理或派遣,负责培训人员的社会保险(医疗保险、养老保险、失业保险、工伤保险)和人事管理。培训结束后通过双向选择,进行二次分配。从区县和医院选送的培训学员,人事档案仍在原单位,培训结束后回到原单位工作。

（4）培训的经费由政府、培训医院、选送单位共同承担。选送单位提供培训人员的基本工资和社会保险；培训医院为培训人员提供相应的补贴；北京市卫生局提供培训费，并对选送人员的区县和单位给予一定的经费支持。

（5）本次试点以第一阶段培训为主，培训时间为 3 年，培训合格后，在自愿、择优的基础上安排第二阶段培训。

经过 3 年的实践摸索、建设和完善，到 2007 年年底，北京地区所有三级医院和大部分二级医院的住院医师都已列入了住院医师/专科医师培训范围，累计在认可的专科医师培训基地接受培训的住院医师达 3 000 多人。

除北京市卫生局开展住院医师/专科医师培训试点工作外，国内其他一些地区、高等医学院校和医院也积极尝试对原有的住院医师规范化培训工作进行改革和创新，如广东省卫生厅、上海交通大学医学院、四川大学华西医院等。尤其是四川大学华西医院，在该院开展多年住院医师规范化培训工作的基础上，从 2003 年开始改变以往"单位人"的住院医师培训模式，率先在全国范围内公开招收住院医师规范化培训"学员"，以"3＋X"模式进行住院医师规范化培训。这一做法被业内称为住院医师规范化培训的"华西模式"，其主要特点为：

（1）建立了专职的住院医师规范化培训管理部门。不仅在医院层面成立了指导全院工作的临床住院医师规范化培训专家委员会、临床住院医师规范化培训执行工作委员会。还专门组建了专职的管理部门——临床住院医师规范化培训部，负责全院临床住院医师规范化培训工作的日常管理。同时，在各二级学科设立住院医师规范化培训办公室。

（2）改革住院医师规范化培训的人事管理制度。医院每年面向全国公开招收100 名左右以"社会人"身份参加培训的住院医师，引入竞争机制和淘汰机制。通过 5 年规范化的临床住院医师培训，使受训者在完成培训后达到低年资专科主治医师水平。再按照双向选择原则，从中选拔优秀人才留院工作，其余考核合格的参培人员被推荐到基层医院工作，为基层医院培养了合格的医务人员。同时也提高了医学生的就业成功率。

参加培训的住院医师其档案可按照个人自愿的原则由成都市人事局人才交流中心代管。对住院医师参照医院同级在编人员的工资标准发放培训补助，并依据培训期间的表现给予奖励。住院医师统一入住医院的住院医师公寓，按医院标准自行缴纳房租、物业管理、水电气等费用。符合职称报考条件者可参加卫生部组织的职称资格考试，并在成都市人才交流中心申请评定相应职称。

（3）根据住院医师实际情况设计不同的培训模式。针对硕士学位住院医师，根据其临床实际工作时间和相应专科的临床能力、已有的临床经验和阶段性考核结果、专家意见和行政审批"三结合"原则，来解决硕士学位获得者进入专科医师培训的模式，以吸引优秀硕士学位学员进入培训基地受训。

（4）培训与学位攻读相结合。完成第一阶段的培训并通过考核者，本科毕业生和硕士研究生毕业进入培训者可分别根据国务院学位委员会《临床医学专业学位试行办法》和《四川大学临床医学专业学位实施细则》的相应要求，申请攻读硕士/博士临床学位课程的学习（学费自理），达到学位的相应要求，可获得相应的临床专业学位。

（5）制订了严格的培训要求及考核标准。住院医师每天完成工作后，要及时填报工作及学习内容，包括书写病历、临床技能操作、手术、学术活动等内容。每完成一个科室的轮转都要进行考核，并明确是否完成计划。每完成一年培训，要进行一次全面考核，考核合格进入下一年度培训，不合格者直接淘汰。三年基础轮训结束或后两年专科培训结束后，要进行全面的阶段考核。

2003年，华西医院首批招收来自全国各地的82名住院医师。截至2011年，医院已经累计招收住院医师1 004名，共有5批266名结业者顺利就业。

2005年12月，在"建立我国专科医师培养和准入制度"课题研究的基础上，为加强毕业后医学教育工作的领导，进一步促进毕业后医学教育科学化、规范化，提高毕业后医学教育质量，逐步建立专科医师培训制度，卫生部成立了毕业后医学教育委员会，并制定了有关章程。毕业后医学教育委员会的主要职责是在卫生部的领导下，对全国毕业后医学教育工作进行指导、协调和管理，开展全国毕业后医学教育政策的研究，拟定全国毕业后医学教育规划和管理办法并组织实施。卫生部毕业后医学教育委员会的办公室设在卫生部科技教育司。毕业后医学教育委员会的成立，为专科医师培训工作的实施提供了重要的组织保证。

2006年2月，卫生部正式下发了《卫生部办公厅关于开展专科医师培训试点工作的通知》。希望通过扩大试点，探索适合我国国情的专科医师培养及管理模式，完善专科医师培养标准和培训基地标准，规范医师的临床能力培养工作，提高临床医师的诊治水平和医师队伍的整体素质；探索专科医师培训工作所需经费的筹集和运行机制；探索专科医师培训过程中的人事管理等相关制度。

为保证专科医师培训试点工作能规范、有序地展开，卫生部同时出台了《卫生部专科医师培训暂行规定（征求意见稿）》、《卫生部专科医师培训基地认定管理办法（供试点基地用）》、《卫生部专科医师培养标准总则（供试点基地用）》三个配套文件。

文件明确了专科医师培训的定义和目的。专科医师培训是指医学专业毕业生完成院校教育之后，在经过认可的培训基地中，以住院医师的身份，接受以提高临床能力为主的系统、规范的培训。培训目的是使住院医师达到某一临床专科（包括普通专科和亚专科）所需要的基本理论、基本知识和基本技能要求，成为能独立从事某一专科临床医疗工作的专科医师（普通专科医师和亚专科医师）。

专科医师培训过程分普通专科培训和亚专科培训两个阶段。普通专科培训对象为具有高等院校医学专业本科及以上学历,拟从事临床医疗工作的人员,或已从事临床医疗工作并取得执业医师资格证书,要求接受培训的人员;亚专科培训对象为经过普通专科培训合格后,或经过考核达到普通专科医师培训标准,要求参加亚专科培训的人员。经过培训使住院医师达到《卫生部专科医师培养标准(总则和细则)》所要求的普通专科医师或亚专科医师水平。专科医师培训试点工作设立了18个普通专科和16个亚专科,考虑到广大基层的卫生人力需求,试点期间将以普通专科(包括全科医学科)人员培训为重点。

普通专科培训阶段培训年限一般为3年。亚专科培训阶段培训年限一般为1~4年。文件特别规定:除法定节、假日和公休时间外,培训期间病、事假超过3个月者,培训期限延长1年。

培训方法则是以培养临床实践能力为重点,采取从事临床医疗实践工作为主的培训方式。专业理论学习以自学为主,集中授课为辅。在普通专科培训阶段,主要采取相关临床科室轮转的方式,实施住院医师24小时负责制,培训基地主任负责组织具备条件的医师组成师资队伍,对住院医师进行带教和指导。在亚专科培训阶段,以参加本亚专科的临床实践为主,培训期间应安排8~12个月时间担任总住院医师工作,培训基地应明确专职指导医师,采取专人指导和团队培训相结合的方式。

培训内容包括公共科目理论学习和临床实践培训。公共科目有:《有关法律、法规(执业医师法、传染病防治法、药品管理法、医疗事故处理条例等)》《循证医学》《临床思维与人际沟通》《重点传染病防治知识》。临床实践培训内容按照卫生部统一制订的各普通专科、亚专科培养标准细则的要求实施。

专科医师培训的考试考核有公共科目考试、日常考核、轮转与年度考核以及阶段考核等多种类型。在形式上,可依据不同的培训内容,采取评分、学分积累、笔试、临床技能考核等多种方式。公共科目、专业理论等主要采取笔试方式;临床技能、临床思维能力等主要采取面试的方式。普通专科培训阶段考核合格者,可获得卫生部毕业后医学教育委员会统一印制的《普通专科医师培训合格证书》。亚专科培训阶段考核合格者,可获得卫生部毕业后医学教育委员会统一印制的《亚专科医师培训合格证书》。

在组织管理上,为保证专科医师培训工作的严格落实,卫生部要求各省级卫生行政部门应参照卫生部毕业后医学教育委员会的组成成立省级毕业后医学教育委员会,管理和指导本地区专科医师培训工作。

在人事管理上,专科医师培训对传统的医学毕业生就业制度进行改革,将住院医师作为医院的流动层进行动态、属地化管理。住院医师与培训基地所在的医疗机构签订劳动合同和培养协议,住院医师档案放入当地的人才交流中心,工龄连续计算,享受国家规定的基本保险和法定节假日休假制度等待遇。引导培训合格的普通专科医师和亚专科医师合理流动。

在经费保障上,专科医师培训经费实行个人分担、单位支持、政府资助、社会捐资等多渠道筹集的方法。培训基地及其所在的医疗机构应提供必要的教学设施和工作条件,提供住院医师培训期间的奖金和工作补助,以及带教医师相应的补助。鼓励各社会团体建立专科医师培训奖学金,资助优秀的住院医师完成培训。鼓励企业、保险公司、个人等以多种形式提供资金或其他条件,共同促进专科医师培训工作的开展。

作为专科医师培训的重要基础工作,卫生部首先启动了专科医师培训基地的申报认定工作。根据《专科医师培训基地认定管理办法》,培训基地设置在经省级及以上卫生行政部门批准设立的医疗机构中符合条件的临床科室。全科医师培训基地由符合条件的综合医疗机构中有关临床科室与社区医疗服务机构共同组成。培训基地类别依据卫生部普通专科目录和亚专科目录设置。对培训基地所在医院及培训基地均设置了认定的基本条件。

**1. 培训基地所在医院的基本条件**

(1) 在医院资质方面:必须是经省级及以上卫生行政部门批准设立的医疗机构,具有良好的社会信誉和医疗服务质量。

(2) 在教学条件方面:应具有满足专科医师培训所需的科室设置,具有相应诊疗条件和设施,有基本的教学设备和合格的教学与示范教室,图书馆藏书专业种类齐全,具有满足住院医师接受培训所需的专业书籍,有获取专业信息的渠道。

(3) 在组织管理方面:有院级领导分管专科医师培训工作,建立专门负责专科医师培训的组织管理机构,配备专人负责,分工职责明确。有专门负责专科医师培训指导、考核、质量监督等工作的专家委员会或小组,有完善的培训基地管理、人事管理、住院医师考试考核等制度。

(4) 在支撑条件方面:能提供培训基地建设和维护所需的基本经费,为住院医师提供基本的学习生活条件和福利待遇,妥善解决住院医师的档案管理、工龄计算等相关事宜。

**2. 培训基地的基本条件**

(1) 在组织管理方面:培训基地有明确的基地主任,全面负责培训工作。配备专、兼职的培训管理人员(可由总住院医师担任),分工职责明确。

(2) 在科室设置方面:普通专科基地应设置有普通专科医师培训基地标准细则要求的临床和辅助科室;亚专科基地所在的临床科室能够满足亚专科医师培训基地标准细则要求,相关辅助科室设置齐全;全科医师培训基地由符合条件的综合医疗机构中有关临床科室与社区医疗服务机构共同组成,符合全科医学培训标准细则要求。

（3）在医疗条件方面：科室业务范围全面,收治的疾病种类基本覆盖本学科常见疾病种类,开展的诊疗活动能够满足培训需求。总床位数、年收治病人数、年门诊量和急诊量、配备的专业治疗设备等能够达到各普通专科和亚专科培训基地标准细则要求。

（4）在师资方面：有能够满足培训要求的高水平师资队伍,普通专科基地指导医师与住院医师比例不低于1∶2;亚专科基地指导医师与住院医师比例不低于1∶1。师资构成比例合理,中高级职称比例达到各专科医师培训基地标准细则的要求。

专科医师培训试点工作得到了广大医疗机构和医务工作者的积极响应和支持。据统计,全国共有25个省（自治区、直辖市）的307家医院申请参加培训试点,累计申报培训试点基地3 048个。为了保证试点基地评审工作的科学性、公平性和规范性,卫生部科技教育司委托中国医师协会建立了"专科医师培训试点基地评审专家库",于2006年6月分别请管理专家和学科组专家对申报材料进行了审核。在此基础上,2006年8月,卫生部毕业后医学教育委员会办公室在京组织召开了"专科医师培训基地实地评审试评工作会议",研讨实地评审工作目的、原则和工作程序,下一步实地评审工作方案,并组织实地评审了北京协和医院27个基地和北京友谊医院的4个基地。会后,组织制订了《专科医师培训试点基地评审工作程序》,编制了各专科基地实地评审评估指标,提出了《专科医师培训试点基地实地评审受评医院要求》和评审专家注意事项,为实地评审工作作好了较充分的准备。

受卫生部毕业后医学教育委员会办公室委托,中国医师协会在2006年10月至2007年2月期间,组织专家对12个省市90余所医院申报的基地进行了实地评审。随后,在2007年3月组织召开了卫生部毕业后医学教育委员会工作会议,报请委员会审核通过了专科医师培训试点基地名单,2007年4月在公示的基础上,卫生部毕业后医学教育委员会公布了涉及13个省、89家医院、34个试点专科的首批1 100个专科医师培训试点基地名单。

随后,在卫生部及各省、市、自治区毕业后医学教育委员会的指导下,这些基地按照有关文件要求,陆续开展了"社会人"身份的专科医师培训工作试点,在试点过程中,各地的住院医师培训质量大大提升,取得了较好的试点效果。

2009年3月17日,《中共中央国务院关于深化医药卫生体制改革的意见》发布。文件提出,要建立住院医师规范化培训制度,强化继续医学教育。这是国务院文件首次涉及住院医师规范化培养工作。

2009年12月31日,卫生部、国家发展改革委、财政部、人力资源社会保障部、教育部、中央编办六部门联合印发医改配套文件《关于加强卫生人才队伍建设的意见》,进一步明确院校医学教育、毕业后医学教育和继续医学教育三个阶段的目标和任务。建立符合中国国情的住院医师规范化培训制度,医学专业本科生在完成院校教育毕业后,在符合要求的医院中接受规定年限的住院医师培训,医学专业研究生毕业后,由培养单位按其临床能力安排参加相应阶段的住院医师培训,提高医生临床医疗水平和基层医疗机构的服务能力。研究制定与住院医师培训相关的人事管理、资金筹措等配套政策,充分发挥高等院校、医院及行业协会的作用,为住院医师培训创造良好环境。

在国家政策的指引下,各省市自治区进一步加快了住院医师规范化培训工作的推进进程,广东、浙江、山东、福建、江苏、辽宁、四川、天津、北京、安徽等省市都相继制订或修订了住院医师规范化培训的有关管理文件,在本省范围内积极开展住院医师规范化培训试点工作。上海则结合本市医疗卫生领域情况,率先在全市范围内统一实施了住院医师规范化培训制度,在制度模式、规范标准、体制机制和配套政策等方面作了积极尝试。规定自 2010 年起,上海市新参加临床工作的医生须完成 3 年统一标准的住院医师规范化培训。两年来,上海市住院医师规范化培训工作开展有序、进展顺利,全市 39 所被评定的培训医院共招录医学生 3 872 人。2011 年共有 92 名住院医师通过结业综合考核,取得《住院医师规范化培训合格证书》。上海市的"住院医师规范化培训"工作被评为"2010 年全国十大最具影响力医改新举措"。

在全面开展住院医师规范化培训工作的同时,卫生部也针对住院医师规范化培训中的特殊类别——全科医师规范化培训工作进行了专门研究。2011 年 7 月 7 日,《国务院关于建立全科医生制度的指导意见》发布,将全科医生培养逐步规范为"5+3"模式,即先接受 5 年的临床医学(含中医学)本科教育,再接受 3 年的全科医生规范化培养。

全科医生规范化培养以提高临床和公共卫生实践能力为主,在国家认定的全科医生规范化培养基地进行,实行导师制和学分制管理。参加培养人员在培养基地临床各科及公共卫生、社区实践平台逐科(平台)轮转。在临床培养基地规定的科室轮转培训时间原则上不少于 2 年,并另外安排一定时间在基层实践基地和专业公共卫生机构进行服务锻炼。

在全科医生规范化培养阶段,参加培养人员在导师指导下可从事医学诊查、疾病调查、医学处置等临床工作和参加医院值班,并可按规定参加国家医师资格考试。注册全科医师必须经过 3 年全科医生规范化培养取得合格证书,并通过国家医师资格考试取得医师资格;具有五年制临床医学本科及以上学历者参加全科医生规范化培养合格后,符合国家学位要求的授予临床医学(全科方向)相应专业学位。

经过全国各地开展住院医师/专科医师培训近十年的试点工作,目前,卫生部正认真总结各地的试点经验,在此基础上,制定了《关于建立住院医师规范化培训制度的指导意见》等文件,该文件已经多次广泛征求各方意见,并拟于近期出台。相信随着这一系列指导文件的出台,我国的毕业后医学教育工作将得到进一步完善和发展。

(倪卫杰　张勘)

# 第二节 现状：各省市住院医师 规范化培训的制度现状

## 一、组织架构

### （一）上海市

上海市建立由分管市领导牵头，由市卫生局、市发展改革委、市人力资源社会保障局、市教委、市财政局、市机构编制委员会办公室、市政府法制办等部门的领导和专家组成上海市住院医师规范化培训工作联席会议，负责全市住院医师规范化培训的领导和协调工作。

成立由各培训学科专家组成的住院医师规范化培训专家委员会，其职责是评议、审定各培训学科制订的培训细则和考核办法；负责对住院医师培训及考核工作进行全程监督；组织对培训医院进行定期抽查督导，参与培训质量评估；指导、督促、协调各学科专家组的工作，发现存在的问题，及时研究对策并协助解决；负责向市住院医师规范化培训工作联席会议及有关部门反映各学科专家组的意见、要求和建议，并提出初步解决方案。专家委员会设主任1人，副主任和委员若干名。

市联席会议下设办公室，办公室设在市卫生局，负责住院医师规范化培训日常管理工作；市联席会议办公室委托市医学会组织各相关学科专家，根据住院医师规范化培训医院标准、培训大纲、培训考核的规定，开展培训医院评估认定、培训标准细则制订、培训过程指导和考试考核等工作；市卫生人才交流服务中心和住院医师规范化培训事务中心分别负责招录、考核及培训及质量控制工作。5所高校和39家培训医院均成立毕业后医学教育委员会，统一领导、协调本院住院医师规范化培训工作，同时落实职能部门和具体工作人员负责住院医师规范化培训工作（图3-1）。

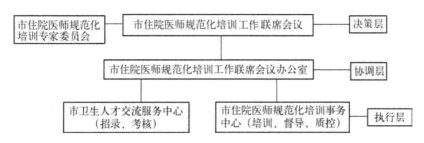

**图3-1 上海市住院医师规范化培训组织管理架构**

### (二) 北京市

北京市毕业后医学教育委员会,由北京市卫生局、北京市财政局、北京市人事局、北京市劳动和社会保障局、卫生部科技教育司、总后勤部卫生部科训局、高等医学院校、有关学术团体、医疗卫生机构的领导和专家共同组成,负责全市住院医师规范化培训的领导和协调工作。

各医院成立住院医师培训管理委员会,负责住院医师规范化培训的具体工作(图 3-2)。

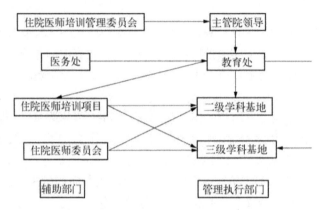

**图 3-2　北京协和医院住院医师规范化培训组织构架**

### (三) 天津市

天津市毕业后医学教育委员会由市卫生局、医学高等院校、学术团体和医疗机构的有关领导及专家共同组成,设在天津市卫生局,全面指导住院医师规范化培训工作和有关政策的协调。

毕业后医学教育委员会下设办公室,负责日常事务的管理工作,办公室受市卫生局科技教育处的业务管理,执行毕业后医学教育委员会决议,起草各有关文件;受理培训基地申请并组织开展基地评审认定;负责全市年度招生计划制定和管理;拟定全市各学科培训学员轮转计划;负责培训合格证书颁发和管理;拟定年度培训经费预算,基地培训经费与学员生活补贴费的划拨计划;对培训工作进行全过程、全方位的评估和质量监控。

住院医师规范化培训专家委员会由毕业后医学教育委员会依据住院医师规范化培训的住院医师培训和专科医师培训的专业设置目录,遴选相关专家建立专家资源库,从专家资源库中聘请相关专家组成。研究并提出有关住院医师规范化培训的发展规划和建议;拟订和修订各专业培训细则;拟订各专业培训基地建设标准,承担各专业培训基地评审工作;拟订各专业考试、考核标准及管理办法;组织实施阶段考核工作;对全市培训工作进行业务监督、检查和指导。

住院医师规范化培训基地则依据住院医师规范化培训基地建设标准,由各医疗单位申报,经评审后认定,负责制定基地各学科住院医师招生、培训计划;制订基地各学科住院医师规范化实施细则;具体组织实施基地内学员轮转培训与考核工作;负责培训期间学员培训档案保存、管理;对基地内培训工作进行监督、检查、指导、考评。

### (四)四川省

四川省卫生厅毕业后医学教育委员会由省卫生厅、社团组织、高等医学院校、医疗卫生机构代表和专家组成,负责全省毕业后医学教育的相关政策研究、指导、管理工作;制定培训计划、标准和规范;普通专科医师培训基地的认定;普通专科医师培训的考试考核,颁发普通专科医师培训合格证书;组织专科医师师资和管理干部的培训工作;承担卫生部毕业后医学教育委员会交办的各项任务。省毕业后教育委员会下设专家小组及办公室,在省毕业后医学教育委员会的领导下,专家小组负责指导本专业的培训工作,办公室执行省领导小组和省毕业后医学教育委员会的各项决定和交办事项。

各市州卫生局确定相应的组织管理部门,组织实施当地的专科医师培训工作;制订配套政策和措施,保障培训工作的顺利开展。

培训基地所在医院应成立规范化培训指导委员会,落实管理部门,配备专兼职工作人员,制订培训相关管理制度,为培训学员提供必要的工作和生活条件,加强培训基地建设,培养指导医师,面向社会承担培训任务。培训基地成立管理与考核小组,承担本专业各项培训任务的全过程组织管理,保证培训质量。

### (五)福建省

福建省住院医师规范化培训工作联席会议下设办公室,负责住院医师规范化培训日常事务的管理工作,会同省毕业后医学教育委员会及医院毕业后医学教育领导小组共同做好培训过程管理、考试考核工作。

培训基地所在医院成立医院毕业后医学教育领导小组及住院医师规范化培训专家小组,明确住院医师规范化培训职能部门,配备专职工作人员,负责培训工作的日常管理(图3-3)。

### (六)浙江省

浙江省住院医师规范化培训在毕业后医学教育委员会领导下实行全行业属地化管理。省级层面成立毕业后医学教育委员会,由省政府分管领导牵头,省发改委、财政、人力社保、教育、卫生以及高等院校等部门领导组成,负责全省住院医师规范化培训的领导、规划、协调和监管。省毕业后医学教育委员会下设办公室,办

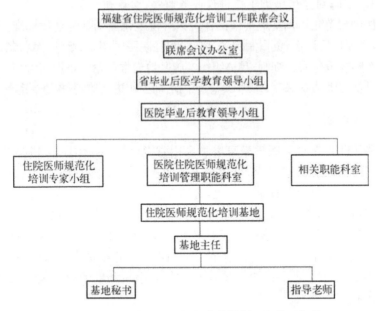

图 3-3  福建省住院医师规范化培训组织管理架构

公室设在省卫生厅,负责委员会的日常管理和业务指导工作。

各地成立相应的毕业后医学教育委员会,负责本区域住院医师规范化培训管理工作。

省毕业后医学教育委员会成立毕业后医学教育专家指导委员会,参与培训基地建设标准、培训细则和考核标准的制订以及培训质量的评估。

### (七)广东省

广东省临床住院医师规范化培训由省卫生厅领导,厅科教处和省中医药管理局业务处负责日常工作。各级卫生局应加强领导,并指定处(科)室具体负责;各医院应设相应的领导小组,由主管业务院长任组长,成员包括人事、医教负责人以及有关的专家(主任),负责本单位培训的组织、领导和日常工作,同时应设有专人管理具体事务工作。

各培训医院住院医师规范化培训专家委员会是主管机构,主任由业务院领导担任,各二级学科主任和资深教授担任委员。其职责是讨论制订住院医师规范化培训相关政策,审定各二级学科制订的住院医师培训考核实施细则,督促检查各二级学科住院医师培训计划、培训考核执行情况,审定住院医师培训资格。

住院医师规范化培训部是日常管理机构,设在教务处。其职责是在专家委员会指导下开展工作,制订医院住院医师规范化培训相关政策,负责住院医师规范化培训的日常管理及培训工作,组织住院医师的招聘工作,组织对二级学科住院医师培训的质量评估,管理住院医师培训期间的所有档案,办理住院医师培训合格证书,负责临床专业学位的申报工作,组织和培训住院医师师资人员和管理人员,负责学员助学金的审核发放。

二级学科住院医师规范化培训办公室是培训管理组织机构,经广东省认定的内科学、外科学、妇产科学、耳鼻咽喉科学、麻醉与重症医学、放射医学、急救医学、康复理疗学、全科医学等二级学科由教研室主任牵头组成住院医师培训指导小组,配备一名兼职秘书。

科室住院医师指导小组是具体的执行机构,由科室主任或副主任担任住院医师培训指导小组负责人,师资人员应为高年资主治医师以上人员。

### (八)江苏省

建立江苏省住院医师规范化培训联席会议制度。联席会议由省卫生厅、省机构编制委员会办公室、省发改委、教育厅、财政厅、人力资源社会保障厅等部门负责同志组成,协调解决全省住院医师规范化培训工作的相关问题。住院医师规范化培训日常管理工作,包括制订培训大纲、认定培训医院、培训带教师资、实施过程监管、评估考核发证等,由省卫生厅负责。

各市卫生局是住院医师培训工作的责任主体,应指定相应职能部门,全面负责实施辖区内住院医师规范化培训工作;并加强与各市编办、发改委、教育局、财政局、人力资源社会保障局等部门沟通协调,研究制订相应的配套政策和措施,保障培训工作顺利开展。

培训医院应落实相应管理部门和工作人员,具体负责住院医师规范化培训工作。各培训医院要制订培训相关管理制度,强化培训全过程监管,严格按照培养标准实施培训工作;加强临床学科建设和指导医师培养,结合实际需求,注意控制规模,确保培训质量。

## 二、培训对象(入口)

### (一)上海市

住院医师规范化培训对象为具有本科及以上学历、拟在本市医疗机构从事临床工作的医学专业毕业生。

### (二)北京市

北京地区(除部队系统外)的医疗卫生机构在内科、外科、妇产科、儿内科、儿外科、眼科、耳鼻喉科、神经内科、精神科、急诊科、皮科、口腔科、医学影像科、检验科（含技师）、麻醉科、病理科、康复医学科、药剂科和全科医学科共 19 个学科中新招收的本科及以上学历医学专业毕业生均需到培训基地参加住院医师规范化培训。

远郊区县社区卫生服务机构（乡镇卫生院）新招收的拟从事全科医学的本科及以上学历医学专业毕业生，要求至少 1/3 人员到培训基地参加住院医师规范化培训。

### （三）天津市

自 2009 年起，天津市二级及以上医疗卫生服务机构就业，从事临床医疗工作的高等医学院校临床医学、口腔医学、中医学本科及以上学历毕业生，需参加住院医师规范化培训。

### （四）四川省

住院医师规范化对象是指具有临床医学专业本科以上学历毕业生，拟从事临床专科属于卫生部公布的专科医师培训范围。全科医学科可招收临床医学专业专科以上学历毕业生。且本科和专科学历均应为符合执业医师资格报考条件的学历。

### （五）福建省

2010 年起已被福建省二级及以上医疗机构（含民营）招聘为正式人员的具有本科及以上学历，拟从事或已从事临床工作的临床医学、口腔医学、麻醉学、医学影像学专业毕业生；以及拟从事临床医疗工作的高等院校临床医学、口腔医学、麻醉学、医学影像学专业本科未就业毕业生，均需参加住院医师规范化培训。

### （六）浙江省

住院医师规范化培训对象为拟从事临床工作的临床、口腔、中医等医学专业本科及以上学历毕业生及在全科医生队伍建设相对薄弱地区的城乡社区卫生服务机构拟从事临床工作的三年制医学专业专科毕业生。

### （七）广东省

广东省住院医师规范化培训的对象为 1993 年及以后医学本科和专科毕业分配在县以上（含县级）医疗机构从事临床工作的住院医师。

### （八）江苏省

住院医师规范化培训对象为 2010 年以后（含 2010 年）进入江苏省医疗卫生机

构从事临床工作的本科及以上学历医学专业毕业生。

## 三、培训模式

### （一）上海市

住院医师规范化培训在经认定的培训医院内进行。市联席会议办公室对培训医院实行动态管理，定期抽查督导，每3～5年进行一次重新认定。未经认定的医院不得开展住院医师规范化培训工作。各培训医院在每年9月底前将下一年度拟招录培训对象数报市联席会议办公室，市联席会议办公室根据各培训医院带教能力和全市各级医疗机构临床医师需求，确定下一年度各培训医院的招录计划。各培训医院按下达的招录计划数，在市联席会议办公室统一指导下，参照原有的招录用工方式组织招录，并将录取结果报市联席会议办公室备案。

培训按卫生部和国家中医药管理局规定在内科、外科、妇产科、儿科、急诊科、神经内科、皮肤科、眼科、耳鼻喉科、精神科、小儿外科、康复医学科、麻醉科、医学影像科、医学检验科、临床病理科、口腔科、全科医学科、肿瘤学19个临床学科和中医内科、中医外科、中医妇科、中医儿科、中医针灸推拿、中医五官科、中医骨伤和中医全科8个中医学科开展。市联席会议办公室可根据实际需要，在报请卫生部同意后，增设或调整部分培训学科。

住院医师规范化培训在培训医院的带教医师指导下，按照卫生部和国家中医药管理局培训大纲以及《上海市住院医师规范化培训标准细则》的要求，以从事临床实践技能训练为主。

本科毕业生培训时间为3年，毕业研究生根据其已有的临床经历可相应减少培训时间。

培训对象出科考核由培训医院自行组织。公共科目考试和结业综合考核由市联席会议办公室委托市医学会统一组织。考核结果作为取得住院医师规范化培训合格证书的依据。

对于达到执业医师报名条件的培训对象，培训医院组织其参加执业医师资格考试。培训期间取得执业医师资格是培训考核合格的必备条件。

根据《教育部关于开展研究生专业学位教育综合改革试点工作的通知》（教研函〔2010〕1号），上海试行住院医师规范化培训与临床医学硕士专业学位教育结合。"临床医学"包括临床医学、口腔医学和中医学。由上海市卫生局和上海市教育委员会共同成立住院医师规范化培训与临床医学硕士专业学位教育衔接改革领导小组，负责该项工作的全面实施。招生对象原则上为参加上海市住院医师规范化培训的应届医学专业本科毕业生；招考方式为推荐免试和全国统考，并根据教育部当年研究生招生工作要求组织实施,由各高校和培训医院共同组织研究生入学复试和住院医师招录。被高校录取的临床医学硕士专业学位研究生(住院医师),获得研究生学籍,但不纳入高校研究生培养机制改革范围,不享受国家和高校研究生助教、助研、助管补助和生活补贴。临床医学硕士专业学位研究生(住院医师)具有硕士研究生和住院医师的双重身份,接受高校、培训医院管理,培训课程由政治理论课、外语、基础理论及专业课三部分组成,基础理论课与住院医师规范化培训的公共科目相结合;专业课与住院医师规范化培训大纲中规定的专业理论课相结合。研究生按照《上海市住院医师规范化培训细则》要求,进行临床技能训练,完成临床培训轮转,培训期间,享受《上海市住院医师规范化培训实施办法》规定的各种福利待遇。对通过上海市住院医师规范化培训所规定的各科出科考核、年度考核和结业综合考核并取得《医师资格证书》的人员,颁发《上海市住院医师规范化培训合格证书》。

研究生学习年限一般为3年,最长为4年。研究生培养期间,因个人原因终止住院医师规范化培训的,研究生学籍同时自动取消。申请临床医学硕士专业学位应当符合以下条件:① 完成培养方案规定课程学习,成绩合格;② 取得《医师资格证书》;③ 取得《上海市住院医师规范化培训合格证书》;④ 通过学位授予单位组织的论文答辩,同时符合上述条件者,可向有关学位授予单位提出申请,经审核通过,由学位授予单位颁发硕士研究生学历证书和临床医学硕士专业学位证书。

## (二)北京市

北京市住院医师规范化培训时间一般为5年,前3年为第一阶段,后2年为第二阶段。第一阶段为全科培训阶段,通过完成本学科主要科室或其他学科有关科室的轮转,提高临床工作能力。目的是掌握本学科基本理论、基础知识和基本技能。第二阶段主要为专科的初步培训阶段,主要在今后定向的三级学科工作学习,同时应完成二级学科总住院医师训练,目的是为专业发展奠定一个坚实的基础。通过自学和参加医院、科室组织的讲座和学术活动,提高专业理论水平。

住院医师培训由科主任负责,实行本科导师和上级医师集体指导相结合的培训方法。

培训基地要按照《北京市住院医师/专科医师培训细则》进行培训,培训过程中认真填写《北京地区专科医师培训登记手册》和《北京地区专科医师培训考核手册》,并参加北京市统一组织的住院医师阶段考试考核,合格者颁发培训合格证书,作为中级专业技术职务聘任的必备条件之一。

未进入培训基地的住院医师将不能参加北京市卫生局组织的住院医师阶段考试考核,不颁发培训合格证书。

培训内容包括政治思想、临床能力、专业理论、专业外语、科研和教学能力等。

业务培训以临床实践为主,专业理论和外语以自学为主。结合临床工作在上级医师指导下具有一定的科研能力,第一阶段应完成文献综述或个案分析报告一篇,第二阶段应以第一作者身份在正式发行的学术刊物上发表论文或文献综述一篇以上。

认真填写《住院医师培训登记册》作为全面考核、培训的重要依据。在阶段考试前,需根据培训实施细则,对政治思想、临床实践时间、临床培训内容等项目的要求,进行考试资格审查。专业外语、专业理论、临床技能或手术操作、病例分析,共4项,均以百分制单项计分,全部及格方为通过。考核分为轮转考核、年度考核、阶段考核。

考核合格资格的审定:

第一阶段的考核与确定专业技术职务相结合,住院医师任职资格由各医院住院医师培训委员会在考试考核基础上审定。

第一阶段考核后,由医学部毕业后医学教育工作委员会审定合格资格。第一阶段考核合格者,方能进入第二阶段培训,具有做总住院医师的资格;优秀者可转为临床医学博士研究生。

第二阶段考核后,受校专业技术职务评聘领导小组的委托,医学部毕业后医学教育工作委员会在审定住院医师培训合格资格的同时,审定主治医师任职资格,由二级单位根据岗位和工作需要聘任。各二级单位中、初级专业技术职务评审委员会不再评审其主治医师任职资格。

第一或第二阶段培训合格的住院医师,可根据北京医科大学临床医学专业学位实施细则,在职申请硕士或博士学位。

凡考核不合格者,延长培训期1年,再参加考核。但只允许再考一次。

## (三)天津市

天津市住院医师规范化培训的目标是经过严格规范的临床实践训练,成为具有高尚医德、较强临床思维能力和系统的专业知识,较熟练掌握本学科基本临床技能,能独立处理本学科常见病及某些疑难病症的临床医师。

全市三级综合医院以及三级专科医院部分科室,根据住院医师规范化培训基地建设要求,向天津市毕业后医学教育委员会提出申请,经过审查、评估、认证的阶段工作,最终确定天津市住院医师规范化培训基地。原来已有的临床住院医师培训基地、中医临床住院医师培训基地,经认证后作为天津市住院医师规范化培训基地。

住院医师规范化培训基地制定基地各学科住院医师招生、培训计划;制订基地各学科住院医师规范化实施细则;具体组织实施基地内学员轮转培训与考核工作;负责培训期间学员培训档案保存、管理;对基地内培训工作进行监督、检查、指导、考评。

培训实施"3+X"培训模式。住院医师规范化培训时间为3年,培训方式以参加规范化培训基地相关科室轮转的临床医疗实践为主。掌握本学科基础知识、基础理论和基本技能。住院医师完成此阶段培训,可取得统一印制的《普通医师规范化培训合格证书》,并有资格申请专科医师规范化培训。

参加住院医师规范化培训学员须通过培训基地组织的日常考核、出科考核、年度考核及全市统一的结业考核,考核合格者颁发《普通医师规范化培训合格证书》。

### (四)四川省

四川省毕业后医学教育委员会将各培训基地当年的招收计划和规模进行统一公布,由市、州卫生局组织其他医院住院医师的送培工作。培训医院应依据核定的培训规模,制订招收条件和程序,面向全省公开招收培训学员,严格控制招收规模。每年9月30日以前,各培训医院将学员名单报省毕业后医学教育委员会注册,未经注册者,不得参加全省统一组织的结业考核。

普通专科医师培训以参加相关科室轮转的临床实践为主,按住院医师身份对患者实行24小时负责制。按照《卫生部专科医师培训标准(试行)》规定的培训内容、标准和要求,完成包括临床实践、专业理论知识、相关法律法规、临床思维与人际沟通等方面的培训任务。

应届毕业生参加普通专科培训的时间为3～4年,其中本科毕业生为3年,参加全科医学培训的专科毕业生为4年。已取得学位的研究生在录用前按照《卫生部专科医师培训标准(试行)》对其临床工作能力进行测评,根据测评结果确定实际培训时间。

各培训医院应对送培住院医师的临床技能进行测试,根据工作年限和测试水平,进行1～3年的专科医师培训。

考试考核分日常考核、轮转考核、年度考核、结业考核。

日常考核:由培训指导老师负责。对培训人员日常的临床工作量、收治病种及例数、技能操作、病历书写等方面进行考核,并将考核结果记录在《专科医师培训登记手册》中。

轮转考核:包括理论考试和临床技能考核。完成规定的三级学科轮转培训,出科前由基地专科医师培训与考核小组对培训人员进行日常综合测评和出科考核,并将考核结果记录在《专科医师培训考核手册》中。包括专业理论知识、临床技能操作、临床思维能力、病历和处方书写、病程记录、查房时的表现、疑难病例讨论、参加院内外学术活动、出勤情况、医德医风、敬业态度和团队精神等内容。

年度考核:完成每一年度的培训后,医院专科医师培训指导委员会组织全院统一的年度考核。年度考核由各基地专科医师培训与考核小组组长主持,医院相关职能部门参与,采取审核培训登记手册和轮转考核结果、临床技能考核、笔试等多种方式,并将综合评定结果记录在《专科医师培训考核手册》中。

结业考核:包括实践技能考核和笔试。普通专科培训阶段结束后,由省毕业后医学教育委员会组织全省统一的结业考核。参加结业考核的住院医师必须取得医师执业资格证书,并通过相关的考核资格审查。

每年4～5月份组织临床技能考核,6～7月份组织专业理论和公共科目的笔试。

### (五)福建省

培训医院每年9月底前将本院各培训基地下一年度招收培训对象计划报省毕业后医学教育委员会办公室,由省毕业后医学教育委员会办公室统筹安排各培训基地招收计划并公布。

培训医院按下达的计划数,制订招收条件和程序,面向全省公开招收培训对象。培训医院于每年3、9月底前分两批完成培训学员的招收工作,并于当年4、10月底前将当期录取结果汇总后报送省毕业后医学教育委员会办公室备案,以作为培训对象进入培训年限起始认定及财政生活补助发放的依据,培训对象于当年4、10月份两批进入培训基地,按照《福建省住院医师规范化培训标准(试行)》实施培训。

培训要求为:

(1)政治思想:坚持邓小平理论和“三个代表”重要思想,热爱祖国,遵守国家法律法规,贯彻执行党的卫生工作方针。具有较强的职业责任感、良好的职业道德和人际沟通能力。尊重患者的合法权益。热爱临床医学事业,全心全意为人民健康服务。

(2)专业理论:根据《福建省住院医师规范化培训标准(试行)》要求,学习有关专业理论知识,掌握本学科基本理论,了解相关学科的基础知识。

(3)临床技能:掌握本学科基本诊疗技术以及本学科主要疾病的病因、发病机理、临床表现、诊断和鉴别诊断、处理方法、门急诊处理、病历书写等临床知识和临床技能。掌握重点传染病基本防治知识,能及时、正确报告传染病病例。

(4)掌握循证医学的理论和方法,具备阅读和分析专业性期刊的能力,可写出具有一定水平的文献综述或病例报道。

培训方法以培养临床实践能力为重点,主要采取相关临床科室轮转的方式,实施住院医师第一年24小时负责制,第二、三年12小时负责制,培训基地主任负责组织具备条件的医师组成师资队伍,对住院医师进行带教和指导。

专业理论学习以自学为主,集中授课为辅。

培训内容分为公共科目理论学习和临床实践培训内容:

（1）公共科目理论学习：《循证医学》,《危重急症抢救流程解析及规范》,临床思维与人际沟通,重点传染病防治知识,有关法律法规（执业医师法、传染病防治法、药品管理法、医疗事故处理条例等）。

（2）临床实践培训内容：按照《福建省住院医师规范化培训标准（试行）》的要求实施。

考试考核分为公共科目理论考试、培训过程考核、结业综合考核。

（1）公共科目理论考试

1）考试科目：《循证医学》、《危重急症抢救流程解析及规范》,由省毕业后医学教育委员会组织全省统一考试。

2）考查科目：有关法律法规、重点传染病防治知识、临床思维与人际沟通,由各培训医院自行组织考试。

（2）培训过程考核

1）日常考核：培训对象应将每天完成的培训内容如实登记。培训指导教师负责对培训对象日常的临床工作量、收治病种及例数、技能操作、病历书写、医德医风、劳动纪律等方面进行考核,并记录考核结果。

2）出科考核：完成规定的三级学科轮转培训,出科前由培训基地对培训对象进行日常综合测评和出科考核,并将考核结果送交培训医院主管部门备案。

（3）结业综合考核：经公共科目理论考试、培训过程考核合格并取得执业医师资格者方可参加由省毕业后医学教育委员会组织的全省统一结业综合考核,包括专业理论知识考试和临床技能考核。

省毕业后医学教育委员会对合格者核发卫生部统一印制的《住院医师规范化培训合格证书》,名单报卫生部毕业后医学教育委员会备案。

## （六）浙江省

培训基地分临床培训基地和社区实践基地是经省级及以上毕业后医学教育委员会认定和公布并承担住院医师规范化培训任务的医疗卫生机构。住院医师规范化培训在认定的培训基地内进行。培训基地实行动态管理,接受定期抽查督导,每3年重新认定一次。未经认定、认定不合格或再认证未获批准的培训基地不得开展住院医师规范化培训工作。

各培训基地成立住院医师规范化培训基地领导小组,统筹管理基地住院医师规范化培训工作,明确管理部门与职责,落实专人负责。对于达到执业（助理）医师报名条件的培训对象,培训基地应组织其参加执业医师资格考试。各培训基地制订培训相关管理制度,强化培训全过程监管,严格按照培养标准实施培训工作;加强临床学科建设和师资培养,结合实际需求,注意控制规模,确保培训质量。

住院医师规范化培训对象招录根据"双向选择、统筹调配"的原则进行。各级毕业后医学教育委员会办公室依据辖区内培训需求和基地核定的培训规模,在每年6月底前确定各基地年度招录计划。培训对象和培训基地按照招录计划和招录原则,完成报名和学员招录。各级毕业后医学教育委员会要做好相关指导和调配工作,涉及学员辖区外调配,报上一级毕业后医学教育委员会统筹解决。整个招录工作在每年8月底前完成。

培训对象在培训基地带教老师指导下,按照培训大纲和培训标准细则的要求,接受公共科目、临床实践技能和专业理论知识等培训。临床实践技能以临床带教培训为主,公共科目和专业理论以自学为主。住院医师培训期间实行培训信息登记管理制度,培训对象、带教老师及基地管理人员应及时、准确、翔实地将培训过程、培训内容进行登记,并作为培训考核的重要依据。

培训考核分过程考核、结业考核。培训过程考核合格并取得执业医师资格是参加培训结业考核的必备条件。考核结果作为取得《住院医师规范化培训合格证书》的依据。

培训过程考核是对住院医师轮转培训过程的综合评价,分日常考核、临床轮转出科考核、年度考核;考核内容包括医德医风、出勤情况、临床实践指标完成情况、临床综合能力和参加业务学习活动等方面。

培训结业考核分结业笔试和临床技能考核。结业笔试内容包括医学专业理论、公共科目理论知识和临床思维能力等;临床技能考核重点考核住院医师对常见病、多发病的临床诊治能力和操作技能。

省毕业后医学教育委员会全面负责考试考核的监督管理工作。结业考核由省毕业后医学教育委员会统一组织,实行统一标准;年度考核由各地毕业后医学教育委员会组织;日常考核、临床轮转出科考试由各培训基地组织。

考试考核合格者,颁发卫生部统一印制的《住院医师规范化培训合格证书》。《住院医师规范化培训合格证书》作为申报中级专业技术资格的必备条件。取得《住院医师规范化培训合格证书》者,符合申请学位条件可以向有关学位授予单位申请相应学位,或按要求参加亚专科培训。

## (七)广东省

住院医师培训目标是通过全面、正规、严格的住院医师规范化培训,使受训者在完成培训后达到低年资主治医师水平。

培训基地须符合《广东省临床住院医师培训基地标准》要求,由地级市卫生行政部门初审,省卫生厅复核认可。部、委属医院的培训基地由省卫生厅会同高等医学院校审核认可。凡通过三级评审的医院可以二级学科或二级学科的分科为单位申报为培训基地。通过二级评审的医院可以一级学科为单位申报为培训基地。培训基地除对本单位住院医师进行培训外,还有承担外单位送培的任务。

培训基地须根据培训大纲要求,定出具体的培训计划,并严格按计划进行培训。院领导小组应经常进行检查、督促。省定期组织评估及指导,以确保培训质量。

培训内容包括政治思想、职业道德、临床技能、医学理论知识和外语。理论课设公共必修课,分别为外语(中医类学科为医古文)、医学文献检索、微电脑基本操作、医学统计学,医学理论必修课和专业选修课。

培训形式以临床、实践、自学为主,理论辅导和实践指导相结合。具体安排由各培训基地组织实施。

广东省住院医师规范化培训时间为5年,第一阶段通科轮转3年,主要在二级学科及相关学科范围内进行轮转;第二阶段专科培训时间2年,在三级学科进行培养,达到低年资专科医师水平。

第一阶段培训后,可安排担任总住院医师或相应的管理工作。培训应有相对固定的导师指导。导师由上一级医师担任。第一阶段要安排不少于1年的时间,实行24小时住院医师负责制的工作。培训期间应安排一定时间参加社区防保工作或健康教育或家庭病床实践,还应安排半年时间到农村参加防治工作。

完成第一阶段的培训须经考核合格,方可进入第二阶段的培训。不合格者,适当延长培训时间至考核合格。专科毕业生可参照培训计划执行,但培训时间要延长2年。

考核实行学分累积制。总学分由临床实践、临床技能、医学理论、外语及职业道德各门成绩组成。具体细则另定。临床技能的考核由各医院组成考核小组进行考核。考核小组应由主治医师、正副主任医师、科主任3人以上组成。医学理论、外语考核按培训大纲要求,由各培训基地组织考核。

经规范化培训者,考核合格后颁发卫生部统一印制的《住院医师规范化培训合格证书》。

凡实施临床住院医师规范培训的医院的临床住院医师,必须经规范化培训,取得住院医师培训合格证书者,方可申报评审主治医师资格。

## (八)江苏省

住院医师规范化培训在经认定的培训医院内进行。培训对象在医院符合条件的临床科室间进行轮转培训。住院医师规范化培训医院认定管理办法和临床科室标准细则由省卫生厅另行制订。

省卫生厅对培训医院实行动态管理,对培训医院培训工作情况定期进行抽查督导,每3~5年进行一次重新认定。未经认定的医院不得开展住院医师规范化培训工作。培训医院应落实相应管理部门和工作人员,具体负责住院医师规范化培训工作。

各培训医院要制订培训相关管理制度,强化培训全过程监管,严格按照培养标准实施培训工作;加强临床学科建设和指导医师培养,结合实际需求,注意控制规模,确保培训质量。同时,要为培训学员提供必要的工作和生活条件。各培训医院应于每年8月底前将当年的培训学员招录、培训情况以及下一年度招录计划报送所属卫生行政部门,并报省卫生厅备案。

住院医师规范化培训分全科方向和专科方向进行培训。全科方向的住院医师规范化培训,以内科、外科、妇产科、儿科、急诊科等学科轮转培训为主,并到基层完成一定时限的基层服务实践锻炼。专科方向的住院医师规范化培训,重点完成本专业临床二级学科的轮转培训。

住院医师规范化培训按照卫生部培训大纲的要求进行,培训内容包括政治思想与职业道德、临床实践技能、专业理论知识、人际交流等,以临床实践技能训练为主。住院医师规范化培训时间为3年。研究生等已有临床工作经历的培训对象,可根据其已有临床经历和实践技能相应减少培训时间,但培训时间最少不得低于1年。

培训对象的日常考核、出科考核和年度考核等由培训医院负责组织;培训对象的公共课程考核、临床技能考核等由各市卫生局负责组织。考核结果作为取得住院医师规范化培训合格证书的依据,并在《住院医师培训登记手册》中如实记录。

培训结束后,培训对象须参加由省卫生厅组织的结业统考。报名参加结业统考者,应取得执业医师资格证书并通过培训医院和各市卫生局组织的相关考核。结业统考合格者,由培训医院和各市卫生局审核资格后上报省卫生厅备案。经省卫生厅验印后,颁发卫生部统一印制的《住院医师规范化培训合格证书》。

获得住院医师规范化培训合格证书并符合申请学位条件者,可向有关学位授予单位优先申请临床医学硕士专业学位。

## 四、人事管理

### (一)上海市

上海市住院医师规范化培训劳动人事管理,坚持公平竞争、择优录用、自愿签约、契约管理的原则,依法维护双方的合法权益。按照培训医院和上海市卫生人才交流服务中心职责分工,协调配合,实行统一的劳动人事管理模式。培训对象是在规定期限内接受住院医师规范化培训的从业人员,培训期间,培训医院与培训对象签订培训暨劳动合同,培训对象劳动关系委托市卫生人才交流服务中心管理,培训期限为合同期限。培训结束后,合同自然终止,培训对象自主择业。培训对象依法参加并享有养老、医疗、失业、生育、工伤、公积金等社会保障,享受国家法律法规规定的以及合同约定的相关福利待遇,其工资奖金按照其学历和资历情况,参照所在培训医院同类人员水平发放。

根据《执业医师法》及有关规定,培训对象可以参加执业医师资格考试,由所在培训医院负责申报。培训期间取得执业医师资格是培训考核合格的必备条件。培训对象取得执业资格后,执业注册地点与其劳动关系所在培训医院相一致。

培训期间培训对象取得执业医师资格的,在带教老师的指导下,按照有关规定,承担资质允许的相应临床医疗工作。培训对象培训合格后被用人单位录用的,在培训医院的培训年限计为用人单位工作年限,用人单位不再另设试用期,并办理相应执业注册变更手续。

除法律法规和政策规定的原因外,培训对象因培训考核不合格需要延长培训期限的,须由本人申请,培训医院同意。延长期内签订培训协议,不再签订"培训暨劳动合同",不再享受工资福利和社会保障待遇,培训所需费用由个人承担。

培训对象为非上海生源的应届医科类高校毕业生,可以按本市有关规定申请办理本市户籍或人才居住证。培训对象培训合格后自主择业到郊区基层医疗机构工作的,可按规定优先申请办理居住证转户籍手续。

## (二)北京市

培训人员在培训期间的人事档案由原单位管理。学员在培训前需与原单位和培训基地所在医院签订协议,严格履行协议条款。培训结束后,培训基地所在单位不得擅自留用外单位学员。

培训期间学员的工资、基本福利待遇、社会保险、个人医疗费用等由原单位负责;年度考核由培训基地所在医院根据每个学员培训期间的表现,写出书面评语,交原单位有关部门按考核程序办理;培训基地所在医院负责学员的夜班、加班费和部分生活补贴,协助解决部分远郊区县住院医师的住宿问题,并负责培训的日常管理。

培训期间学员执业医师考试的报名由原单位负责;阶段考试考核报名由培训基地所在医院负责。培训结束后,回原单位工作。

## (三)天津市

学员选送单位与培训学员签订培训合同并落实有关待遇;共同参与培训学员的教育与管理;对培训期间给予终止培训处理的学员,有权依据培训合同要求退赔或索赔学习期间支付的费用,并可解除聘用合同。

（四）四川省

招收的"社会人"经医院录取后，由培训医院与学员签订合同，明确学员的待遇、权利和义务。单位送培学员应与培训医院、送培医院共同签订合同。

学员与医院签订合同，享有医院同类同级别聘用人员的同等权利。学员的档案按照医院聘用人员的档案管理办法，实行人事代理制度，委托省卫生人才交流中心统一管理。有工作单位的学员人事档案由原单位管理；培训期间根据国家现行法律、法规的有关规定，享受培训医院或送培医院的各项待遇。

单位送培人员结业后回原单位工作；"社会人"结业后自行择业，或申请到卫生部认定的亚专科医师培训基地进行亚专科阶段的培训。

（五）福建省

培训医院、培训对象选送单位和培训对象三方签订培训协议，按照《福建省住院医师规范化培训标准（试行）》实施培训。除法律法规和政策规定的原因外，需要延长培训期限的，须由本人提出申请，培训对象选送单位和培训基地同意，并报省毕业后医学教育委员会备案。延长培训期间，不享受财政给予的生活补助。

（六）浙江省

培训期间，单位选送的培训对象人事工资关系不变，工资福利待遇参照选送单位同类人员水平发放。面向社会招收的培训对象，由培训基地按合同约定发放生活补贴。培训对象按照国家有关规定参加养老、医疗、失业、生育、工伤、住房等保障制度。培训期间计算工龄。

（七）广东省

试用期为1个月。试用合格者签订为期3年的合同（即第一阶段培训），完成3年通科培训后，根据个人工作表现、3年的考核成绩和医院工作的需要，进行双向选择，分流或续签《劳动合同》。

（八）江苏省

培训期间，用人单位应与培训对象签订培训协议，协商约定服务期限，并负责其人事档案管理、执业医师资格考试报名及注册、培训期间的工资、福利待遇和社会保障等。培训对象工资待遇参照用人单位同类人员水平发放。按规定参加养老、医疗、失业、生育、工伤社会保险、落实住房公积金等保障措施，享受国家法律法规所规定的和合同约定的有关福利待遇。培训结束后回用人单位工作，培训医院不得留用。培训年限计为在用人单位的工作年限。

## 五、其他(出口)配套措施

### (一)上海市

自 2010 年起,各级医疗机构应当将《住院医师规范化培训合格证书》作为新进人员聘任临床医学类初级医师岗位和晋升临床医学类中级专业技术职务任职资格的重要依据之一。

住院医师规范化培训合格后到社区卫生服务中心工作者,可按国家规定年限标准,提前一年参加全国卫生中级专业技术资格考试。

培训所需经费按照多元化投入的原则,由政府、培训医院和用人单位共同承担。

培训对象为非上海生源的应届医科类高校毕业生,可以按本市有关规定申请办理本市户籍或人才居住证。培训对象培训合格后自主择业到郊区基层医疗机构工作的,可按规定优先申请办理居住证转户。

实施住院医师规范化培训制度后,除培训医院及经批准同意的有关单位以外,本市用人单位不再从医学院校直接招录从事临床医学专业工作的应届毕业生。启动 3 年期间,采取延长退休、退休返聘、二、三级医疗机构临床主治医师在晋升副主任医师前到基层医疗机构定期工作、鼓励三级医院专业技术人员柔性流动或直接下沉等措施予以过渡。

### (二)北京市

培训经费通过政府支持、单位配套、个人出资等多种渠道筹资,保证培训经费落实。北京市卫生局根据各单位承担培训工作的任务及质量给予一定的培训基地建设费和培训费用补助。各医院要保证必要的培训经费投入,按规定落实学员的生活补贴等费用,并将培训基地建设经费列入医院的卫生事业专项经费年度预算。

自 1996 年起,5 年的住院医师规范化培训合格证书是取得主治医师任职资格的必备条件之一,考试考核优秀作为优先晋升的重要依据。

### (三)天津市

要求各级领导和卫生行政部门统一思想、提高认识,把临床住院医师规范化培训作为提高医疗质量的一项重要工作抓紧、抓实。开展住院医师规范化培训情况纳入领导干部任期考核、专业技术人员年度考核内容。

天津市财政为住院医师规范化提供经费保障。学员进入培训基地前需与原单位签订培训合同,培训期间的工资、基本福利待遇、社会保险和个人医疗费用等由原单位按照在职职工标准执行。培训基地所在医院负责培训学员的夜班费、加班费等。因各种原因需延长培训时间者,延长期间的培训费等费用由个人负担。市财政对培训学员生活补贴每人 1 000 元/月,用于住房、交通、学习用品等;提供培训经费每人 3 000 元/年,据实结算。

天津市卫生局承担毕业后医学教育委员会办公室开展住院医师规范化培训的考核及组织实施、日常管理工作的经费。

鼓励企业、社会团体和个人开展多种形式捐助,并可建立专项奖励和资助资金,奖励优秀和资助基层住院医生完成培训。

### (四) 四川省

向培训学员提供以下支撑条件:

(1) 对社会化招收的学员(即"社会人"),委托四川省卫生人才交流中心进行人事档案代理。

(2) 积极协助培训学员报考执业医师资格考试。

(3) 将培训学员在培训期间的年限计入档案,工龄按国家有关规定办理。

(4) 为培训学员提供基本的学习生活条件。

(5) 对招收的"社会人",给予本单位同类同级别聘用人员同等待遇;属单位送培人员,其基本工资及各项保险由原单位承担,工作津贴、值班补助等有关待遇由培训医院提供。

### (五) 福建省

人事管理保障措施为:"单位人":培训期间人事关系不变,培训结束后必须返回原单位工作;"社会人":人事关系委托当地政府所属或授权的人才中介机构实行人事代理。

政策保障为取得《住院医师规范化培训合格证书》与报考中、高级专业技术职务任职资格挂钩;与医师定期考核的工作成绩考核挂钩。

经费保障为:

"单位人":所属医院同类人员的基本工资、津贴补贴和社会保障待遇＋财政补助(本市区每人 300 元/月、本市区外每人 750 元/月)＋培训基地津贴(值班费等)。

"社会人":财政补助每人 1 000 元/月＋培训基地所在医院不低于每人 700 元/月生活补助＋培训基地津贴(值班费等)

培训基地管理实施动态管理,评定周期为 3 年,按合格、基本合格、不合格分级评定;培训基地实行基地主任负责制;培训医院不得在培训完成后留用外单位选派的培训对象。

### （六）浙江省

浙江省卫生、发改委、财政、人力社保、教育等部门各负其责、密切配合，制订相应配套政策和措施，在人事、待遇、经费和教学资源上予以充分保障，共同推进住院医师规范化培训制度建设。

培训所需经费由各级政府和培训对象所属医院、培训基地共同承担。培训经费主要用于培训费用、培训对象的工资福利待遇或生活补贴等。单位选送的培训对象所需培训经费由政府和选送单位承担，面向社会招收的培训对象所需培训经费由政府和培训基地承担。

因个人原因延长培训或重复培训所增加的培训经费，由培训对象自行承担。

培训对象经住院医师规范化培训合格后到城乡社区卫生服务机构工作，可按国家规定年限标准提前一年参加全国卫生中级专业技术资格考试。

培训基地与选送单位、培训对象签订相应的培训协议或培训合同，培训对象在培训期间的教育和管理由培训基地负责，培训结束后协议或合同自然终止。

住院医师规范化培训采取 3 年连续培训方式，培训基地、选送单位在培训期间不得无故终止、中断培训对象的住院医师规范化培训。

培训对象在培训期间，需遵守各项规章制度，树立良好的医德医风，积极参加并认真完成各项培训考核任务。如有违反，可视其严重程度，给予批评教育、顺延培训甚至终止培训等相应处理。

### （七）广东省

培训基地应加强自身建设，所需经费应采取多渠道筹集的办法。日常培训费可按《广东省科学技术人员继续教育规定》第六条，即额度不低于科学技术人员工资总额的 1.5% 的规定执行。当地卫生行政部门应根据培训基地的任务给予适当的经费补助。培训基地同时可向选送培训单位按进修生的标准收取一定的培训经费，但对贫困山区县的学员应适当减免。

在培阶段住院医师的待遇：

**1. 身份** 以培训学员身份参加住院医师规范化培训，实行人事代理制，其行政关系、档案、户籍由广东省人事厅人才服务局负责管理，费用自理。

**2. 学位攻读** 根据国务院学位委员会《临床医学专业学位试行办法》和《南方医科大学临床医学专业学位实施细则》的相应要求，申请攻读硕士/博士临床学位课程的学习（学费自理），达到学位的相应要求，可获得相应的临床专业学位。

**3. 生活待遇**

（1）参照广东省相关人员补助标准发放工资，工资包括基本工资和岗勤工资，标准为：取得医师执照并注册前为每月1 800元（试用期一个月为1 000元）、执业医师注册后为每月3 000元。"五险"按广东省有关政策执行。

（2）住院医师入住医院的公寓，按医院标准交纳房租、物业管理、水电气等费用。

符合条件者可参加卫生部组织的职称资格考试，并由广东省人事厅人才服务局调级备案，医院实行评聘分开，在规范化培训期间仍只享受住院医师待遇。

其他待遇：文章奖励、行政奖励、婚育、假期、补贴、夜班补助等参照培训医院相关管理规定细则或合同内容执行。

## （八）江苏省

江苏省卫生、发展改革委、教育、财政、人力资源社会保障等部门各负其责、密切配合，共同做好住院医师规范化培训工作的指导、协调和质量监控、评估工作。各级卫生行政部门、培训医院要按有关规定，结合实际制订实施细则，加强日常管理，改善培训医院的硬件设施和教学条件，提高临床师资队伍水平，保证住院医师规范化培训质量。

住院医师规范化培训是临床医师培养所特有和必经的毕业后医学教育阶段。自2012年起，全省各级医疗卫生机构应逐步将《住院医师规范化培训合格证书》作为临床岗位聘用和晋升、聘任主治医师的必备条件。

用人单位有责任将新进入并从事临床工作的本科及以上学历医学毕业生分批选送到培训医院参加住院医师规范化培训。

住院医师规范化培训合格后到乡镇卫生院或社区卫生服务中心工作的人员，可按国家规定年限标准，提前一年参加全国卫生中级专业技术资格考试。

建立以政府投入为主、多元投入的住院医师规范化培训经费保障机制，所需经费由政府、培训医院、用人单位和个人共同承担。各级财政应对本地医疗卫生机构住院医师培训工作给予经费支持。省财政对省级及基层医疗卫生机构住院医师培训工作给予专项补助。

（胡天佐　田丹）

# 第三节　主要问题

住院医师规范化培训是培养高水平医学专业人才的重要手段和必经途径，但由于我国尚未通过顶层设计建立全国性的住院医师培训制度，各地根据实际情况自行探索，主要存在的问题有：

# 一、政府方面

**1. 缺乏国家指导性政策和制度保障** 医学教育与其他学科的教育不同，其他学科教育只有学历教育和继续教育两个阶段，而医学教育则包括学历教育、毕业后教育和继续教育三个阶段，毕业后教育是医学教育的特有阶段，住院医师规范化培训是毕业后教育的重要内容。迄今我国尚未建立起完整的毕业后教育体系，没有住院医师规范化培训相关的制度保障，也没有将住院医师规范化培训作为从事临床医疗工作的准入制度，住院医师规范化培训也未得到国家政策的支持，在全国的绝大多数地区，不参加住院医师规范化培训一样能找到工作，不参加住院医师规范化培训一样可以拿到医师资格证书，一样可以当医师。在欧美等发达国家，对于住院医师规范化培训设置了明确的国家政策和相关的配套制度，具有统一的培训要求及人员流动制度，从国家层面保障了住院医师规范化培训的顺利推进和培训质量。

**2. 培训经费投入不足** 住院医师规范化培训学员的培训经费多由培训机构承担，除了部分发达地区的政府财政有大力投入，西部及中部地区的培训经费几乎没有政府投入。补偿机制不健全威胁到了制度的可持续性。

住院医师规范化培训制度的可持续性发展，必须以雄厚的经济基础为前提，作为培训基地接受众多学员，如何解决培训的资金是问题所在。欧美发达国家住院医师规范化培训的培训费用主要由政府提供。政府根据财政预算和社会医疗保健各层次的需求，确定每年住院医师受训人数，培训基地严格按计划招收临床医学毕业生，避免浪费。我国目前对住院医师规范化培训制度有所突破的单位对培训经费解决的模式各异，有自筹为主的，有政府职能部门部分资助为主的，等等，但资助始终是有限的，资金投入不足，卫生人力资源开发与医疗卫生服务需求不适应仍然是个亟待解决的问题。临床专科医师的培养需要一个较长的周期和较高的培养费用。多年来，我国开展住院医师规范化培训的基地主要是三级医院（多数是高等院校附属医院）的临床科室，而培训费用大都是由培训基地所在医院承担。建立并运行住院医师规范化培训的资金需求，在很大程度上取决于科室的运行成本。随着社会和经济的发展，培训成本也在不断增加。因此，作为卫生人力资源的开发，如果完全依赖行业市场的自发力量和培训基地的资金投入，投资风险便主要由基地承担。即使欧美等发达的市场经济国家，政府都会对医疗卫生专业人才培养投入巨额经费。政府对培训给予财政支持，最终将体现在通过提供优质的医疗服务而使患者的利益得到维护，反映了一个国家或地区对人民健康的责任和对国民健康发展的支持程度。政府财政投入的到位将促进培训基地的硬件和软件建设，也是保证医师培训质量的前提。而目前,我国对住院医师培训成本核算没有具体标准和要求,缺乏有效的资金筹措机制和培训成本分担机制。因此,难以保证住院医师规范化培训的稳定性、长久性,对培训的规模也是很大的限制。

**3. 缺乏相关配套政策及激励机制支持**　相关配套政策及激励机制的缺乏直接影响了我国住院医师规范化培训的健康发展。住院医师规范化培训工作不仅需要相宜的经济条件,更需要政府对培训给予配套政策支持。卫生部强调,有条件的地区,争取政府设置专项经费,改革医学毕业生就业制度,将住院医师作为医院的流动层进行动态、属地化管理,并按照临时编制提供基本工资和相应社会保障。目前,我国的住院医师规范化培训在政策层面,主要是缺乏全国性的顶层设计,缺乏必要的人事、财政、教育、社保政策和法律法规等配套政策,教育部门、人事制度、保险制度等一些相关配套政策尚待解决,没有培训专项资金投入,这些都困扰着住院医师"流动层"培训机制实施和扩大培训规模,也直接影响培训基地的硬件和软件的建设,最终直接影响住院医师培训质量。比如软件方面,对临床带教老师缺乏激励机制,目前医疗和科研都有配套激励机制,而临床带教老师仅凭个人热情和责任心实施带教。政府需要建立相应的培训激励机制,奖惩分明,进一步调动带教老师的临床教学积极性。而硬件方面,医师培训的住宿、实训中心的建设,如果没有政府投入,单靠培训基地是无法实现的。

**4. 缺乏权威的过程管理及考核评估机构**　国家尚未建立基地动态管理评估机制以考核培训机构的过程管理和培训质量。建议政府管理部门从招录、培训、考核、结业、管理等过程,建立相应评估体系,确保住院医师规范化培训工作公平、公正、公开、规范和有序地开展。目前国内的众多培训机构多以卫生部颁发的《临床住院医师规范化培训大纲》为蓝本,结合各自的区域情况制订的培训方案,而对住院医师的量化考核上仍是各有千秋,缺乏权威机构统一的行业标准,培训单位往往以考代训,以干代训,考核成绩是凭印象定性为主,缺乏量化考核评估体系,这种情况,势必对住院医师完成培训后进行二次择业带来严重影响。

**5. 医学学制问题**　目前,统一的住院医师培训标准难以应付繁杂的医学学制毕业生的培训。我国医学教育呈多元化发展,学制多样,研究生学位亦有医学科学型和医学专业型之分,临床实践能力也存在着明显差异。原有的住院医师规范化培训是针对本科生的,对硕士和博士研究生、长学制(7 年以上)毕业生是否需要经过住院医师规范化培训,从国家层面制度上还没有明确的规定。现在我国的各个医院每年新录用人员中研究生的比例正在加大,尤其是科研型(科学学位)的研究生是否可以直接进入临床从事诊疗服务缺乏约束,这有可能为医疗质量和医疗安全埋下了隐患。因此,住院医师规范化培训必须要面对这种多学制、多类型的住院医师培训任务。大学医学学制不统一造成住院医师规范化培训无法按相对统一的模式进行,也导致了住院医师培训难以制定统一的标准。如培训年限不一样,需要个性化制定培训和考核计划等。因此,现行统一年限、统一标准的培训要求难以适合多种学制毕业生、各种类型的住院医师培训。目前参照的《住院医师规范化培训细则》主要针对的是本科毕业的医师,显然不适合硕士、博士研究生的培训,与我国多元化的医学教育体系不相适应,加之各类人员的培训待遇无明确标准可参照,由此给住院医师培训带来一定的难度,影响培训质量。因此,建议国家教育部门对医学学制出台统一的标准,保证医学终身教育的连续性。

**6. 执业医师资格考试制度与住院医师规范化培训制度的矛盾** 我国自1998年6月26日《中华人民共和国执业医师法》正式实施以来,对本科及以下的医学毕业生,采取在医疗机构见习1年期满后,报考执业(助理)医师资格考试;对硕士及以上临床研究生,则是在毕业的前一年,由学校统一报名参加执业医师资格考试。取得执业(助理)医师资格,并经注册后,就能按照注册的执业地点、执业类别、执业范围,从事相应的医疗、预防、保健活动。在具体实施过程中,本科住院医师进入培训基地满1年后,于培训的第二年的7月份及11月份参加执业医师资格考试的技能考核及理论考核,如果考核通过,在培训第三年的4月份左右申请办理医师资格证书及完成执业注册,方才可以独立行医,可见,相对于3年的培训期来说,执业医师资格制度及时长都是十分不利的,也就是说,执业医师资格考试明显滞后于住院医师规范化培训工作。有些住院医师进入培训基地后,执业注册迟迟完成不了,直接影响住院医师的技能培训,包括手术和操作等。建议执业医师资格考试成绩发布及执业注册流程均可以在短时间内完成,以解决由此造成的住院医师培训资质问题。

**7. 缺乏有效的竞争激励和约束机制** 我国正在开展的培训试点中,有相当一部分受训者保持"单位人"的身份,这仍旧属于我国传统的一次性就业的模式。受训者作为培训医院的职工,缺乏竞争机制,参与培训的动力不足。参加规范化培训的结果与职称、待遇都不衔接,对培训的提供方和参与方均缺乏激励和约束机制。有调查发现,以"社会人"身份参加培训的培训者中途离开的情况比较多,导致流失的原因是到新的医疗机构就业或者考取研究生;表明在制度设计上,没有协调好住院医师培训与学位制度和就业制度的衔接。

## 二、培训医院方面

**1. 各培训医院培训能力及培训质量参差不齐** 由于医院等级间、基地所在地区间的差异,对住院医师规范化培训的整体质量有较大的影响。由于目前尚缺乏权威性、针对性强的培训课程设置和考核标准,以及各个培训基地在临床水平和学科发展上的差异,培训效果有较大的差异。作为培训医院的二、三级医院之间的培训效果存在明显差异。三级甲等医院的大多数专业科室设置收治病种基本上能达到培训要求,但二级甲等医院部分专业科室规模较小甚至没有,收治病种局限,因而,无法全面达到培训要求,其住院医师在住院病史质量、病程录质量、门急诊病史质量、病例分析能力、综述撰写能力、理论技能考试合格率等方面都低于三级医院住院医师,尤其是外科技能的考试及格率的差异更为明显。综合性三级医院科室设置齐全,病种较全,而三级专科医院科室、病种单一,无法独立完成二级学科通科性轮转培训。

同样等级的医院,在不同地区之间也存在较大的差异,有些地区的二级医院住院医师规范化培训基地,根本没有带教的师资力量和应有的教学条件,不少住院医师的培训仍停留在个人临床实践、自学和进修等方式上,难以保证住院医师规范化培训的质量。据相关报道,医学院校附属教学三甲医院在师资队伍、管理体系、经费投入、制度建设上,以及领导重视程度、医院声望都较非教学三甲医院存在明显优势。因此,在受训者的培训效果上也存在较大的差异。在招生过程中,有优质生源向优质培训基地集中的趋势。因此,临床经验或学历较高的本来就比较优秀的受训者更容易获得更多、更好的培训资源。大多数来自基层医疗机构的无临床经验的本科生难以获得更多机会。

**2. 各医院内医师接受规范的住院医师培训的机会不均等** 随着近年来国家医疗事业的不断发展,各级医院的医疗服务水平也已经有了大幅度的提高,同时住院医师培训工作也日益得到重视,国家在新一轮的医改中更是着重强调了住院医师规范化培训工作的重要性。但是,目前我国的住院医师规范化培训现在还未普遍开展,有些省市还没有建立培训制度,没有设立经过省级认证的住院医师培训基地,而且各级医院住院医师规范化培训条件及能力参差不齐,尤其基层医院住院医师培训工作的管理水平仍比较滞后,大多数地区的基层医生尚未获得进入经过认证的培训基地接受规范化全科医师培训的机会。同一起点的医科大学毕业生进入社区卫生服务中心或者教学医院后,接受专业培训的机会相差极大,造成几年后临床业务水平差异巨大。在基层社区卫生机构工作的医生缺乏毕业后接受系统培训以提高诊疗技能的机会。因此,在全国各级医院普及、规范住院医师培训,指导培训基地医院因地制宜地建立住院医师培训制度,提高住院医师培训工作的整体管理水平,有利于住院医师掌握扎实的医学理论知识、熟练操作医学常规技能,是全面提高我国医师队伍整体素质的有效途径,可以对提高住院医师临床的各项能力起到重要作用。

**3. 对住院医师思想素质教育及人文教育不足** 目前的住院医师规范化培训普遍存在医德医风、思想素质及人文教育不够的问题。我们发现在一部分住院医师中存在着如下现象:① 对患者服务态度不好,对病情解释不耐心,不愿多付出,不能对患者进行详细的健康教育和感情沟通。② 工作和学习上缺乏团结协作和刻苦钻研、谦虚谨慎的敬业精神。这与中小学、大学教育重分数、不重德育有关;与改革开放搞活市场经济后的一些贪图享受、拜金主义等不良社会风气有关;与医院临床工作繁忙,抓思想、医德医风教育不够有关;与重经济效益轻社会效益,对职称晋升重论文和英文的导向有关。在住院医师规范化培训工作中,各培训基地多将目光放在了临床知识技能的培训上,而针对思想素质及人文素养方面的教育普遍重视度不够,亟待加强。

**4. 医院实际条件与住院医师培养要求有差距** 目前住院医师规范化培训多以卫生部颁发的《临床住院医师规范化培训大纲》为标准,但培训医院的实际条件与该培训要求相比仍有一定的差距。首先,综合性医院存在各科室床位数分布不均现象,如复旦大学附属中山医院心内科的床位比呼吸科多一倍,内科基地的培训学员要各轮转 3 个月,所以可能出现住院医师在心内科轮转管 6 张病床而在呼吸科轮转只管 3 张病床的情况。其次,现代医学存在分科越来越细,诊治病种越来越单一的趋势,医院收治的病种较局限,癌症患者多,放支架的患者多,等等,这显然和住院医师规范化培训常见病多发病通科培训的要求矛盾突出,使得住院医师需要学习的病种与科室收治的病例有距离。各培训医院之间需要考虑联合培养模式,取长补短,以达到住院医师培训标准的要求。

**5. 住院医师操作培训机会不足** 在住院医师规范化培训过程中,技能操作是培训的重点,旨在提高住院医师的临床实际诊疗技能。但在实际工作中,住院医师操作机会往往达不到培训规定的要求。在医院手术中,上级医师都要论资排辈才能做主刀或副手,住院医师上台手术基本都是助手,大大影响了住院医师的临床实践机会。再加上执业医师资格资质的问题,更加加剧了这个问题。如今,各个培训机构从成立住院医师培训临床实训技能中心入手,不仅能使住院医师有机会在模拟人身上进行实训,还大大方便了未拿到执业医师资格证的学员,使其能够得到机会均等的培训,为今后逐步走上临床工作岗位打好基础。

**6. 轮转科室"重临床轻培训"、"重使用轻带教"现象普遍存在** 由于一些医院领导对培训缺乏战略定位,部分科室领导对住院医师规范化培训工作的重要性和必要性认识不足,存在着"重临床轻培训"、"重使用轻带教"的倾向。对轮转的住院医师过分强调使用,频繁值班,应付各种公差勤务,使轮转医师疲于应付日常工作。一些师资培训目标不明,执行计划不力,住院医师被当成劳动力使用,付出的精力多,收获少,影响了培训质量。同时,受市场经济大环境的影响,部分带教医师责任心下降,使轮转住院医师在学习中遇到困难不能及时得到指导,影响了轮转培训效果。

**7. 对考核工作重视度不够,考核结果缺乏客观真实性** 部分基地医院对考核工作疏于管理,轮转考核流于形式。一些科主任对轮转医师考核的重视性认识不够,再加上科室领导日常工作繁忙和部分考核老师碍于情面,使得轮转住院医师出科考核不够规范,考核不到位,考核项目缺乏量化的客观评估,对住院医师是否达到《规范化培训大纲》要求,水平如何,没有客观真实的评价,轮转住院医师出科小结和带教医师评语常常泛泛而谈,过于笼统,难以真实、具体地反映轮转住院医师的工作学习成绩,影响住院医师规范化培训的质量。

## 三、住院医师方面

**1. 经济负担过重,住宿问题亟待解决**　由于住院医师规范化培训的资金瓶颈问题,住院医师的收入普遍较低,而这个年龄层已步入成家立业阶段,消费需求逐渐增加,使得经济收支矛盾问题凸显。尤其是住院医师培训期间的住宿问题更是突出,目前仅有少数的培训医院可以为住院医师解决住宿需求,而且大城市住宿成本相对偏高,对还处于医院培训期的住院医师来说负担偏重。建议政府层面在作好经费保障的同时,能够尽早出台针对住院医师这一群体的住宿方案,以减轻住院医师的经济负担,解决住院医师培训的后顾之忧。

**2. 对住院医师规范化培训的认识不足**　部分规范化培训学员对住院医师规范化培训制度的重要性认识不足,直接影响了培训质量和招录工作。由于现行的职称政策对医师的临床技能和诊疗水平没有量化的考核和规定,而对外语、论文等易量化的条件掌握十分严格,这无形中对住院医师起了政策性的诱导作用。加之国家制订的各项人才政策不断地向高学历倾斜,因此,本科毕业生都把主要精力放在"考研"上,对住院医师规范化培训的投入不足,重视不够,部分高学历轮转医师过分注重与自己专业相关的知识,对通科知识的掌握重视不够,积极性不高,影响了轮转培训质量。

(余情　郑玉英)

# 第四章
# 上海市毕业后医学教育
# 工作的探索与实践

## 第一节 住院医师规范化
## 培训的方案设计

### 一、工作目标

根据《中共中央、国务院关于深化医药卫生体制改革的意见》提出的"建立住院医师规范化培训制度"的总体要求,结合卫生部有关住院医师规范化培训的规定,上海市把建立住院医师规范化培训制度作为贯彻落实国家医改方案的基础性工作之一加以重点推进,于 2010 年 2 月 22 日联合上海市发展和改革委员会、上海市财政局、上海市机构编制委员会办公室、上海市人力资源和社会保障局、上海市教育委员会共同下发《关于印发〈上海市住院医师规范化培训实施办法(试行)〉的通知》(沪卫科教〔2010〕5 号)(以下简称《实施办法》)。《实施办法》在第一章"总则"中明确规定:"本市住院医师规范化培训的目标是为本市各级医疗机构培养具有良好的职业道德、扎实的医学理论、专业知识和临床技能,能独立承担本学科常见疾病诊治工作的临床医师。"

这一目标主要包含三层含义:

**1. 为各级医疗机构培训临床医师** 在上海市实行住院医师规范化培训的初衷是为了提高临床医师的素质和水平,更好地为上海市市民和来沪就医的患者提供更为优质的医疗服务。所以,最主要的目的就是为了打破既往没有统一规范的住院医师培训时期临床医学毕业生能力提升很大程度上取决于工作所在医院、科室的局面,给低年资医师较好的培训机会,提高临床医师整体水平,确保医疗安全,从而尽可能保证医疗服务更加公平、可及。故此,上海市实行的住院医师规范化培训采取的是"行业人"而非"单位人"的培养模式,由资质被认可的医院、科室培训医学院校毕业、有志于参加临床工作的医学毕业生,培训完成后再进入工作岗位。这样可以最大限度地消除不同单位造成的培训壁垒,保证医院和住院医师的积极性;而相对同质化的住院医师完成培训后进入各级医疗机构也有利于缩小各医疗机构临床水平差距。

**2. 注重全方位素质培养**　医学科学和社会经济水平的飞速发展,临床医师面临的病患预期和挑战也越来越高,再加上临床医师成长的必然规律所要求,为了能够将一名临床医学毕业生培养为一名合格的临床医师,住院医师规范化培训需要涵盖包括职业道德、医学理论、专业知识和临床技能等各方面的内容,任何一方面的缺失都将导致临床医师今后在临床工作和职业发展中面临难以逾越的障碍,极大威胁医疗安全和质量。

**3. 强调的是独立承担本学科常见疾病诊治工作的能力**　住院医师规范化培训针对的是刚从医学院校毕业的医学毕业生,主要是帮助其完成由书本知识转化为临床能力的过程,重点在于为其打好临床基础,使其能独立完成住院医师的工作,而非培养高级专科人才。在上海市住院医师规范化培训的各科培训住院医师细则的培训目标、培训内容和考核要求上,都体现出对临床常见多发疾病而非专科罕见疾病的诊治工作的能力要求,且强调临床水平而非科研能力。

## 二、推进思路

为了确保住院医师规范化培训工作的高效、平稳地推进,上海市主要做了以下几方面工作:

**1. 前期准备**　住院医师规范化培训对保证临床医师专业水准和医疗服务质量具有极为重要的作用,国际医学界对此已形成共识,美国、英国、澳大利亚等发达国家及我国香港、台湾地区均已建立了较为成熟的住院医师规范化培养制度,有效保证了临床医疗质量。但是,必须注意到,上海市在一个全市性的公共平台上建立"统一标准、统一考核"的住院医师规范化培训制度是一种探索,在全国属创新之举,没有可以直接照搬的经验,培训医院、用人单位和临床医学毕业生对此项工作的认知、需求也不尽相同。为了更加平稳、高效地度过改革初期,上海市卫生局做了大量酝酿和调研工作,较早启动了相关管理课题研究工作,分住院医师规范化培训支撑体系建设、质量保障体系建设和相关配套政策3个板块共16个课题,组织本市各方面专家开展研究,以更好地集全市之力,保证住院医师规范化培训的政策措施具有科学性和可操作性。

**2. 建立组织管理体系,明确职责**　为确保住院医师规范化培训工作顺利推进,上海市建立了由分管领导牵头,市发展改革委、市卫生局、市人力资源社会保障局、市教委、市财政局、市机构编制委员会办公室、市政府法制办等部门的领导和专家组成的上海市住院医师规范化培训工作联席会议(以下简称"市联席会议"),负责全市住院医师规范化培训的领导和协调工作。市联席会议下设办公室,办公室设在卫生局,负责住院医师规范化培训工作的协调。市卫生人才交流服务中心(负责招录和就业指导)和市住院医师规范化培训事务中心(负责培训、督导、考核)为执行层,负责日常工作。

为保证工作顺利、有效展开,逐步建立住院医师规范化培训的质量保障体系,上海市卫生局还成立了上海市住院医师规范化培训专家委员会,职责为:组织论证上海市住院医师规范化培训学科的调整;评议、审定各学科专家组制订的培训细则和考核办法;负责对住院医师培训及考核工作进行全程监督;组织对培训医院进行定期抽查督导,参与培训质量评估;指导、督促、协调各学科专家组的工作,发现存在的问题,及时研究对策并协助解决;负责向市住院医师规范化培训工作联席会议及有关部门反映各学科专家组的意见、要求和建议,并提出初步解决方案。

**3. 建立制度** 经过研究论证,上海市形成了建立住院医师规范化培训制度方案的基本框架,再通过座谈会等形式征求区县分管领导、区县卫生局领导、培训医院院长、医院教育部门、学校领导、带教老师、部分专家等意见和建议,逐步形成了《上海市住院医师规范化培训实施办法(试行)》主文件。2010 年 2 月,市卫生局、市发展改革委、市人力资源社会保障局、市财政局、市教委和市机构编制委员会办公室联合印发了《上海市住院医师规范化培训实施办法(试行)》(沪卫科教〔2010〕5号),标志着住院医师规范化培训制度在上海建立并正式启动。

为把工作做得更好、更细,在主文件《上海市住院医师规范化培训实施办法》出台之后,又相继下发了《上海市住院医师规范化培训医院和师资管理办法》、《上海市住院医师规范化培训和考核管理办法》、《上海市卫生局关于医学专业毕业研究生参加住院医师规范化培训年限的规定》、《上海市住院医师规范化培训劳动人事管理暂行办法》、《上海市住院医师规范化培训专项资金管理办法(试行)》等配套文件,对培训工作中的重要环节作了更明确细致的规定,确保培训工作规范、有序。

**4. 统一思想,加强宣传** 在方案征求意见过程中,由于对政策细节的不了解,在医学院校部分临床专业学生中引起了较为强烈的反响,学生普遍关注的问题集中在工资福利待遇、培训质量、培训结束后就业和方案启动时间等方面。对此,在方案设计时对社会稳定风险已有充分考虑并加以分析,然后又根据反馈意见,对方案作有针对性的调整。在方案调研、调整的同时,市卫生局、市教卫党委、市教委分别到有关高校介绍住院医师规范化培训方案的主要内容,下发宣讲提纲,学校也及时对医学生,尤其是毕业班学生进行了方案宣讲和解读,使学生从顾虑、困惑到绝大部分基本接受这项政策,学生思想逐渐趋于平稳,未发现有突出的异常情况。

为让社会和市民更多了解、支持这项措施,2009 年年底,在 1 周内连续发布 2篇新闻通稿,向中央媒体、上海市各主流媒体及新闻网站介绍上海市住院医师规范化培训工作情况。2009 年 12 月 25 日，发布《上海市住院医师规范化培训工作情况问答》新闻稿，2009 年 12 月 31 日，发布《率先在全国探索全市统一平台开展住院医师规范化培训——本市 39 所医院启动住院医师规范化培训对象招录工作》新闻稿，《解放日报》《文汇报》《新民晚报》等主流媒体均大篇幅进行报道，新闻报道达 60 余篇次，新闻发布整体效果较好。充分利用电视、电台和网络等各种媒体组织开展宣传，让社会各界、医学生更多理解和支持本市开展的住院医师规范化培训工作。2009 年 12 月 31 日晚 9:30，安排市卫生局科教处负责人参加上海新闻综合频道《夜线约见》节目，介绍住院医师规范化培训工作；2010 年 3 月 9 日中午 12:10～13:00，安排第九人民医院戴尅戎院士、市卫生局科教处负责人，参加上海人民广播电台《市民与社会》节目的直播，就住院医师规范化培训对本市医疗事业发展的影响等问题向市民进行介绍、交流；2010 年 3 月 10 日 13:00～14:00，安排瑞金医院郑民华副院长、复旦大学上海医学院外科学系主任蔡端教授和市卫生局科教处负责人做客东方网《嘉宾聊天室》，解读住院医师规范化培训政策并与网民进行充分交流。对于培训医院和毕业生共同关心、关注的问题，市卫生局编写了《关于住院医师规范化培训的若干政策解读》，在相关网站上发布。2010 年 4 月初在卫生局网站上开展在线访谈，市卫生局黄红副书记就住院医师规范化培训工作与网民进一步互动。

在整个招录期间，市卫生局多次组织召开了培训医院和有关高校就业指导部门的工作会议，沟通信息，部署工作。市联席会议办公室动态跟踪全市住院医师招录情况，招录统计数据每周一报。联席办还将市教委、各医学院校提供的应届医学毕业生信息和各培训医院的招录信息进行逐一比对分析，并将相关信息及时反馈给各高校及培训医院，充分发挥联席办作为信息枢纽的功能，对各单位的招录工作给予及时指导，并妥善处理个案，确保学生工作的稳定。

**5. 有计划逐步推进，紧缺人才重点倾斜，保证人才队伍建设平稳进行**  经过大量细致而卓有成效的准备工作，上海市于 2010 年在全市范围内正式启动了住院医师规范化培训工作并招收了第一批培训学员。2011 年 5 月，为切实做好住院医师规范化培训与医学硕士专业学位教育结合工作，上海市卫生局联合上海市教育委员会制定了《上海市住院医师规范化培训与临床医学硕士专业学位教育衔接改革实施办法》。2012 年，根据兄弟省市的要求，上海认真审视自身培训能力等方面的建设，拟推进为外地委托培养住院医师工作。

同时，为了体现住院医师规范化培训对上海市卫生人才建设的支撑作用，配合上海市卫生事业的发展规划，在招录名额制订和就业指导上，特别对康复、急诊、精神卫生、儿科等紧缺人才学科予以政策倾斜。

**6. 多方面吸取意见建议，及时调整政策**  在制订政策、进行招录和整个培训、考核、就业过程中，建立通畅的沟通、反馈制度，专家、培训医院、培训对象均可通过联系市卫生局科教处有关负责人、住院医师规范化培训事务中心或通过卫生局信访途径随时咨询政策、提出意见建议;而在各类座谈、督导工作中,专家和政策制订者也可以主动询问培训医院、临床带教和培训对象,获得有益于推进培训开展的信息。发现新问题、难点和疑点问题及时汇报,讨论并咨询相关部门后给予回复,形成书面材料。

## 三、组织架构

按照《上海市住院医师规范化培训实施办法》的要求,上海市成立了由市政府分管领导任第一召集人的联席会议,联席会议成员包括:市发展改革委、市卫生局、市人社局、市财政局、市教委、市机构编制委员会办公室、市政府法制办、申康医院发展中心等部门,统筹领导和协调推进住院医师规范化培训工作,各方通力协作,加强顶层设计,前瞻性地作好政策配套,确保制度的平稳推出和有效运行。

联席会议下设办公室,办公室设在上海市卫生局,负责执行市联席会议的决定和住院医师培训日常管理工作。联席会议办公室定期召开例会,对住院医师规范化培训工作进行阶段性总结汇报,对工作中存在的问题予以指导和协调,相关部门通过会议有效沟通,尽快解决问题,保证工作稳步高效推进。

培训涉及的5所大学/医学院和39家培训医院均成立了毕业后医学教育委员会,统一领导和协调本校(院)住院医师规范化培训工作。医学院校充分发挥对附属医院的管理职能,配合卫生行政部门统一协调、辅助培训医院的住院医师规范化培训工作,在大学平台实现优质资源共享。

为了确保培训质量,上海市成立了本市住院医师规范化培训专家委员会。专家委员会在市联席会议的领导下,对培训有关技术问题提供决策意见,负责组织论证上海市住院医师规范化培训学科的调整;评议、审定各学科专家组制订的培训细则和考核办法;负责对住院医师培训及考核工作进行全程监督;组织对培训医院进行定期抽查督导,参与培训质量评估;指导、督促、协调各学科专家组的工作,发现存在的问题,及时研究对策并协助解决;负责向市住院医师规范化培训工作联席会议及有关部门反映各学科专家组的意见、要求和建议,并提出初步解决方案。专家委员会主任会议原则上每半年召开一次,由专家委员会主任提议,主任、副主任以及主任指定的相关委员参加,分析研究住院医师规范化培训过程中的重要问题。专家委员会全体会议原则上每年召开一次,总结交流住院医师规范化培训工作的经验,研究部署下一阶段的工作。

培训标准、质控、考核等业务工作充分依靠相关社会团体。发挥行业协会、学会和相关组织的作用,承担住院医师规范化培训的专业事务管理工作。挂靠市医学会成立上海市住院医师规范化培训事务中心,负责培训、质量督导和考核工作;

市人才交流中心负责人事管理、招录和就业指导工作;市联席会议办公室委托市医学会组织各相关学科专家,根据住院医师规范化培训医院标准、培训大纲、培训考核的规定,开展培训医院评估认定、培训标准细则制订、培训过程指导和考试考核等工作。

针对住院医师规范化培训与临床医学硕士专业学位衔接工作,上海市卫生局和上海市教委共同成立领导小组,负责工作的全面实施;本市住院医师规范化培训专家和临床医学专业学位研究生教育专家共同组成专家小组,负责指导相关工作的实施;市卫生局、教委、相关高校和培训医院的管理人员组成工作小组,具体实施此项工作。

政府、行业、高校、医院四方形成合力,确保工作的深入推进(图4-1)。

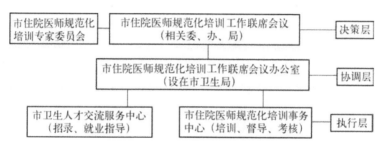

**图4-1　上海市住院医师规范化培训组织管理架构**

## 四、培训医院

培训医院是住院医师接受规范化培训的场所,《上海市住院医师规范化培训实施办法》明确规定,未经认定的医院不得开展住院医师规范化培训工作。经市卫生行政部门批准、符合条件的综合性医院或专科医院均可申报培训医院,一家医院可同时申报多个住院医师培训学科。全科医学科培训场所由综合性医院和社区卫生服务中心共同组成,由综合性医院统一申报。

培训医院的评审由市联席会议办公室,委托市医学会组织相关学科专家,依据培训医院标准,对申报医院进行评审。评审结果由市联席会议认定、公布,并报卫生部、国家中医药管理局备案。市联席会议办公室对培训医院实行动态管理,定期抽查督导,每3～5年组织一次重新认定。首批上海市住院医师规范化培训医院共认定39家。

为了加强培训医院管理,保证培训质量,市卫生局组织专家制定了《上海市住院医师规范化培训医院和师资管理办法(试行)》(沪卫科教〔2010〕13号),文件明确了培训医院的基本条件、要求和职责。培训医院须具有满足培训所需的专业设置、教学场地、教学设备、专业书籍和期刊,诊疗条件、设施(包括床位数、年收治病人数、年门急诊量、配备的专业诊疗设备等)和业务范围能够达到培训学科的标准要求。

培训医院应将住院医师规范化培训工作纳入医院发展规划,制订配套政策和措施,对培训所需设施、设备、经费、人员等给予支持和保障。培训医院要成立由院级领导任主任的毕业后医学教育委员会,统一领导、协调本院住院医师规范化培训工作,建立住院医师规范化培训质量监控、师资管理、师资培训等方面的相关管理制度,落实职能部门和具体工作人员负责住院医师规范化培训工作。

培训医院住院医师规范化培训管理职能部门要认真执行有关住院医师规范化培训管理制度,对住院医师培训计划完成情况、带教医师带教情况定期督导,对出现的问题及时解决,并将有关工作进展情况及时向本院毕业后医学教育委员会汇报。

培训学科要成立住院医师规范化培训管理小组,由培训学科主任担任组长,认真实施培训计划、审核培训登记手册和住院医师出勤情况,负责住院医师的出科考核,协助完成年度考核和结业综合考核。对于达到执业医师资格考试报名条件的住院医师,培训医院应组织其参加执业医师资格考试,并为其办理相应的执业注册手续。

培训医院带教医师是住院医师规范化培训工作的主要执行者。对按照规定完成住院医师带教任务的带教医师,培训医院可根据实际情况给予适当的带教补贴;对在指导住院医师过程中表现突出的带教医师,培训医院在评优评奖、职称晋升等方面应给予优先考虑;对指导住院医师态度不端正、带教不认真的带教医师,医院应取消其带教资格。

培训医院应将住院医师带教情况作为考核带教医师的重要指标之一,将科室住院医师规范化培训工作情况作为考核科室工作的重要指标之一,将住院医师培训管理情况作为考核本院相关职能部门的重要指标之一。培训医院上级主管部门应将住院医师培训工作情况作为考核培训医院的重要指标之一。对存在培训工作管理混乱、未按培训标准开展培训、擅自扩大培训规模、编造虚假培训记录、出具虚假考试考核成绩等情况的培训医院,市联席会议办公室可视情节轻重,给予通报批评、暂停培训资格、撤销培训资格等处理;对培训工作管理规范、培训质量优良、有创新特色的培训医院、培训学科和带教医师给予表彰和奖励。

各培训医院在每年9月底前将下一年度拟招录培训对象数报市联席会议办公室,办公室根据本行政区域内各级医疗机构临床医师需求和各培训医院的培训能力,确定下一年度各培训医院的招录计划,包括招录总数、各培训医院各学科住院医师招录数。各培训医院按下达的招录计划数,在联席会议办公室统一指导下,参照原有的招录用工方式组织招录,并将录取结果报办公室备案。

## 五、培训对象

上海市住院医师规范化培训对象为具有本科及以上学历、拟在本市从事临床工作的医学专业毕业生。培训的目标是为本市各级医疗机构培养具有良好的职业道德、扎实的医学理论、专业知识和临床技能,能独立承担本学科常见疾病诊治工作的临床医师。

培训对象在培训期间取得执业医师资格是培训考核合格的必备条件,其毕业专业必须符合执业医师资格考试临床、中医或口腔类别的报考条件。基础医学类、法医学类、护理学类、辅助医疗类、医学技术类等相关医学类和药学类、医学管理类毕业生,以及医学专业毕业、但教学大纲和专业培养方向或毕业证书/学位证书注明为非医学方向的毕业生,不可参加住院医师规范化培训。

《上海市住院医师规范化培训劳动人事管理暂行办法》(沪卫人事〔2010〕96号)明确规定,培训对象是在规定期限内接受住院医师规范化培训的从业人员,培训期间由培训医院与培训对象签订"培训暨劳动合同",培训期限为合同期限。劳动关系委托上海市卫生人才交流服务中心管理。培训结束后,合同自然终止,培训对象自主择业。培训期间培训对象作为"行业人",依法参加并享有养老、医疗、失业、生育、工伤、公积金等社会保障,享受国家法律法规规定的以及合同约定的相关福利待遇;其工资奖金按照其学历和资历情况,参照所在培训医院同类人员水平发放,其中工资、社保由市财政予以保障,奖金由培训医院承担。

在教育部、卫生部和国务院学位办的大力支持下,上海启动了住院医师规范化培训与临床医学硕士专业学位教育改革试点项目。改革试点的核心是"三个结合",即研究生入学招生和住院医师招录相结合、研究生培养和住院医师培训相结合、学位授予标准与临床医师准入标准相结合。医学专业本科毕业生通过推荐免试或全国研究生统一考试进入该项目,在培训期间具有双重身份,既是住院医师,又是硕士研究生。

## 六、培训总量估算

在2010年正式出台新型住院医师规范化培训制度之前,上海市卫生局对上海市住院医师规范化培训需求开展了相关的调研工作。调研结果显示,上海市3年累计医科高校临床类毕业生总需求约5 500人,其中西医需求约5 000人,中医约500人。

2010年年初,根据各医院的申报,上海市卫生局委托上海市医学会组成了各学科的专家委员会,根据卫生部关于培训医院的有关要求,通过书面评审、听取汇报及组织现场审核等程序对申报医院进行了评审。根据专家评审结果,经研究决定,认定 39 家医院 230 个基地为本市第一批住院医师规范化培训医院和培训基地。其中,三级综合性医院 16 家,三级专科医院 11 家,三级中医医院 4 家,二级医院 8 家。第一批住院医师规范化培训招录的专业包括内科、外科、全科医学科和各中医专科及中医全科在内,共 27 个学科,每所医院培训基地招录学科自 1 个至 15 个不等。目前上海市住院医师的培训总量分布如下:三级医院的培训能力每年能够培训住院医师约 2 000 人以上,其中含专科医院培训的 300 人左右;二级医院的培训能力每年能够培训的住院医师数目在 100 人左右。

高校的教育培训资源也为住院医师规范化培训工作注入了力量。上海市住院医师规范化培训与临床医学硕士专业学位教育衔接改革实行住院医师招录和专业学位硕士研究生招生相结合、住院医师规范化培训和专业学位硕士研究生培养相结合、临床医师准入标准与专业学位授予标准相结合。目前,上海有 4 所高等医科院校参与了该医学教育改革项目,每年根据当年具体情况制订相应的计划培训数目。2011 年,上海市卫生局根据教育部下达的研究生招生名额,为全国统考生和推免生配备了 500 个该项目招录计划。

## 七、培训学科、内容和年限

### (一)培训学科

卫生部近年颁布的《临床住院医师规范化培训试行办法》规定,培训分两个阶段:第一阶段:3 年,在二级学科范围内,轮转参加本学科各主要科室的临床医疗工作,进行全面系统的临床工作基本训练;第二阶段:2 年,进一步完成轮转,逐步以三级学科为主进行专业训练,深入学习和掌握本专业的临床技能和理论知识,最后一年应安排一定时间担任总住院或相应的医院管理工作。卫生部和国家中医药管理局规定在内科、外科、妇产科、儿科、急诊科、神经内科、皮肤科、眼科、耳鼻喉科、精神科、小儿外科、康复医学科、麻醉科、医学影像科、医学检验科、临床病理科、口腔科、全科医学科 18 个临床学科和中医内科、中医外科、中医妇科、中医儿科、中医针灸推拿、中医五官科、中医骨伤和中医全科 8 个中医学科开展。

上海市住院医师规范化培训按卫生部和国家中医药管理局的相关规定在内科、外科、妇产科、儿科、急诊科、神经内科、皮肤科、眼科、耳鼻喉科、精神科、小儿外科、康复医学科、麻醉科、医学影像科、医学检验科、临床病理科、口腔科、全科医学科、肿瘤学 19 个临床学科和中医内科、中医外科、中医妇科、中医儿科、中医针灸推拿、中医五官科、中医骨伤和中医全科 8 个中医学科开展(上海市住院医师规范化培训联席会议办公室在报请卫生部同意后,增设了肿瘤学科)。

（二）培训内容

住院医师规范化培训在培训医院的带教医师指导下,按照卫生部和国家中医药管理局培训大纲以及《上海市住院医师规范化培训标准细则》的要求,以从事临床实践技能训练为主。

**1. 思想品德和职业道德**　坚持邓小平理论、"三个代表"重要思想和科学发展观,热爱祖国,遵守国家法律法规,贯彻执行党的卫生工作方针。具有较强的职业责任感、良好的职业道德和人际沟通能力。尊重患者的合法权益。热爱临床医学事业,全心全意为人民健康服务。

**2. 公共科目**　有关卫生法律法规 12 学时,循证医学 8 学时,临床思维与人际沟通 8 学时,重点传染病防治知识 50 学时,预防医学与公共卫生 20 学时。

**3. 专业理论知识**　根据住院医师培训标准细则要求,学习有关的专业理论知识,掌握本学科基本理论,了解相关学科的基础知识。

**4. 临床技能**　掌握本学科基本诊疗技术、病历书写以及主要疾病的病因、发病机制、临床表现、诊断和鉴别诊断、处理方法等临床知识和技能。

（三）培训年限

按照卫生部的相关规定,上海市住院医师规范化培训的培训年限为 3 年。但近年来,随着我国医学研究生教育的迅速发展,研究生已成为住院医师的重要组成部分。为了使不同临床经历的医学专业研究生得到合适的住院医师规范化培训,上海市根据卫生部关于住院医师规范化培训的有关文件精神和《上海市住院医师规范化培训实施办法(试行)》,对培训年限进行了细化:本科毕业生培训年限为 3 年。硕士、博士研究生如有临床受训经历,可提出申请减少培训时间并提前参加结业综合考核。培训医院对其已有的培训经历进行能力测评,除其已培训过、并已掌握的内容外,按照"缺什么补什么"的原则为其确定个性化的培训方案。具体如下:

(1)原学习或临床工作专业与现培训专业不同的研究生均进入住院医师规范化培训第 1 年。

(2)原学习或临床工作专业与现培训专业相同或部分相同的研究生,培训医院应对其进行临床能力测评,根据临床能力测评结果决定其进入住院医师规范化培训的年限。

(3)未通过临床能力测评的研究生,均进入住院医师规范化培训第 1 年。

(4)通过临床能力测评的临床医学硕士学位(含科学学位和专业学位)毕业生,可直接进入住院医师规范化培训第 2 年。

(5)通过临床能力测评的临床医学博士学位(含科学学位和专业学位)毕业生,可直接进入住院医师规范化培训第 2 年或第 3 年。

各培训医院对毕业研究生进行认真的临床能力测评,科学确定他们进入住院医师规范化培训的年限,合理安排他们的培训内容,保证进入培训基地的毕业研究生对本学科培训细则要求内容的全面掌握,确保培训质量。

# 八、考核

建立住院医师规范化培训制度,是全面提升临床医师队伍专业技术水平的重要举措,是深化医药卫生体制改革的重要基础性工作。住院医师规范化培训的质量是住院规范化培训制度的核心,考核作为培训过程管理和指导的主要手段,可以为培训管理、培训制度或决策提供科学的信息和依据,在加强培训过程管理和不断提高培训质量中起着十分重要的作用。

考核是一个过程,是一个有严格程序、连续的系统活动过程。它是有计划、有目的地进行的。住院医师规范化培训考核以住院医师规范化培训目标为依据,以科学的考核方法为手段。

## (一) 考核的类型和方式

上海市住院医师规范化培训的考核主要分为过程考核和结业综合考核两部分。

### 1. 过程考核

(1) 公共科目考试:共设《综合知识》和《重点传染病防治知识》两个考试科目,其中《综合知识》由有关卫生法律法规、循证医学、临床思维与人际沟通、预防医学与公共卫生四个内容组成,各内容所占权重按学时数计算。公共科目考试全部采用笔试的考试方式,由上海市住院医师规范化培训工作联席会议办公室(以下简称"市联席办")委托上海市住院医师规范化培训事务中心(以下简称"事务中心")统一组织和实施。

(2) 日常记录及考核:住院医师应将每天完成的培训内容如实填入《住院医师培训登记手册》,带教医师定期审核后签字,以此作为住院医师出科与年度考核的重要内容及参加结业综合考核的依据。

(3) 轮转出科考核:出科考核是培训过程考核的重要组成部分,是保证住院医师临床培训质量的关键环节。住院医师按培训标准规定,完成每一科室轮转培训后,由培训医院相应学科的培训管理小组,按照培训考核要求组织考核。考核内容包括医德医风、出勤情况、临床培训指标完成情况、参加业务学习活动、临床综合能力等方面。其中临床能力的考核形式参照结业综合考核的方式,其中理论知识、病例考试、临床操作为出科考试的必考形式和内容。考核结果在《住院医师培训登记手册》中记录。

(4) 年度考核:由培训医院住院医师规范化培训管理部门统一组织。重点考核住院医师该年度的临床业务能力、工作成绩、职业道德和完成培训内容的时间和数量,考核结果及有关奖惩情况在《住院医师培训登记手册》中记录。

**2. 结业综合考核**　结业综合考核是住院医师在完成全部培训计划后、申请取得《住院医师规范化培训合格证书》前所进行的考核。结业综合考核是总体评价住院医师对所培训内容的掌握程度,反映住院医师规范化培训质量的一个重要指标,也是检验培训总体效果的最后也是最重要的一关。

(1)考核对象:完成所有的培训计划、通过规定的资格审核,基本符合住院医师规范化培训结业相关要求的住院医师。报考资格审核条件为:全部出勤时间符合培训计划规定的时间;《住院医师培训登记手册》填写符合要求,完整、规范;轮转出科考核全部合格;年度考核合格;通过国家执业医师资格考试;公共科目考试合格。

(2)考核时间:每年开考两次。以第一次考核为主,第二次考核为补考性质。第一次考核时间定于5～6月份;第二次考核(补考)时间定于10～11月份。

(3)考核方式:根据上海市住院医师规范化培训的有关文件精神,以及上海市住院医师规范化培训专家委员会(以下简称"专委会")制订的结业综合考核的原则,结合目前医学考试的国际通行方式,专委会决定结业综合考核以临床专业知识和临床综合技能作为考核的重点,采用客观结构式临床考核(OSCE)的方式,至少设置病史采集、体格检查、病例分析、临床操作、综合知识、心电图及X线摄片结果判读6个考站。结业综合考核所用考题均由各学科专家组根据本学科培训细则所规定的培训内容和OSCE考试的特点组织命题和审题,力求考题全面覆盖培训内容,以有效检验考生对培训内容掌握的广度和深度。

(4)考核的组织与实施:市联席办委托事务中心组织相关专家制订结业综合考核要求。事务中心会同有关高等学校和培训医院建立住院医师规范化培训考核平台,具体组织、实施住院医师规范化培训考核工作。

1)考核的实施

OSCE考核中的综合知识考站、心电图及X线摄片结果判读2个考站均采用计算机考核的方式,2个考站独立成卷,独立计分;综合知识考站、心电图及X线摄片结果判读2个考站均合格者才能参加其余考站的考核。

OSCE考核中的病史采集、体格检查、病例分析3个考站均由全市统一组织,每考站每组设2名考官,对1名考生实施考核。

OSCE考核中的临床操作考站,根据考核内容,分为手术和非手术考核两种。非手术考核的实施方式同病史采集等其他考站。手术考核由考生所在的培训医院的主管部门牵头组织,在规定的时间段内完成考核工作。实施手术考核前培训医院上报考核计划、本院考官名单,由事务中心根据专委会认定的考官名单选派外院考官共同参加手术操作考核。

2)经专委会认定的考官必须经过统一培训,相对固定。由各学科组对本学科的考官进行考核标准的培训,规范执考,确保判分公平公正。

3) 考点原则上设在医学院校、附属医院和教学医院,相对集中。

4) 凡报名补考者,必须报考全部 6 站的考核(图 4-2)。

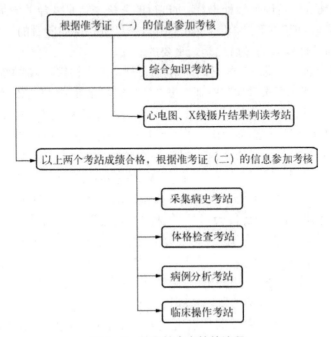

**图 4-2　结业综合考核的流程**

(5) 成绩评定:考核成绩只设合格和不合格两种结果。每个考站独立计分,满分以 100 分计。每站均通过合格分数线(60 分)者视为结业综合考核合格。考核不合格者,需重新报名参加结业综合考核的补考。

(6) 各学科《上海市住院医师规范化培训结业综合考核要求》(以下简称《结业综合考核要求》)的制定:专委会各学科组根据有关文件的规定,以《上海市住院医师规范化培训细则》(以下简称《培训细则》)为依据制定各学科的《结业综合考核要求》,作为专家命题及住院医师应考的基本依据。

考核内容的权重分配比例为:《培训细则》中要求掌握的临床基本理论和知识、学习病种、基本技能在结业综合考核中赋予的权重为 80%,熟悉和了解的专业知识和临床技能的权重为 15%,相关学科的新理论、新知识、新技术的权重不超过 5%。

## (二) 考核认定与管理

国家医师资格考试不合格者,不能报名参加结业综合考核。

出科考核、年度考核或结业综合考核不合格者,由住院医师本人提出申请,培训医院审核同意后,培训时间顺延。顺延时间最长为 1 年。两次年度考核不合格者,经联席办审查后,停止其住院医师规范化培训资格。

参加住院医师结业考核成绩合格者,颁发卫生部统一印制的《住院医师规范化培训合格证书》,名单报卫生部和国家中医药管理局备案。

（三）结业综合考核的发展趋势

（1）建立符合上海市住院医师规范化培训和技能考核要求的题库建设方案。

（2）充分利用计算机技术,进一步完善综合知识考站的计算机化考试;进一步优化临床客观结构化多站考试模式（OSCE）。

（3）逐步建立结业综合考核标准化考核基地（考点）,建立健全考务管理制度,优化考务管理流程。

（4）逐步建立考官的遴选、培训、任用制度。

（5）逐步完善题库的计算机管理软件、计算机化考核软件、考试数据采集、分析、评价软件的开发和应用。

## 九、经费保障

为确保住院医师规范化培训工作顺利开展,根据《上海市住院医师规范化培训实施办法（试行）》有关规定,培训经费按照多元化投入的原则,由政府、培训医院和用人单位等共同承担。

（一）住院医师规范化培训对象的人员经费

**1. 住院医师规范化培训对象人员经费的组成**

（1）政府承担培训对象的基本工资、津补贴、相关社会保障费用以及培训过程中发生的法律法规规定的费用。

（2）培训医院承担培训对象绩效工资的相关社会保障费用。

（3）用人单位按实际录用培训对象人数支付核定的补偿费用。

**2. 住院医师规范化培训对象人员经费的管理**　由上海市卫生人才交流服务中心负责对住院医师规范化培训对象的人员经费进行具体管理,并设立“上海市住院医师规范化培训专用账户”（以下简称“专户”）,用于住院医师规范化培训对象的人员经费核算。每年由市卫生人才交流服务中心根据专项资金开支范围编制预算,按照部门预算管理要求报市卫生局和财政局审核。

**3. 住院医师规范化培训对象人员经费的发放**　由市卫生人才交流服务中心负责为培训对象发放基本工资及津补贴等费用;由培训医院按本医院的同类人员标准发放培训对象绩效工资,联席办将对各院住院医师的绩效工资的发放情况进行督察,督察结果作为医院综合评估的重要指标。由上海市卫生人才交流服务中心负责为培训对象缴纳相关社会保障费用和代办个调税缴纳。

## (二)培训医院开办经费的支持

上海市住院医师规范化培训工作得到上海市政府领导的高度重视。沈晓明副市长在上海市医改领导小组会议上强调了住院医师规范化培训的重要性和必要性,并表示将对39家培训医院给予开办经费的支持,平均每家医院200万/年,连续补3年,经费总额达2.34亿。

开办费用于培训中硬件设施的购置。主要为培训医院添置各种教学所需的模拟设备,部分用于培训学员教室、阅览室及临床技能考核实训室等场地建设及设施购置。所购置的设备不能用于医疗创收。

## (三)培训经费分配、使用管理原则

(1)培训经费实行独立核算,专款专用,任何单位和个人不得截留、挤占和挪用。

(2)科学安排,合理配置。要严格按照实际需要,科学合理地编制和安排预算。

(3)权责明确,规范管理。培训经费管理各方权责明确,各负其责,协力加强对培训经费的管理。

上海市住院医师规范化培训工作启动以来,获得了良好的社会反响,得到了社会方方面面的大力支持,上海慈善基金会唯爱天使基金就是一个长期以来一直支持着上海市医学事业发展的社会团体。为进一步落实和推进本市住院医师规范化培训工作,激励住院医师的学习积极性,提高住院医师的专业技能,上海市卫生局和上海市慈善基金会共同设立了"优秀住院医师奖"。每年资助人民币100万元,用于表彰当年度参加规范化培训的200名优秀住院医师,奖励金额为5 000元/人。2012年上海慈善基金会唯爱天使基金再度联手上海市卫生局,共同设立上海市住院医师规范化培训"优秀带教医师奖",表彰当年度在指导住院医师过程中表现突出的带教医师。

(石珩 方吕 钟羽西 许淼)

# 第二节 上海市住院医师规范化培训工作实践

## 一、历史回顾

上海市住院医师规范化培训工作始于1988年,至今已二十余年,是全国首批开展试点的省市之一,根据当时制定的《上海市住院医师培训制度试行条例》和各临床专科《实施细则》，主要采用"单位人"分散培养模式开展此项工作。

为进一步完善住院医师规范化培训工作的制度建设，上海市卫生局和卫生部又相继颁布一系列文件，如上海市卫生局于 1989 年下发《临床专科住院医师培训的若干意见》；卫生部 1993 年颁布《临床住院医师规范化培训试行办法》，正式建立我国住院医师规范化培训制度，1995 年出台《临床住院医师规范化培训大纲》，对我国住院医师的培养提出了具体而明确的规定，1998 年颁发《临床住院医师规范化培训合格证书管理办法（试行）》，标志着我国制度化的住院医师规范化培训的开始。通过这些政策的制订和意见的落实，明确规定了住院医师规范化培训的组织领导、培训对象、培训目标、培训时间、培训方式、培训内容和要求、考核办法和要求以及日常工作，等等，使上海市住院医师培训工作从试点、推广到逐步走上规范化的道路，住院医师规范化培训合格成为上海市所有二、三级医院住院医师晋升主治医师的必备条件，至 2009 年已有 123 家二级以上医院开展了住院医师规范化培训工作，涉及 21 个专业，每年全市有 1 000 余名医学毕业生参加住院医师培训。

2000 年上海市在全国率先启动全科医师规范化培养试点工作；2004 年实行社区全科医师培养 3 年行动计划，并确定了全科医师临床培训基地和社区实习基地；2006 年又率先开展面向全国招生的全科医师规范化培训工作；2007 年颁布上海市首个全科医师规范化培养试行办法及培养细则，为日后上海市住院医师规范化培训制度的改革提供了经验。

经过 9 年的实践和总结完善，2009 年上海交通大学医学院附属瑞金医院、复旦大学附属中山医院等相继开展了面向全国公开招录的住院医师规范化培训试点工作，为上海市全面推进住院医师规范化培训工作进行了有益探索。

2010 年年初，根据《中共中央、国务院关于深化医药卫生体制改革的意见》中"建立住院医师规范化培训制度"的总体要求，结合卫生部有关住院医师规范化培训的规定，上海市作为全国公立医院改革试点唯一的省级单位，制定了《上海市住院医师规范化培训实施办法（试行）》及其配套的规范化管理文件，全面推行住院医师规范化培训制度。上海市规定从 2010 年起在全市范围内实施住院医师规范化培训制度，要求医学院校毕业生必须接受为期 3 年的以临床技能训练为主的培训并经考核合格后，才能够到本市各医疗机构的临床岗位就业，即以获得住院医师规范化培训合格证书作为临床岗位聘任和晋升临床医学类中级专业技术职称的必要条件之一。

2010 年 10 月，为了贯彻落实《国家中长期教育改革和发展规划纲要（2010—2020 年）》，根据《教育部关于开展研究生专业学位教育综合改革试点工作的通知》（教研函〔2010〕1 号）精神，上海市又正式启动教育部批准实施的 23 项教育体制综合改革项目之一的"临床医学硕士专业学位研究生教育综合改革试点"，其核心是将临床医学硕士专业学位教育与住院医师规范化培训紧密结合，以培养高层次应用型临床医学专业人才。

## 二、住院医师规范化培训试点

1988 年,我国开始在一些省、市进行了住院医师规范化培训试点工作。上海市作为试点城市之一,开始实施住院医师规范化培训制度,制定了《上海市住院医师培训制度试行条例》和各临床专科的《实施细则》;建立了上海市住院医师规范化培训的管理网络、考试机构,编写了培训的指导丛书;对每一门培训课程,制订了《考试大纲》,组织了市级理论辅导与考试;各医院制定具体住院医师规范化培训计划,使医学生毕业后能得到一定程度的规范化临床知识与技能培训。

1993 年,卫生部《关于实施〈临床住院医师规范化培训试行办法〉的通知》中指出:实施住院医师规范化培训,是培养临床医学人才,提高临床医疗工作水平的重要措施之一,同时也是我国毕业后医学教育的重要组成部分。此后卫生部科技教育司组织了北京医科大学、上海医科大学、中国协和医科大学等单位的有关临床医学专家,编写了《临床住院医师规范化培训大纲》。1995 年颁布了《临床住院医师规范化培训大纲》。为更好地贯彻《试行办法》,保证培训质量,上海市制定了《上海市内、外科住院医师临床专业技能考核指标与考核方法(试行稿)》,医院参照上述《试行稿》制订各科临床专业技能考核指标与考核方法,并在上海市三级及二级医院中试行《试行稿》,上海市住院医师培养制度的一个特点是采取学分制,有比较明显的量化指标及考核办法。经过半年的试行,医师、主任医师及管理干部对《试行稿》进行评价并提出修改意见。经有关专家的共同努力,《试行稿》完善后推广应用,并扩展至其他学科。

经过多年的实践,住院医师规范化培训在实施过程中取得了一定的效果。但是,住院医师规范化培训制度的改革是一个系统工程,涉及整个卫生系统医师队伍的培养、使用、考核体系,它的成功推行依赖于卫生系统人才培养与管理体制的和谐,取决于卫生行政部门、医学会及医院的认知程度,也受到卫生系统之外的环境因素影响。

根据《中共中央、国务院关于深化医药卫生体制改革的意见》中提出的"建立住院医师规范化培训制度"的总体要求,结合卫生部有关住院医师规范化培训的规定,上海市把建立住院医师规范化培训制度作为贯彻落实国家医改方案的四项基础性工作之一加以重点推进。上海市开始探索在全市的公共平台上,建立统一标准规范和考核评估的住院医师规范化培训制度。

在 2009 年年初的全市卫生工作会议上,市领导就要求把住院医师规范化培训制度作为上海市贯彻落实国家医改方案的 21 个调研课题之一。同年 8 月,成立上海市住院医师规范化培训工作推进小组,由市政府副秘书长和市卫生局局长任组长,成员包括市卫生局、市人保局、市教委、市财政局、市政府法制办、市机构编制委员会办公室和市发展改革委等部门的分管负责同志和相关处室负责同志。

2010 年,上海市建立了住院医师规范化培训工作联席会议;出台了《上海市住院医师规范化培训实施办法(试行)》主文件和若干具体操作性文件,包括《上海市住院医师培训医院和师资管理办法(试行)》、《上海市住院医师培训和考核管理办法(试行)》、《上海市卫生局关于医学专业毕业研究生参加住院医师规范化培训年限问题的通知》、《上海市住院医师规范化培训期间劳动人事管理办法》等。组织修订、编写教材;确定 2010 年住院医师规范化培训经费预算,并较好完成了 2010 年招录工作。

## 三、试点建设中的关键问题和政策操作

### (一)建立正规的培训机构和统一的考核指标

我国现有大量需要接受住院医师规范化培训的医师。但是,在全国范围内还未建立起经国家认可的住院医师培训机构,由于各地区培训标准和培训质量不统一,受培训基地结构、规模的限制,如病例数量不够、病种不全、住院医师实际操作的机会少等问题,不同级别医院水平不同,以及同一医院专业发展不平衡等问题,限制了住院医师更好地获得临床知识与技能。而综合性医院在某些专科方面缺乏有经验、实践能力强的带教教师。同样,专科医院的医师在综合能力方面也存在很大的缺陷,缺乏各医院之间必要的沟通。造成基层医院和上级医院的医生水平相差悬殊。多年来各地的住院医师培训大多以卫生部颁布的《临床住院医师规范化培训大纲》为蓝本各自施行,缺乏权威机构统一的行业标准,使考核工作不够规范甚至流于形式。

2010 年 8 月,《上海市人民政府办公厅关于成立上海市住院医师规范化培训联席会议的通知》:为了进一步做好上海市住院医师规范化培训工作,由市政府及有关部门领导和专家组成的联席会议统筹领导和协调推进,联席会议下设办公室,负责执行市联席会议的决定和住院医师培训日常管理工作。联席会议办公室下设两个办事机构,一个设在市卫生人才交流服务中心,负责人事管理、招录工作;一个设在市医学会,负责培训、考核和质量督导工作。

2010 年,为进一步加强本市住院医师规范化培训质量管理,市卫生局组织专家制定了《上海市住院医师规范化培训和考核管理办法(试行)》。要求各培训医院应严格按照培训标准组织考核。市联席会议办公室委托市医学会组织相关专家对培训医院培训质量及出科考核、年度考核情况进行检查。对弄虚作假者进行相应的处罚,情节严重者取消其培训住院医师的资格。

## （二）建立健全系统培训制度

美国、英国、澳大利亚等发达国家及中国香港、台湾地区均已建立了政府主导的、较为成熟的住院医师规范化培养制度，有效地保证了临床医师的医疗服务质量。建立健全系统住院医师规范化培训制度，坚持住院医师规范化培训制度，为基层源源不断培养和输送合格的医学人才，是政府、医院、医师、患者四方收益的长远之举和利民之策。

上海市住院医师规范化培训制度的主要内容包括：① 培训对象，为具有本科及以上学历、拟在本市医疗机构从事临床工作的医学毕业生；按照培训要求，培训医院的带教医师以临床实践技能训练为主，对住院医师进行培训，本科毕业生培训时间为 3 年，毕业研究生根据其已有的临床经历，通过临床能力测评可相应减少培训时间。② 形成市政府领导的管理机制，建立分管副市长牵头，市政府有关部门领导和专家组成的联席会议，加强统筹领导和协调推进。③ 制订培训医院标准，按卫生部和国家中医药管理局确定的 19 个临床学科和 8 个中医学科开展，培训医院由市有关部门实施统一认定并进行动态管理，目前认定了首批 39 个培训医院。④ 培训对象招录，培训医院提出拟招录培训对象数，市联席会议办公室统筹安排各培训医院的招录计划数，由培训基地根据下达的招录计划名额，在全市招录平台上统一招录，并将录取结果报市联席会议办公室备案。⑤ 劳动人事管理，由培训医院与培训对象签订培训暨劳动合同，劳动关系委托市卫生人才交流服务中心管理；其工资、奖金和福利待遇参照培训医院同类人员水平发放，依法缴纳各项社会保障金，培训年限计入工龄。⑥ 经费保障，按照政府、培训医院和用人单位共同分担的原则，政府主要承担开办、运行经费和培训对象基本工资保障经费等；培训医院承担培养对象的绩效奖金等；用人单位按照培训成本出资补偿。⑦ 培训效用，取得执业医师资格是培训考核合格的必备条件；根据培训与考核要求，培训医院组织培训对象的出科考核和年度考核，市联席会议办公室委托市医学会统一组织公共科目考试和结业综合考核，考核结果作为取得住院医师规范化培训合格证书的依据。⑧ 培训合格对象的学位衔接，对本科毕业经过 3 年规范化培训的人员，取得住院医师规范化培训合格证书并符合申请学位条件者，可以向有关学位授予单位申请临床医学硕士专业学位。

## （三）建立健全经费保障体系

临床医师培养质量关系中国整体医疗水平，政府加大财政投入，建立住院医师培训基金，主要用于住院医师培训基地建设以及培训学员的工资及福利补贴等，为住院医师提供良好的学习条件，是保障住院医师规范化培训可持续性的关键。

上海市卫生局和市财政局对今后 3 年住院医师培训所需经费进行了初步测

算。2010 年住院医师规范化培训经费预算分三部分,第一部分是急需到位的启动经费;第二部分是培训医院开办经费,按照平均每院 200 万元标准(根据各院招生计划数进行了调整),由各培训医院编制预算;第三部分是住院医师工资、社保经费。

### (四)完善人事管理,实行竞争淘汰制

实现"单位人"向"行业人"的过渡。目前在培训基地里接受培训的人员是来自单位的"单位人",而住院医师培训的理想状态是"行业人"来参加培训。医学生毕业后先不参加分配,而是先去参加考试,培训医院择优录取,培训合格后再参加分配。这有助于医师培训质量的提高,帮助住院医师把精力放在提高临床能力上,而不像"单位人"那样因为本科室的工作而影响培训。

上海市探索的住院医师规范化培训新模式,面向社会招收毕业生,使其以"社会人"身份参加规范化培训,考核合格后由医院和医师再度进行双向选择确定去向,进行二次分配。这种竞争淘汰机制,使培训医师有危机感,利于提高临床医师规范化培训质量和选拔人才。

要做好学生工作和维护社会的稳定。2010 年实施培训制度,则 2010 届医学毕业生将不能直接与医院签订就业协议,而需要在完成为期 3 年的规范化培训后再自主择业,可能会造成临床医学专业学生的心理波动。市卫生局配合市教委做好政策宣传和就业衔接工作,确保平稳过渡和社会稳定。

培训合格证书的效用。培训制度实施后,新任临床医师必须经过培训并取得合格证书,但设置人员准入条件缺乏《执业医师法》这一上位法的支持。建议与现行的岗位聘用制度相衔接,规范公立医疗机构的用人行为,将住院医师规范化培训合格证作为公立医疗机构临床医师岗位聘用和晋升中级专业技术职称的基本条件之一。

(邵洁 刘艳 蒋莹)

# 第三节 上海市全科医师规范化培训

## 一、上海市开展全科医师培训工作回顾

上海市自 1988 年开始进行住院医师规范化培训试点,是全国首批开展试点的省市之一。当时的试点工作仅在一些高等医学院的附属医院中进行,各医院按照自己的培训计划对住院医师进行培训,毕业生进入医疗机构以职工身份在本单位

接受培训,培训结束后仍留用在本单位。1994 年,复旦大学附属中山医院成立全科医学科,开始对全科住院医生进行培养工作。这是国内最早在三级教学医院内设立的全科医学科,开创了我国三级甲等医院建立全科医学科之先河。1998 年起,复旦大学附属中山医院全科医学科陆续为上海市区县卫生局开展全科医学培训工作,先后为徐汇区、松江区共百余人进行了全科医师岗位培训工作。2000 年 6 月,经过激烈竞争,美国中华医学基金会(China Medical Board,CMB)批准了复旦大学附属中山医院的"全科医学在中国的发展"项目,总经费为 51 万美金。同年 12 月,复旦大学附属中山医院全科医学科正式启动该项目,面向全国招收有志于从事基层卫生服务的医生进行为期 4 年的全科医学规范化培训。至 2009 年该项目结题,先后共有 191 名学员参加了该项目的培训,分别来自河北、安徽、杭州、湖南、新疆、云南等地,161 名学员获得了规范化培训结业证书,其中 32 名学员还参加了内科学硕士课程班的学习并获得了内科学硕士课程班结业证书。

在规范化培训方案方面,经历了两个时期:2000～2004 年的 4 年期培训以及之后的 3 年期培训。1999 年,为贯彻落实《中共中央、国务院关于卫生改革与发展的决定》,加快发展我国全科医学教育,建设一支以全科医师为骨干的高素质的社区卫生服务队伍,卫生部颁布了《全科医师规范化培训试行办法》(卫科教发〔1999〕第 610 号)。试行办法规定:全科医师规范化培训的培训对象为应届或往届的具有大学学士学位的医学毕业生。培训时间为 48 个月,内容包括三个方面:3 个月的全科医学相关技术、理论集中学习,33 个月的医院有关科室轮转以及 12 个月的社区轮转学习。学员在完成三个阶段的培训任务,各阶段考试考核均合格后,经各省、自治区、直辖市卫生厅(局)审核,发给卫生部统一印制的全科医师规范化培训合格证书和复旦大学继续教育学院颁发的全科医学规范化培训结业证书。

2004 年,为进一步深化卫生改革,全面推进社区卫生服务,上海市卫生局开始实施"社区全科医师培养三年行动计划"。计划用 3 年时间(2004.9～2007.8),实现上海市社区卫生服务中心临床医生全部具有大专或本科学历,全科医师占临床医师总数的 50%,全科医师总数达到 3 500 名的目标,在本市建立系列完整、人员充足、质量可靠的社区全科医师队伍。上海市卫生局要求对 2003 年以后进入社区卫生服务中心工作、具有临床医学本科学历的医师,委托复旦大学附属中山医院全科医学科按卫生部规范化培训大纲开展为期 4 年的全科医师规范化培训。

复旦大学附属中山医院全科医学科根据上海市具体情况,在既往培训的基础上,调整了全科医师规范化培训大纲及教学计划。把原来的 4 年培训周期改为了 3 年(36 个月),其中理论课 2 个月,医院轮转 27 个月,社区轮转 7 个月。这和 2006 年卫生部修订版的《全科医师规范化培训大纲(试行)》的规定不谋而合。来自上海市 36 家社区卫生服务中心的上海市全科医学规范化培训第一批 57 名学员以及来自云南、新疆的 8 名外省市学员(CMB 项目第五期)于 2004 年 9 月起在复旦大学附属中山医院开始了为期 3 年的全科医学规范化培训。该项目在实施过程中,发现针对已经在社区工作的"单位人"进行的规范化培训,因其培训周期长,长期不能在岗工作,受到社区卫生中心主任的消极抵制,且受训的"单位人"因工资待遇以及岗位晋升等具体问题而不能安心接受培训。

针对 2004 年以来全科医师规范化培养工作中突出存在的"工学矛盾"、"生源不足"等问题,上海市卫生局决定创新培养模式,采用"社会化管理"的模式进行全科医师规范化培养。2006 年 6 月,上海市卫生局印发《上海市全科医师规范化培养指导意见》,规定从 2006 年起,由市卫生局面向全国招收愿意在上海从事社区卫生服务工作的高等医学院(校)临床医学专业近两年本科毕业的医师或应届本科毕业生,对他们进行统一培训、统一管理。招生及培养工作在市卫生局指导下由上海市卫生人才交流服务中心和上海市全科医学教育培训中心根据本市社区卫生服务中心的实际需要组织实施。培养方案依然为 3 年。培养内容依据卫生部修订版《全科医师规范化培训大纲(试行)》安排。培养主要在全科医学培养基地内进行,培养基地分临床培养基地和社区培养基地。培养基地由市卫生局组织相关专家,根据卫生部及上海市关于培养基地的基本要求进行评定。培养基地实行动态管理,每 3～5 年进行一次重新评定。劳动人事管理:受训人员在培养期间由上海市卫生人才交流服务中心进行劳动人事管理,双方签订劳动合同。外省市受训人员录取后由上海市卫生人才交流服务中心统一向市人事局办理上海居住证。培养经费:培养经费按照市、区政府与用人单位共同负担的原则筹集。受训人员规范化培养结束后安排到各社区卫生服务中心担任全科医师,由用人的社区卫生服务中心支付一定的培养成本,收回的成本将作为流动经费滚动用于新一轮全科医师规范化培养。

为了更广泛地开展全科医师规范化培训,2006 年 5 月,上海市卫生局委托复旦大学附属中山医院对上海交通大学医学院附属新华医院、上海交通大学医学院附属仁济医院的 21 位医师进行了全科医学师资培训,随后,上海交通大学医学院附属仁济医院、上海交通大学医学院附属新华医院加入了 2006 年的上海市全科医师规范化培训工作。2006 年 9 月上海市全科医学规范化培训第三批学员招生 35人,学制 3 年。这是上海市卫生局首次面向全国招生全科规范化培训学员,开展以社会人模式的全科医师规范化培训。2009 年 8 月,32 人结业。

2007 年 2 月,根据《上海市全科医学临床和社区培训基地基本要求》(沪卫科教〔2003〕8 号)和专家评估意见及申报单位的整改情况,上海市卫生局认定复旦大学附属中山医院、上海交通大学医学院附属仁济医院、上海交通大学医学院附属新华医院为上海市全科医师规范化培养第一批临床基地,黄浦区老西门、卢湾区瑞金二路、徐汇区华泾、静安区石门二路、静安区曹家渡、长宁区新华、普陀区长征、闸北区彭浦、虹口区曲阳路街道、虹口区广中、杨浦区四平、宝山区友谊、闵行区江川、浦东新区潍坊、金山区石化 15 家社区卫生服务中心为上海市全科医师规范化培养第一批社区基地。2007 年 4 月,卫生部开展专科临床基地认定工作,经过卫生部专家的书面和实地评审,复旦大学附属中山医院、复旦大学附属华山医院、上海交通大学医学院附属瑞金医院通过了卫生部全科医学临床培训基地的验收工作。截至 2012 年 3 月,上海市共认定了 11 家全科医师规范化培养临床基地、30 家社区培训基地。

为加快培养一支适应社区卫生工作特点的全科医师队伍,经上海市人民政府批准,经市政府办公厅同意,2007 年 8 月市卫生局会同市财政局、市人事局、市劳动和社会保障局共同制定并印发了《上海市全科医师规范化培养试行办法(2006—2010 年)》。《上海市全科医师规范化培养试行办法(2006—2010 年)》规定了全科医师规范化培养的培养目标、培养机构、培养对象、培养规模、培养方式、组织管理、考核制度等内容,并重点突出了学员待遇和经费保障,使上海市的全科医师培养工作有了制度和政策保障。《培养办法》明确规定:至 2010 年,上海将面向全国招生,培养 1 000 名全科医师。培养时间为 3 年,按卫生部制定的《全科医学专科细则》和市卫生局组织制定的《上海市全科医师规范化培养教学大纲》开展系统规范培训。培养对象在培养期间享受生活补贴,第一年每人每月 1 600 元(含税、不含个人缴纳社会保险费),以后每年按 12% 幅度递增。学员培训结束,凡到中心城区社区卫生服务中心工作并签订 5 年及以上合同,工作满 3 年并经考核合格者,给予 12 000 元奖励;工作满 5 年并经考核合格者,再予奖励 10 000 元;凡到宝山、闵行、浦东偏远地区及崇明、奉贤等郊区县社区卫生服务中心工作并签订 5 年及以上合同,工作满 3 年并经考核合格者,给予奖励 18 000 元;工作满 5 年并经考核合格,再予奖励 20 000 元。经费保障:根据公共财政与分级管理要求,全科医师培养经费分别纳入市、区县两级财政预算,由市、区县财政按规定予以保障。上海市对参加培养学员的培训费用、生活待遇、保险待遇均由政府予以全额资助。

《上海市全科医师规范化培养试行办法(2006—2010 年)》一出台就受到了各界的关注,吸引了来自全国各地的 400 余名学生报名。为保证生源质量,上海市卫生局设置了资格审查、笔试和面试等环节。

2007 年 9 月,上海市规范化培训第四批 60 名学员开始在复旦大学附属中山医院、上海交通大学医学院附属仁济医院、上海交通大学医学院附属新华医院全科基地和相应的社区基地接受培训,2010 年 8 月,54 人结业。2008 年 9 月,全上海市招收规范化培训第五批学员共 150 人,分别在上海市 11 家临床基地和对应的社区接受培训,2011 年 8 月,结业人数为 120 人。2009 年 9 月,上海招收规范化培训第六批学员 128 人,培训期间已有 31 人因种种原因退出培训,有 97 人参加 2012 年的结业考试。

为提高全科医师规范化培养的质量,在总结多年培训经验的基础上,上海市卫生局组织有关全科医学专家根据卫生部 2006 修订版《全科医师规范化培训大纲(试行)》制定了《上海市全科医师规范化培养手册(临床医学培训篇)》、《上海市全科医师规范化培养手册(社区卫生服务培训篇)》、《临床医学培训考核录》、《社区卫生服务培训考核录》、《上海市全科医师规范化培养基地建设标准》和《上海市全科医师规范化培养考核管理办法》、《学员人事管理规定》等教学和人事管理文件,真正规范了全科医师培训的过程管理。

从2008年上海市第一批全科专科医师规范化培养学员毕业综合考试开始,已经连续3年对全科专科医师规范化培养学员进行临床技能的综合考核。毕业综合考试由复旦大学附属中山医院全科医学科主办,上海交通大学医学院附属仁济医院和上海交通大学医学院附属新华医院协办,得到了上海市卫生局和上海市全科医师培训中心领导的关心和支持。考试的考官由复旦大学附属中山医院、上海交通大学医学院附属仁济医院和上海交通大学医学院附属新华医院的全科专家共同组成,考试采用客观结构化临床考试(OSCE)的方式,彻底改变了既往注重理论成绩、单纯考笔试的方法,全面地考核了学员的临床实战技能。考试设有标准化患者的接诊、病历书写、病史汇报与分析、医患沟通、心电图和胸片分析、基本临床技能考核等多个环节,内容涵盖高血压、冠心病、糖尿病、慢性阻塞性肺疾病(COPD)、发热、胸痛、腹痛等社区常见病和症状。全科已成为上海市第一个针对住院医生培训学员进行临床技能综合评估的学科。

截至2012年3月,目前在上海市接受全科医师规范化培训的全部学员共计354人,其中绝大部分在上海市各社区卫生服务中心工作,且相当一部分学员已成为所在社区卫生服务中心的业务骨干。

(王健　祝墡珠)

## 二、住院医师规范化培训制度下的全科医师培训

上海市自1988年开始住院医师规范化培训试点,是全国首批开展试点的省市之一,至今已经历了二十余个年头。在这二十余年间,明确规定了住院医师规范化培训的组织领导、培训对象、培训目标、培训时间、培训方式、培训内容和要求、考核办法和要求以及日常工作等,使上海市住院医师培训工作从试点、推广到逐步走上规范化的道路。2009年初,《中共中央、国务院关于深化医药卫生体制改革的意见》中明确提出"建立住院医师规范化培训制度",为上海市建立住院医师规范化培训制度提供了政策和制度的依据。2009年6月,在《国家中长期人才发展规划纲要(2010—2020年)》中又明确提出,在全民健康卫生人才保障工程中,应"开展住院医师规范化培训工作,支持培养5万名住院医师"。结合上海卫生工作的现状和发展需求,在卫生部的关心支持下,上海市把建立住院医师规范化培训制度作为贯彻落实国家医改方案的基础性工作之一加以重点推进。2010年,上海市全面建立了规范的住院医师培训制度。医学生毕业后要经过3年的住院医师培训,才能被

医疗机构聘用作为临床医生。住院医师规范化培训分两个阶段,第一阶段为 3 年,住院医师在综合性医院的相关科室进行轮转培训;第二阶段为 2 年,住院医师进入专科接受二级学科或三级学科的培训。实践证明,住院医师规范化培训是使住院医师在短期内达到较高水平的一种高效、经济、规范的毕业后医学教育模式。住院医师规范化培训也是国际公认的医学生成长为合格临床医师的必由之路,在我国当前深化医药卫生体制改革的关键时刻,建立住院医师规范化培训制度是加强临床医师队伍建设、更好地满足群众基本医疗需求、有效缓解看病难问题的迫切需要。

从 2000 年开始,上海进行全科医生规范化培养的探索,在全国率先实行全科住院医师规范化培养管理和保障新模式,即面向全国招收应届毕业生参加培养,对培养对象实行社会化管理,目前已取得了明显的效果,受到基层医疗单位的欢迎。为了贯彻落实全国和上海社区卫生工作会议精神,进一步深化卫生改革,适应社区卫生服务模式转变的需要,上海市卫生局决定加快社区卫生服务中心的全科医师规范化培养步伐,面向全国招收临床医学专业本科毕业生,经过 3 年的全科医师规范化培养后,充实社区卫生服务中心的全科医师队伍。所以从 2010 年起,上海市卫生局将全科医师规范化培训纳入住院医师规范化培训进行统筹考虑,未经培训的人员不得从事全科岗位工作;参加培训的本科学历人员和临床医学硕士专业学位并轨。建立全科住院医师规范化培训制度对提高基层临床医师队伍的实际诊断和治疗能力乃至整体技能水平和确保临床医疗质量具有极为重要的作用,可以有效引导基本医疗下沉到基层,充分发挥全科医师作为"健康守门人"的作用。

2010 年开始根据上海市卫生局制定的《上海市住院医师规范化培训细则(全科医学专科)》对全科医生进行培训,在此期间做了以下工作:

**1. 面向全国招生** 全科医师规范化培训的招录对象面向全国,愿意在上海市从事社区卫生服务工作的高等医学院校临床医学专业本科毕业 2 年内的临床医师或本科及以上学历的应届毕业生。

**2. 编写培训手册** 为保障全科医师规范化培养质量,在总结多年培训经验的基础上,在上海市卫生局的领导下,上海市全科医学教育培训中心组织专家在卫生部《全科医师规范化培训大纲》的基础上研究,制定了《上海市全科医师规范化培养细则》、《上海市全科医师规范化培养手册(临床医学培训篇)》、《上海市全科医师规范化培养手册(社区卫生服务培训篇)》、《临床医学培训考核录》、《社区卫生服务培训考核录》、《上海市全科医师规范化培养基地建设标准》和《上海市全科医师规范化培养考核管理办法》,作为上海市开展全科医师规范化培养的主要依据,使上海市的全科医师规范化培养逐步走上制度化管理的轨道。

**3. 统一培训方式** 在卫生部有关文件基础上制定的上海市全科医师规范化培养办法和《上海市住院医师规范化培养细则(全科医学专业)》,规范了上海市全科医生的培训方式。上海市全科医学教育培训中心还制定了《上海市全科医师规范化培养考核管理办法》,有效地保证了上海市全科医师规范化培养的质量。整个培养周期为3年,培训内容分三个部分,即全科医学相关理论、临床科室轮转、社区实习。前两个阶段在临床基地进行,最后一个阶段在社区基地进行。

全科医学相关理论学习时间为3个月,采取集中授课和自学的方式进行。理论学习的课程包括全科医学概论、医患关系与医学伦理学、社区预防保健、康复医学、临床心理咨询、卫生统计和流行病学原理与方法、科研设计与论文撰写及社区卫生服务管理。临床科室轮转时间为26个月。轮转科室包括内科、外科、儿科、妇产科、急诊科、传染科、精神科、康复科、五官科、眼科及皮肤科,同时学员在临床科室轮转期间可根据需要自行选择影像科、口腔科或中医科作为选修科室进行轮转。在轮转期间,学员参加"临床培训基地"中的主要临床三级科室和相关科室的医疗工作,进行临床基本技能训练,同时学习相关专业理论知识。此外,在医院轮转期间,每周安排不少于半天的集中学习,以讲座、教学研讨会与案例讨论等方式,学习全科医学相关问题与相关学科新进展。同时每月安排1天到社区基地参与社区卫生服务工作和教学活动。社区培训基地实习时间为7个月。要求学员在社区培训基地工作,并在指导教师的指导下开展全科医疗和社区卫生服务工作。社区培训基地安排经过师资培训合格的医师,实行一对一带教,培训形式有讲课、示教、案例讨论、教学研讨会、社区调查、科研等。通过学员直接参加社区全科医疗诊疗实践和患者管理活动,使其树立以人为中心、以家庭为单位、以社区为基础的观念,培养为个体与群体提供连续性、综合性、协调性服务的能力,与服务对象沟通并建立良好医患关系的技巧;训练社区卫生服务综合管理和团队合作的能力,以及结合实际工作发现问题、开展科研的基本素质;掌握重点人群的特殊预防保健问题。

**4. 认定培训机构**　2010年,上海市卫生局认定15家医院为第一批全科住院医师规范化培训基地,分别为复旦大学附属中山医院、上海交通大学医学院附属仁济医院、上海交通大学医学院附属新华医院、复旦大学附属华山医院、上海交通大学医学院附属瑞金医院、同济大学附属同济医院、复旦大学附属金山医院、第二军医大学第一附属医院及第二附属医院、华东医院、上海交通大学医学院附属第一人民医院、上海市第十人民医院、上海市第六人民医院、上海交通大学医学院附属第三人民医院及闸北区中心医院。2011年,上海市卫生局在原有15个全科住院医师规范化培训基地的基础上,认定上海市市第五人民医院、杨浦区中心医院、徐汇区中心医院3家医院为本市第二批全科住院医师规范化培训基地。另外,上海市卫生局同意3家二级医院挂靠三级医院招录,分别为嘉定区中心医院和公利医院挂靠仁济医院招录全科医学科住院医师,松江区中心医院挂靠上海市第一人民医院招录全科医学科住院医师。2011年11月,在原来18个培训基地+3(挂靠)的基础上,上海市卫生局又认定4个新的培训基地为第三批全科住院医师规范化培训基地,分别是上海市东方医院、普陀区中心医院、上海交通大学医学院附属第九人民医院及奉贤区中心医院,使全科住院医师规范化培训基地数增加至 22 个。

2011 年 5 月,为进一步推进和规范本市住院医师规范化培训工作,更好地发挥全市各级医疗机构的优质教学资源,上海市卫生局组织相关专家开展了本市住院医师规范化培训教学基地的评审工作,并认定瑞金医院卢湾分院、中山医院青浦分院及肺科医院为首批全科住院医师规范化培训的教学基地,这三所医院对口的培训医院分别为上海交通大学医学院附属瑞金医院、复旦大学附属中山医院及上海市第十人民医院。2011 年 12 月又认定南汇中心医院、新华医院崇明分院为第二批教学基地,对口的培训医院为华山医院和新华医院。

上海市全科医师规范化培养临床基地和全科医师规范化培养社区基地数量由市卫生局每年进行评估而增减,以与培养学员数量相适应。临床基地和社区基地每年 12 月向市卫生局提交建设运行年度报告,市卫生局和有关部门每年对各临床基地和社区基地进行考核,每 3 年进行一次重新认定。为了加快上海市全科医生规范化培养基地建设,上海市卫生局还制定了《上海市全科医师规范化培养基地建设标准》,作为各基地建设的参考和依据。

**5. 统一考核与评估** 全科学员在规范化培训期间需参加多种形式的考核和评估,包括轮转考核、出科考核、年度考核、阶段考核、综合考核及卫生局举办的考核。轮转考核是住院医师每轮转完一个科室(或 3 个月),由该科住院医师考核小组负责人主持,按照轮转科室培训的实施细则要求,对住院医师在本科室轮转期间的学习和工作情况进行考核。考核内容包括政治思想、医疗道德、工作作风、临床实践时间、专业技能(病史质量、带教质量、临床能力、门急诊诊治病种、诊断性操作、手术名称和次数)、轮转收获体会等。并经科室主任审核后在培训轮转表(或手册)上记录。当学员轮转完一个科室后,必须参加出科考核,由科室考核小组负责人围绕轮转科室应掌握的基础理论、基本知识、基本技能出相关考题,并将考试成绩作记录。而年度考核则是每年对住院医师进行一次较全面的年度考核,由科室负责住院医师培训考核小组负责人组织考核。考核内容应包括职业道德、劳动纪律、工作责任性、临床能力、带教能力、病史书写、译文(综述、论文)等。规范化培训学员在第三年结束时必须参加由医院和科室组织的阶段考试。考试内容包括临床理论、专业外文、手术或操作、辅助检查、病例分析等。完成全部培训项目后,由教育处负责对住院医师培训期间的全面情况进行综合考核(审核),考核合格者可取得住院医师规范化培训合格证书。此外,所有参加规范化培训的学员还需参加由上海市卫生局统一组织的临床理论和专业技能考试。

考核结果分为合格与不合格。参加住院医师结业考核成绩合格者,颁发卫生部统一印制的《住院医师规范化培训合格证书》。出科考核、年度考核或结业综合考核不合格者,由住院医师本人提出申请,培训医院审核同意后,培训时间顺延。顺延时间最长为 1 年。两次年度考核不合格者,市联席会议办公室经审查后,停止其住院医师规范化培训资格。

**6. 加强师资建设**　上海市全科医师规范化培养中,缺乏全科师资、以专科师资带教全科医生、社区全科师资力量薄弱,是整个培训工作面临最大的问题。为了改变这一状况,上海市卫生行政部门和各有关教育培训单位做了大量的基础工作,从全科理念开始,对全市临床基地和社区基地的相关管理人员和教学秘书、承担培训任务的带教师资开展了较大规模的培训。为提高各培养基地师资带教水平,保证全科医师培养质量,2008 年上海市卫生局依托复旦大学附属中山医院成立了上海市全科医学师资培训中心,承担临床基地和社区基地的师资培训任务,定期对临床基地和社区基地的带教师资、管理干部和行政领导进行培训,深化了他们的全科医学理念,提高了各基地管理和带教水平。2008~2011 年,上海市全科医学师资培训中心针对临床培训基地和社区培训基地的管理人员和带教师资共举办了 22期师资培训班,其中社区师资培训班 9 期,医院师资培训班 3 期,混合型师资培训班 10 期,参加人数共 1 250 人,发放证书 1 147 张,其中社区师资 682 人,二级医院221 人,三级医院 244 人。

上海市卫生局 2007 年上半年从复旦大学附属中山医院、上海交通大学医学院附属仁济医院和上海交通大学医学院附属新华医院三个临床基地各选派一名全科骨干师资赴英国皇家全科医师学院,接受为期 6 周的培训。为提高社区师资水平,全面提升社区卫生服务水平,2010 年起上海市卫生局已先后选派两批共 18 名社区全科医师骨干赴英国皇家全科医师学院进行了为期 5 周的培训,取得了良好成效。此外,各临床基地和社区基地也选派了全科师资参加了卫生部组织的师资培训。

**7. 培训合格对象的学位衔接**　上海市自 2010 年 10 月起启动教育部批准上海市实施的 23 项教育体制综合改革项目中"临床医学硕士专业学位教育与住院医师规范化培训结合改革试验",实行住院医师招录和专业学位硕士研究生招生相结合、住院医师规范化培训和专业学位硕士研究生培养相结合、临床医师准入标准与专业学位授予标准相结合。上海市卫生局和上海市教育委员会共同成立住院医师规范化培训与临床医学硕士专业学位教育衔接改革领导小组,负责该项工作的全面实施;本市住院医师规范化培训专家和临床医学专业学位研究生教育专家共同组成专家小组,负责指导相关工作的实施;上海市卫生局、上海市教育委员会、各相关高校和培训医院的管理人员组成工作小组,具体实施此项工作。改革试验方案的核心内容是将临床医学硕士专业学位教育与住院医师规范化培训紧密结合,临床医学专业本科毕业生经过 3 年的住院医师规范化培训及相应课程学习并通过考核后将获得研究生学位证书、研究生学历证书、住院医师规范化培训合格证书和执业医师资格证书,从而起到切实提高住院医师临床思维、临床技能和科学研究能力的培训目的。因此,2010 年起参加住院医师规范化培训全科基地培训的住院医师有望在 3 年培训结束后获得临床医学硕士专业学位。

**8. 成立规范化培训专家委员会** 为保证住院医师规范化培训工作顺利、有效开展,逐步建立住院医师规范化培训的质量保障体系,上海市卫生局于 2010 年成立了上海市住院医师规范化培训专家委员会。专家委员会的职责是组织论证上海市住院医师规范化培训学科的调整;评议、审定各学科专家组制订的培训细则和考核办法;负责对住院医师培训及考核工作进行全程监督;组织对培训医院进行定期抽查督导,参与培训质量评估;指导、督促、协调各学科专家组的工作,发现存在的问题,及时研究对策并协助解决;负责向市住院医师规范化培训工作联席会议及有关部门反映各学科专家组的意见、要求和建议,并提出初步解决方案。

**9. 提供培训支持** 培训经费按照多元化投入的原则,由政府、培训医院和用人单位等共同承担。经过 3 年培训合格后的全科医师将全部下沉到基层,为鼓励优秀者到基层工作,对培训结束后自主择业到郊区基层医疗机构工作并签订 3 年以上合同的,其培训年限视作在郊区基层医疗机构工作年限,并可按规定优先申请办理居住证转本市户籍手续。

(刘瑶 祝墡珠)

## 三、上海市全科医师队伍建设的亮点

2011 年 6 月 22 日,国务院总理温家宝主持召开了国务院常务会议,决定建立全科医生制度,全科医生在国家层面进行大力推广。在此之前十余年,各地已经就全科医学及全科医生队伍建设作出了不懈的努力。上海市在全科建设方面走得比较早,发展得比较好。早在 1994 年,在当时的复旦大学附属中山医院院长杨秉辉教授的带领下,成立了复旦大学附属中山医院全科医学科,为上海市全科医学的发展开创了先河。随着全科医学的发展和各级政府与卫生行政部门的重视,全科医学迎来了充满生机的春天。是全科医学同仁们的默默耕耘,才有了全科医学发展的今天。

要发展全科医学,全科医师队伍的建设是重中之重。没有一支技术过硬、思想稳定、把老百姓的健康放在心中的队伍,发展全科医学就是一句空话。

### (一) 全科医师规范化培养

2000 年,复旦大学附属中山医院全科医学科在美国中华医学会基金的支持下,开始进行全科医师规范化培养。当时,全科医师规范化培养在国内是未经开垦的处女地,国内没有可以参考的先例,也没有可以借鉴的经验。在复旦大学附属中山医院全科医学科主任祝墡珠教授的带领下,根据卫生部大纲,借鉴国外的经验,从实际出发,制定了全新的全科医师培养计划,开始了全科医师培养的探索。经过10 年的努力,培养了一大批全科医师骨干。到 2010 年上海市全面实行住院医师规范化培训制度,全科医师规范化培养和住院医师规范化培训并轨,开始了全科医师规范化培训的新篇章。

**1. 根据上海特点,制定培养计划**　上海是一个超大型城市,人口老龄化严重,慢性病成为老年人主要的健康问题。目前上海市三级医院承担了大量的老年病的诊断和治疗任务,导致医疗资源的利用极不合理,广大群众对看病难、看病贵有很大的意见。全科医生主要在基层承担预防保健,常见病、多发病的诊疗,转诊,康复和慢性病管理等一体化服务,被称为居民健康的"守门人"。针对上海市的人口特点及疾病谱特点,全科医生需要具有扎实的临床功底,能独立承担社区老年人的健康照顾。

上海市全科医师规范化培养办法,既与国际接轨,又切合上海实际,充分考虑到上海市社区卫生全科医疗服务的需求,以及培训单位的实际条件,是根据上海市的具体情况而制订的,包括培训内容、培训安排、临床和社区实习科室、理论培训课程、学习时数和结业条件等。培养办法对提高全科医生规范化培养的质量,起到了关键作用。使参加培训的学员结业后到社区能很快独立承担起社区卫生服务工作,为社区百姓提供健康保障。

**2. 制订统一培养标准,保证培训质量**　参加培训的学员踏入工作岗位后的工作情况和业务水平关系到广大老百姓的生命健康,只有合格的全科医生才是能让政府和社区百姓放心的"守门人"。因此,对于全科学员的培训,要求各培训单位按照统一的标准培养学员,保证培训质量是关键。

上海市全科医师规范化培养可以归纳为六个统一:

统一招收标准:培训学员学历要求本科及本科以上毕业。

统一培养要求:全部学员按照培养细则和培养计划进行培养。

统一培训内容:制订了统一的理论知识和临床、社区实践手册(考核录)。

统一培养时间:3 年。

统一培养地点:每个学员均需在上海市卫生局认定的临床和社区培训基地进行培训。

统一水平结业:结业时参加由卫生局统一组织的综合技能考核,合格者获得住院医师规范化培训合格证书。

通过这六个统一,使每个合格毕业的学员都能顺利踏上社区的工作岗位,成为社区卫生服务工作的中坚力量。

**3. 强化培训过程,建立考核体系**　上海市全科医学教育培训中心根据《上海市全科医师规范化培养试行办法(2006—2010 年)》的要求,组织编写了与《上海市全科专科医师规范化培养细则》配套的上海市全科专科医师规范化培养手册。培养手册由上海各大学医学院临床、社区、管理方面的全科医学专家精心编制而成,是上海市全科医师规范化培养的指南,内容包括了临床和社区、实践与理论的集合、带教与学习的融合。通过培养细则,可以系统化地对培训学员进行正规的培养,同时,也为各科带教老师提供了可以参考的标准。

统一的培训计划,需要统一的考核来检验培训的效果。鉴于医学教育的特殊性,在规范化培训不断积累经验的前提下,将考核分为三个部分:理论考试部分、实践操作能力部分及论文答辩部分。通过了上述三个方面的考核,充分地评估学员培训后临床能力。成绩合格的学员,将获得结业证书,踏上社区工作的岗位。通过在3年学习中统一的出科和阶段考试,以及严格的毕业考核,为保障全科培训质量保驾护航。

**4. 多方协调努力,初建培训体系** 全科医学及全科医师培训一开始并未受到重视,在国内对全科医学还没有认识。2000年复旦大学附属中山医院全科医学科开始探索全科规范化培训工作,但是由于大家对全科的认识的局限性,招生和培训工作遇到了很多的困难。以后上海市卫生局等政府部门开始逐步重视全科规范化培训,对生源及资金都作了保障,才使全科规范化培训工作慢慢制度化。政府在政策和资金方面提供了保障,各个三级医院也逐渐开始进行全科医学的培训,才改变了复旦大学附属中山医院独立支撑的局面。目前已经发展了二十余家全科临床培训基地,全科培训的力量不断壮大。

学员最终的工作地点是在社区,学员需要将所学的知识和自己以后的工作实际相结合,社区基地的建立是必不可少的。上海市的许多社区也热衷于全科医师的培训工作,建立了全科医师社区培训基地。社区卫生服务中心加入到全科规范化培训社区培训基地的行列,大大增强了全科医师培训的能力和培训质量。

从临床基地的壮大,社区卫生服务中心的加入,全科培训细则的建立,全科医师规范化培训逐渐走向正规化、系统化,从而保证了全科医师培养的质量。

## (二)全科规范化培训师资的建设

全科医生是队伍建设中的重点,而培养全科医生离不开理论扎实、业务精干、乐于教学的师资力量。各个全科培训基地特别是全科临床教学基地的老师基本上都是由原来的一些专科医生转变而来,有些本身现在还是内科或者老年科的专科医生,对于这些带教的老师,进行系统化的培训,让他们能在教学中体现全科的理念和服务精神,也是全科医师队伍建设的一个重要内容。

**1. 建立全科师资培训中心** 复旦大学附属中山医院全科医学科在祝墡珠教授的带领下,未雨绸缪,结合几年的全科医师规范化培训的经验,认识到全科培养师资的重要性。2007年,在复旦大学附属中山医院举办了第一期全科医师规范化培训师资培训班,并且不断进行。通过师资培训,使各个临床和社区基地有培训任务的医师系统地接受全科理念和全科培训方法的培训,夯实了各个带教老师的理论基础。上海市卫生局也逐渐认识到其重要性,在复旦大学上海医学院设立了上海市全科医师师资培训中心,从制度上和经费上保证了师资培训的顺利进行,使全科师资的培训走上了正轨。

**2. 定期培训,学习全科发达国家和地区经验**　全科师资培训班定期开班,根据各个基地的需要安排不同的培训时间。师资培训班分为临床师资培训班、社区师资培训班和同时培训两种师资的培训班。全科师资的培训并非单一的临床能力的培训,还包括全科理念和教学方法的培训。上海市全科师资培训中心还邀请了来自澳大利亚、英国、美国、中国香港和台湾地区的全科医学专家,为师资班介绍各国、各地区全科医学发展和教学方法、教学理念。培训班学员在完成既定培训课时,考核合格后,能获得由上海市全科师资培训中心颁发的上海市全科师资培训合格证书。

**3. 反响热烈,参加人数不断增加**　全科师资培训班的开办,为全科医师规范化培训提供了可靠的师资力量,极大地提高了全科医师规范化培养的质量。各个医院、社区卫生服务中心在成为全科规范化培训基地之后,各基地的带教老师对师资培训也有了迫切的需求。全科师资培训班参加人数由刚刚开始的十余人逐渐增加,现在,每期都有很多学员踊跃报名。组织方为了保证教学质量,培训班限定了参加人数。

**4. 培训班师资力量雄厚,教学方式多样**　复旦大学附属中山医院全科医学科作为全科师资培训的组织者,为保证培训质量,颇费周章。给培训班上课的老师均是有丰富全科教学经验的资深专家,全科理念丰富,教学能力强,对全科认识深刻,同时又是第一线的临床或者公共卫生工作者,能够从较为权威的方面诠释全科的理念,对参加培训的师资起到引导的作用,拓宽了他们的眼界。为了使培训达到比较好的效果,组织方采用了各种各样的教学方法,包括小组讨论、PBL教学、多媒体教学等多种形式,让学员积极参与到教学中。在教学中,充分发挥各个学员的智慧和经验,在讨论中碰撞出新的想法。大家普遍表示对这样的形式有兴趣。

我们观察了社区全科医生队伍建设过程中的一些特点,不难发现,社区全科医生队伍建设需要长期的过程,才能建立起一支符合社区居民要求的全科医生队伍,为社区居民的健康提供有效的保障。社区医生的转岗培训只是在医疗体制变化中的一个过渡性政策,对提高社区服务的质量和水平效果有限。追踪随访了经过全科医生规范化培训的医生,他们踏上工作岗位后,都成为社区工作的骨干力量,承担了社区健康保健的重要任务。经过规范化培养的医生不断夯实社区全科的基础,形成一支业务能力强、扎根在社区的队伍,来提高社区居民的健康水平。

(张向杰　祝墡珠)

# 第四节　上海市专科医师规范化
# 培训试点方案设计

毕业后医学教育是医学教育的三大重要组成部分之一,是医学院校毕业生进入临床后的必经之路,对提高临床医师素质,培养高质量临床专业人才具有极为重要的意义。在欧美等发达国家,开展毕业后医学教育已经有上百年的历史,并形成了极为规范的模式。目前,世界上大多数国家和地区实行专科医师培养和资格认定制度。欧美等国和我国港台地区经过多年探索和实践,其专科医师制度相当完善成熟。

开展专科医师规范化培训、实现其与住院医师规范化培训无缝对接是完善上海市毕业后医学教育制度的必然要求,也是提高临床医师技能水平的客观需要。按照卫生部关于医药卫生体制改革的意见精神,结合上海市全面实施住院医师规范化培训工作的实际,经过上海市医改领导小组和住院医师规范化培训联席会议组织专家深入讨论,上海市拟于2013年启动专科医师规范化培训试点的工作。

# 一、国外及我国香港、台湾地区专科医师培训模式介绍

**1. 美国毕业后医学教育模式**  美国毕业后医学教育管理机构是毕业后医学教育认可委员会(Accreditation Council for Graduate Medical Education,ACGME),是一个非官方、非营利性的行业组织。ACGME和所属的26个住院医师培训评审委员会每年负责约7 800个住院医师教育项目的评价和认定工作。美国毕业后医学教育联络委员会(Liaison Committee on Graduate Medical Education,LCG-ME)负责确定各专科和亚专科的认可标准,确定各专科的培训目标,制定专科培训计划,组织和管理住院医师和专科医师的资格考试。

毕业后培训分为住院医师培训和亚专科医师培训。住院医师的培训过程如下:医学生从被认可的医学院校毕业,并且在校时已通过全国医师执照考试第一、第二部分,即可申请参加住院医师培训。培训分为毕业后培训(第一年)和专业培训,专业培养年限3~7年依据专业的不同而异。亚专科医师的培训过程与住院医师培训相似。首先申请参加经认可的亚专科培训项目,通常时间为2~3年,结束后通过该亚专科的考试方可获得亚专科医师资格证书。整个培训期间,住院医师的工资收入来源于政府拨款、社会捐赠和医院筹集。

**2. 英国毕业后医学教育模式**  英国毕业后医学教育管理机构是专科医师培训管理局(Specialist Training Authority,STA),是颁发专科医师培训完成证明的法定机构,授权各皇家专科学会设置并监管高级住院医师和专科医师培训岗位。其主要任务是:负责专科医师培训和颁发专科医师培训完成证明,保证英国毕业后专科医师培训标准的实施以欧洲和英国的立法所规定的培训要求执行,审核各学会和团体出版的刊物、定期评定和考核培训项目并视察培训基地,核准或驳回海外医师的专科医师资格申请。STA有多种下属机构,负责管理、技术、培训、质量保证、评价、基金、上诉等。

毕业后医学教育委员会(Council for Postgraduate Medical Education,CPME)负

责研究讨论专业培训计划、审议培训机构和认可培训职位。各地区均有自己的毕业后医学教育委员会,毕业后教务长通常由大学和地方卫生当局任命,负责本地区毕业后教育工作。所有的培训项目和培训岗位均由各相关的皇家专科学会和地区毕业后教务长批准。

毕业后医学教育指从医学院校毕业后到取得专科医师资格之间的培训过程,包括三个阶段:1 年的注册前住院医师、2～3 年的高级住院医师、4～6 年的注册专科医师。经过培训获得 STA 颁发的专科医师培训完成证明后可向英国医学总理事会申请列入专科医师名册,获得成为顾问医师候选人的资格。

**3. 中国香港地区专科医师培训模式**　中国香港地区的毕业后医学教育和继续医学教育均由中国香港医学专科学院组织实施、监督和评估。学院共有 15 个专科学院,48 个专业。中国香港医学专科学院拥有制订专科培训水准及授予专科医师资格的法定权力,其下设的 15 个专科学院对各自的专科制订培训项目,并举办专科资格考试。

中国香港地区具有较为完善的专科医师培训制度,中国香港大学的医学院校一般提供 5 年的医学课程,前两年半学习基础课程,后两年半为临床见习培训结束后颁发医学内科和外科学士学位。医学院校医科毕业生至少经过 1 年的临床工作后方可注册成为注册医师。注册医师必须在专科学院完成不少于 6 年的专业培训才能成为专科医师,此阶段的专业培训分为基础培训(3～4 年)和高级培训(2～3 年)两个阶段。

**4. 中国台湾地区专科医师培训模式**　中国台湾地区专科医师培训由卫生主管机关认定的具有专科医师训练能力的医院承担。卫生主管机关制订专科医师训练医院标准,定期办理认定工作,并将符合规定的医院名单、医院资格有效期限及训练容量等事项标准进行公告。专科医师训练医院应按照卫生主管机关的有关规定招收训练人员、拟定训练计划、办理专科医师训练。

卫生主管机关委托专科医学会每年至少一次办理专科医师选拔的初审工作。专科医师选拔以笔试为主,还包括口试、测验或实地考试,选拔结果报请卫生主管机关复审。专科医师选拔合格者,向卫生主管机关申请专科医师证书。专科医师证书有效期限,最短为 3 年,最长为 6 年。

中国台湾地区的专科医师培训经费由卫生主管机关根据对教学医院的考核及其招收受训人数等情况拨付给医院。

## 二、我国内地专科医师培训制度沿革

### (一)我国专科医师培训工作的起步

我国内地的专科医师培训工作源承于原来的住院医师规范化培训体系,因此,要分析我国的专科医师培训工作现状,必然要回顾我国原有的住院医师规范化培训体系,该体系从1993年开始逐渐形成和完善,其主要特点:

**1. 组织领导** 根据《临床住院医师规范化培训试行办法》,全国住院医师规范化培训由卫生部领导下的由有关部门组成的"住院医师培训委员会"负责。

**2. 培训的对象** ① 高等医学院校医学本科毕业的临床住院医师;② 医学研究生毕业参加临床工作,按其临床工作实际水平参加相应年度的培训。

**3. 培训目标** 住院医师经过规范化培训,要达到卫生部《卫生技术人员职务试行条例》规定的主治医师水平。

**4. 培训方法** 培训分两阶段:

第一阶段,3年,进行二级学科培训,轮转参加本学科各主要科室和相关科室的临床医疗工作,进行严格的临床工作基本训练,同时学习有关专业理论知识,最终掌握二级学科的基础理论、基本知识和基本技能。住院医师应实行住院负责制。住院医师完成第一阶段培训后,由培训基地进行考核,合格者,方可进行第二阶段培训。

第二阶段,2～3年,进一步完成轮转,进行二级或三级学科培训。主要从事本专业临床工作,安排一定的门、急诊和实验室工作。深入学习和掌握本专业的临床技能和理论知识,达到能独立处理本学科常见病及某些疑难病症的水平。最后一年应安排半年以上总住院医师或相应的组织管理工作,并安排适当时间参加基层预防、保健工作。

### (二)我国专科医师培训制度的完善

从2002年起,卫生部组织了大批专家,就我国的专科医师培训工作开展了7个专项的研究:

➢ 专科医师培训规划研究
➢ 专科医师培训模式和标准的研究
➢ 专科医师培训管理体制和机制的研究
➢ 专科医师培训筹资机制的研究
➢ 专科医师考核与评价体系研究
➢ 专科医师准入制度立法研究
➢ 口腔专科医师培训和准入制度研究

在此基础上,在2006年年初,初步形成了具有中国特色的专科医师培训方案。该方案包括《卫生部办公厅关于开展专科医师培训试点工作的通知》、《卫生部专科医师培训暂行规定(征求意见稿)》、《卫生部专科医师培训基地认定管理办法(供试点基地用)》、《卫生部专科医师培养标准总则》等一系列配套文件。

该方案将专科医师培训分普通专科培训和亚专科培训两个阶段。

普通专科培训目标：能掌握本学科及相关的基本知识、基本理论和基本技能；能独立从事常见病、多发病的诊断与治疗；具有一定的临床思维能力。能掌握循证医学的理论和技能，具备阅读和分析专业性期刊的能力，可写出具有一定水平的文献综述或病例报道。

亚专科培训的目标：在达到普通专科医师培训要求的基础上，还应达到以下要求：① 掌握本学科及相关学科较系统的专业理论知识，具有扎实的专业技能，较强的临床思维能力，能独立承担本亚专科某些疑难病症诊断与治疗以及危重病人的抢救工作。② 具备一定的教学和科研能力，能对下级医师进行业务指导；基本掌握临床科研方法，能结合临床实践，写出具有一定水平的学术论文。③ 掌握一门专业外语，可熟练阅读本亚专科的学术论文和相关文献，具有一定外语交流能力。

专科医师培训的对象：本科以上毕业生。

专科医师培训的模式定为：3＋X，即普通专科医师培训时间为 3 年，亚专科医师培训再加 1～4 年。

确定了 18 个普通专科和 16 个亚专科。

普通专科有：内科、外科、妇产科、儿科、急诊科、神经内科、皮肤科、眼科、耳鼻咽喉科、精神科、小儿外科、康复医学科、麻醉科、医学影像科、医学检验科、临床病理科、口腔科与全科医学科。

亚专科有：心血管内科、呼吸内科、消化内科、内分泌科、血液内科、肾脏内科、感染科、风湿免疫科、普通外科、骨科、心血管外科、胸外科、泌尿外科、整形外科、烧伤科与神经外科。

同时，还组织专家，陆续制订了各专科培训细则及基地标准，在全国范围，通过评审，确定了一批专科医师培训基地，并陆续在 16 个省（市）、19 所高校、100 家医院、1 112 个基地进行试点。

### （三）各省市专科医师培训状况

2010 年，上海把建立住院医师规范化培训制度作为贯彻落实国家医改方案的基础性工作之一加以重点推进。自 2010 年始，在全市实施住院医师规范化培训。医学生毕业后要经过 3 年的住院医师培训，方可以被医疗机构聘用作为临床医生（硕士生、博士生可根据其掌握临床能力相应减少 1～2 年培训时间）。在 2010 年的住院医师规范化培训招生中，上海 39 所住院医师规范化培训医院共招录医学生 1 830 人。

因此，上海目前开展的住院医师规范化培训，实质上就是卫生部专科医师培训方案中的普通专科培训部分。

而四川、广东等省市，则采取与卫生部方案一致的命名方法，将整个毕业后医学教育阶段统称为专科医师培训,同时将专科医师培训分为普通专科培训与亚专科培训2个阶段。如《广东省专科医师培训实施方案(试行)》就明确定义,专科医师培训过程分普通专科培训和亚专科培训两个阶段。

就目前国内已经开展住院医师规范化培训或所谓专科医师培训的省市试点工作情况来看,目前各地区基本上都是把培训的重点放在前面3年的普通专科培训上,尚未有地区开展大规模的真正意义上的亚专科培训工作。

在国内较早开展住院医师规范化培训工作的四川大学华西医院,其专科医师培训工作仍基本采用原来的卫生部制订的住院医师规范化培训模式。即:临床住院医师规范化培训时间为5年,划分为两个阶段。第一阶段3年,主要在二级学科范围内进行轮转,完成第一阶段培训并考试(考核)全部合格者,由学校颁发"四川大学住院医师规范化第一阶段培训合格证书"。由于大部分住院医师希望培训完成后成为专科医师,所以他们往往自愿参加下一阶段的培训。第二阶段2年,在三级学科进行培养,培养目标是成为低年资的专科医师。完成第二阶段培训并考试(考核)全部合格者,由学校颁发"中华人民共和国卫生部住院医师规范化培训合格证书"。

## 三、上海市毕业后医学教育工作的发展历程

上海市毕业后医学教育工作起步较早。1988年,上海市卫生局印发《上海市住院医师培养制度试行条例》,决定由上海市卫生系统成人教育委员会负责全市住院医师规范化培养的组织、领导、规划和实施。并从1988届医学院校本科毕业生开始试行临床住院医师规范化培训工作。在市卫生系统成人教育委员会的领导下,中华医学会上海分会及其他有关医学学术团体相继制订了各科住院医师培养制度的实施细则。

1993年,卫生部发布卫教发〔1993〕第1号文件《关于实施〈临床住院医师规范化培训试行办法〉的通知》,并颁布了《卫生部临床住院医师规范化培训大纲总则》,对在全国范围内实施临床住院医师规范化培训作出了比较明确的规定。各省市也陆续开展了住院医师规范化培训试点工作。在这一时期,毕业后医学教育的主要对象是医学本科毕业生,培训时间统一规定为5年,培训分为第一阶段(前三年)和第二阶段(后两年)。

近年来,随着我国医疗卫生事业的发展,毕业后医学教育工作无论是在培训对象的学历结构、培训模式、培训要求,还是外部环境等方面均发生了很大的变化,原有的临床住院医师规范化培训模式的一些不足之处也逐渐暴露,并逐渐影响到医院医师队伍的整体水平和医院医疗质量的稳定。

为此,卫生部于2003年启动了"建立我国专科医师培养和准入制度研究"课

题，并于 2004 年批准了北京市卫生局开展专科医师培训工作试点，2006 年发布了《卫生部办公厅关于开展专科医师培训试点工作的通知》。试点的专科范围包括 18 个普通专科和 16 个亚专科。

2009 年，《中共中央国务院关于深化医药卫生体制改革的意见》指出，要"建立住院医师规范化培训制度，强化继续医学教育。"上海把建立住院医师规范化培训制度作为贯彻落实国家医改方案的基础性工作之一加以重点推进。从 2010 年起，在全市实施住院医师规范化培训。

上海市的住院医师规范化培训主要参照卫生部专科医师培训工作要求中的普通专科培训部分，并根据上海市的实际，把毕业后医学教育划分为住院医师规范化培训和专科医师培训两个阶段，因此，上海市开展的专科医师培训试点，主要是指卫生部专科医师培训工作要求中的亚专科培训。

在上海市的住院医师规范化培训方案中，明确规定了医学生毕业后要经过 3 年的住院医师规范化培训，作为可被医疗机构聘用为临床医生的必要条件之一。培训的专科基本以卫生部的 18 个普通专科为主，在此基础上，结合上海实际，增加了肿瘤科和 8 个中医专科。在培训内容上，也对卫生部制订的各专业培训细则进行了修订。在培训年限上，本科毕业生统一为 3 年，硕士生、博士生可根据其临床能力相应减少 1～2 年培训时间。

由于毕业后医学教育是住院医师培训和专科医师培训两大部分的有机结合，因此，随着上海住院医师规范化培训工作的全面实施，与之相衔接的专科医师培训工作的有关政策制订也迫在眉睫。其次，上海将建设亚洲医学中心城市，专科医师制度对于保证专科医师的专业水准、提供高质量的医疗服务具有重要和不可替代的作用，培养与上海国际医学中心城市建设相适应的高级临床人才也需要医师培养与世界接轨。

## 四、上海市应率先推进专科医师培训的必要性和可行性

### （一）适应医学人才成长规律和建设亚洲医学中心城市的需要

专科医师制度在美、英、加、澳、日等国推行已有 100 多年的历史，科学、规范、系统的专科医师培养和准入制度保证了专科医师的执业水准。推行专科医师培养和准入制度是医学科学发展和医学人才成长规律的必然要求，是卫生事业改革与发展和提高医院核心竞争力的需要，是临床专科医师培训和管理法制化与规范化的需要。随着上海市住院医师规范化培训工作的全面实施，上海市首批住院医师规范化培训学员已经于 2011 年完成培训，其中 92 名培训学员顺利结业，与之相衔接的专科医师培训工作的有关政策和制度的建立也迫在眉睫。只有加快上海市专

科医师培训制度的研究、制订及实施,才能实现住院医师规范化培训和专科医师培训两项工作的无缝衔接,才能使上海的毕业后医学教育真正达到完美的统一。

按照国家和上海市政府的战略部署,上海市将建设成为亚洲医学中心城市。与此相适应的,医学技术交流和人员跨境流动越来越频繁,医学人才培养和准入标准国际化的趋势越来越明显。专科医师培训制度对于保证专科医师队伍的专业水准、提供高质量的医疗服务具有重要和不可替代的作用,培养与亚洲医学中心城市建设相适应的高级临床人才也需要医师培养与世界接轨。

## (二)实行专科医师培训适应上海市的社会医疗服务需求

临床医师队伍技术水平的参差不齐与医疗卫生服务的高标准之间的矛盾是我国现阶段临床医师队伍建设中的主要挑战。一方面,不具备专科医师资质和水平的医务人员在临床上从事着专科的诊疗活动,造成了卫生资源的极大浪费,也间接增加了患者和社会的经济负担;另一方面,医疗服务专业的逐步细化,使得某些专科服务需要经过严格专业化培训的专科医师来完成。中国临床从业医师的结构复杂、良莠不齐的现状与公众日益增长的对高水平医疗服务的需求极不适应。

建立既与国际接轨,又具有上海特色的专科医师培训制度,是上海市卫生事业发展和医学专业人才培养的必由之路。

专科医师培训制度的建立对于保证上海市各医疗机构专科医师的专业技术水准、为市民提供高质量的医疗服务、满足人民群众日益增长的多样化卫生服务需求具有重要和不可替代的作用,是上海市建设亚洲医学城市的重要人才保障措施。

上海市专科医师培训制度的实施,将有利于上海市医学人才队伍的健康发展及人才结构的合理组成;有利于保持上海市医疗技术水平在全国的领先地位,缩小与发达国家和地区的医疗技术水平差距;有利于加快上海亚洲医学中心城市的建设步伐;有利于改善上海国际化大都市的综合服务水平及健康保障能力。

## (三)上海市具有推行专科医师培训的工作基础

按照 1993 年卫生部《关于实施〈临床住院医师规范化培训试行办法〉的通知》和《卫生部临床住院医师规范化培训大纲总则》的精神,上海市开展了住院医师规范化培训试点工作。培训模式为"3+2"模式,毕业后医学教育的主要对象是医学本科毕业生,培训时间统一规定为 5 年。自 2010 年始,上海在中国内地率先全市实施住院医师规范化培训,把建立住院医师规范化培训制度作为贯彻落实国家医改方案的基础性工作之一加以重点推进。通过长期的住院医师规范化培训实践,上海市的师资队伍和培训医院建设取得了较好的成绩,得到了国家有关部委及兄弟省市的一致肯定。

2006 年,卫生部组织专家在全国范围,通过评审,确定了一批专科医师培训基地。其中上海市 7 家三甲医院的 60 个专科基地获得卫生部批准。2009 年，根据《上海市专科医师培训基地认定办法》（沪卫科教〔2009〕3 号），遴选出 125 个专科培训基地。在住院医师规范化培训工作的推进过程中，卫生局、各医学院校、培训医院完善了组织管理体系、政策文件体系、质量控制体系和支撑保障体系，积累了相当的培训经验，为上海市下一步试点开展专科医师规范化培训工作奠定了扎实的基础。

为了使上海市专科医师培训制度更科学可行，市卫生局委托上海交通大学医学院开展建立专科医师培训制度工作的课题研究，课题组成员通过专家走访、座谈以及问卷调查等形式，就上海市是否有必要开展专科医师规范化培训，以及如何解决专科医师规范化培训工作中的一些问题等方面进行了调研。通过调查在培的住院医师、带教老师和相关管理人员，绝大多数的人认为有必要开展专科医师培训工作，希望卫生行政部门能出台相关政策，在条件成熟的培训基地开展专科医师培训试点工作。

## 五、专科医师培训的基本原则和方案设想

### （一）专科医师培训的基本原则和工作思路

为与住院医师规范化培训相衔接，建立"以人为本、机会均等、公平竞争、有利于人才成长和流动"的专科医师规范化培训制度，切实做好专科医师规范化培训启动相关工作。上海市卫生局组织相关部门领导、各专科分会主任委员及相关代表、住院医师规范化培训专家及工作人员对上海市专科医师规范化培训启动相关问题和《上海市专科医师规范化培训实施办法（试行）（征求意见稿）》（附录 1）展开了广泛、深入的讨论，对于启动实施专科医师规范化培训的必要性和迫切性方面达成了共识。进行了深入的讨论。对于实施专科医师规范化培训的关键问题达成了共识：在法理方面，不违背国家法律规定，但可通过行业管理政策，引导、促进医师、医院参加专科医师培训的积极性；在保障方面，控制"行业人"身份参与专科医师培训，多招录本市"单位人"或外地委托培训人员，避免引发社会矛盾；在学位方面，要分清"临床专业学位"和"科学学位"的概念，明确不同学位类型研究生的工作定位，同时严格把握"专业学位"评定的标准和流程；在培训标准方面，要以卫生部专科医师培训细则为基准，在此基础上进行细微调整，体现上海的特色和水平；在实施步骤上，要逐步试点、稳步推行，同时严格培训过程管理和培训考核；在配套政策上，从政府、学校层面争取尽快出台人事、社保等配套政策，保障医师培训完成后的待遇。在住院医师规范化培训的基础上，实施专科医师规范化培训需遵循以下基本原则：

**1. 坚持政府主导、行业参与的原则**　建立政府主导的运行机制,强化政府对毕业后医学教育的宏观管理和政策保障。在管理方面,明确了政府的职能,加强对专科医师规范化培训的工作指导与监管;在支撑保障方面,对培训所需经费和人事政策等予以保障;在培训考核方面,统一培训考核标准,建立了公平竞争的激励机制。同时,制定培训计划要与行业需求相匹配,满足各级医院专科医师的需求,并使专科医师培训后的工作岗位得到相应保证。另外,通过行业管理机构(医师协会)参与专科医师培训各项常规工作的实施。

**2. 坚持质量为本、规范管理的原则**　与住院医师规范化培训一样,质量是专科医师培训的根本,是培训工作成功与否的主要评价指标。专科医师培训过程中,要牢牢把握"规范化"的基本要求,做到管理、培训、考核的规范化,同时严格基地、师资准入标准,建立专家委员会督导培训医院和培训基地的培训质量。同时,充分利用网络化管理平台对培训的日常工作加以科学管理,组织严格、规范的结业考核检验培训的终末质量。

**3. 坚持先行试点、稳步推进的原则**　尽管推进本市专科医师培训为绝大多数人所接受,但目前尚缺少全面推开的条件。全市范围的专科医师规范化培训无可借鉴的经验;即使医师协会成立后,尚需要时间积累专业的毕业后医学教育管理经验;专科医师培训与博士学位衔接也需要不断地摸索,才能建立同时保证专科医师培训和研究生培养质量的成功模式。因此,专科医师培训只能先行在部分有条件、有积极性的医院和学科进行试点,在不断完善专科医师规范化培训制度的基础上稳步推行。

为了做好启动专科医师规范化培训试点的前期准备工作,上海市卫生局对需要重点推进的环节如:成立专科医师培训各专科分会专家组、遴选专科医师培训基地、培训能力评估、专科培训细则制订等进行了初步的规划,对各内科、外科专科分会和肿瘤学科、老年医学科专科分会进行了工作安排:① 各专科分会要尽快推荐 7~10 名专家组成员名单,上报卫生局审议后,将正式发文;② 专家组要根据相关要求遴选出专科医师规范化培训试点基地,并估算基地培训容量;③ 专家组组织人员在审读卫生部专科医师培训细则和培训手册的基础上,修订上海市专科医师培训细则、培训基地标准、培训手册,以及招录标准和结业标准,形成初步培训方案;④ 专家小组组织人员审读《上海市专科医师规范化培训实施办法(试行)(征求意见稿)》,收集相关政策建议后,向医改领导小组汇报。

## (二) 主要工作方案设想

按照《中共中央国务院关于深化医药卫生体制改革的意见》的精神,结合上海市开展住院医师规范化培训的实践情况和关于上海市专科医师培训的调研结果,专科医师规范化培训的工作方案设想如下:

**1. 培训目标**　依据《卫生部专科医师培训暂行规定》的有关要求,经过培训使住院医师需要掌握本学科及相关学科较系统的专业理论知识,具有扎实的专业技能,较强的临床思维能力,能独立承担本专科常见疾病和某些疑难病症诊断与治疗以及危重病人的抢救工作;具备一定的教学和科研能力,能对下级医师进行业务指导;基本掌握临床科研方法,能结合临床实践,写出具有一定水平的学术论文。要求完成专科医师培训,获得专科医师规范化培训合格证书的医师临床上达到主治医师的水平。

**2. 培训对象**　为了作好与住院医师规范化培训工作的衔接,专科医师培训招录对象为已经完成前期的住院医师规范化培训,经过考核达到住院医师规范化培训标准,并且获得住院医师规范化培训合格证书的医师(包括单位人模式培训合格者)。招录对象来源主要为上海市各级医院本基地培训人员、外单位委托培训人员和一定数量的行业内社会人。在专科医师规范化培训试点期间,为了减少专科培训启动工作的阻力,暂时以各医院本基地人员和外单位委托培训人员为主;在将来积累了专科医师规范化培训工作经验各项配套政策落实后,再考虑扩大培训对象范围。

**3. 组织管理**　根据原有的住院医师规范化培训组织管理架构,由相关委办局组成的住院医师规范化培训工作联席会议(具体名称可考虑更改)全面负责专科医师培训工作,并提供政策支持和经费保障;下设联席办,负责培训工作的具体组织管理。各高校和医院毕业后医学教育委员会负责本单位各培训基地的专科医师培训工作,并为培训的顺利实施提供必要保障。每个学科成立相应的专家组,负责业务指导和管理。住院医师规范化培训事务中心负责专科医师培训质量控制、日常督导、考核事务工作等;上海市卫生人才交流中心负责培训对象的招录、就业指导和档案管理工作。

**4. 培训医院**　专科医师规范化培训在 2007 年卫生部审批(7 家医院 60 个学科)及 2009 年上海市评估认定(20 家医院 125 个学科)的专科医师规范化培训基地内进行。在试点期间,为了保证培训质量和积累培训经验,考虑到师资队伍、临床资源、教学管理和学位授予等方面的优势,专科培训基地设置在医学院校的附属医院内,培训基地范围暂时局限于三级医院。上海市国家重点专科、重点医学学科、医学质量控制中心和上海市临床医学中心的学科基地作为优先考虑的范围。

**5. 培训科目**　专科医师培训在卫生部规定的 16 个专科和肿瘤科、老年医学科开展。内、外科下各设 8 个亚专科,内科系统:心血管内科、呼吸内科、消化内科、内分泌科、血液内科、肾脏内科、感染科、风湿免疫科;外科系统:普通外科、骨科、心血管外科、胸外科、泌尿外科、整形外科、烧伤科、神经外科。为了保证毕业后医学教育与临床工作专业的衔接,根据临床医疗机构的诊疗科目分类,对专科医师培训的专业设置进行适当调整：现有的肿瘤科从普通专科转变为独立的亚专科。由于上海市高龄老龄化比例居全国之冠,对老年医学的迫切的需求,老年医学学科建设与人才培养存在滞后及严重供需脱节的情况,因此设立老年医学科专科培训。

**6. 培训时间**　专科医师规范化培训在培训按照卫生部培训大纲以及《上海市专科医师规范化培训标准细则》的要求,以从事专科临床实践技能训练为主,培训时间一般为2～3年。各学科由于专业性质不同,培训年限由各专科培训细则确定。由于研究生学历人员在住院医师规范化培训阶段已经根据其实际情况予以适当缩短培训年限,专科医师培训不论培训对象原来的学历、学位,统一按照培训细则规定的年限予以执行。除法定节、假日和公休时间外,培训期间病、事假超过3个月者,培训期限延长1年。

**7. 培训内容**　专科医师规范化培训在培训医院的带教医师指导下,按照卫生部培训大纲以及《上海市专科医师规范化培训标准细则》的要求,以从事专科临床实践技能训练为主;专业理论学习以自学为主,集中授课为辅。专科培训以参加本亚专科的临床实践为主,培训期间应安排8～12个月时间担任总住院医师工作。培训基地应明确专职指导医师,采取专人指导和团队培训相结合的方式。

**8. 培训考核**　培训对象在培训基地内的出科考核、阶段考核、年度考核由培训基地自行组织。结业综合考核由上海市住院医师规范化培训工作联席会议办公室统一组织各专委会实施。考核前由培训医院和事务中心对完成培训情况及医德医风情况进行审核,把完成规定的临床培训量(包括培训时间、培训病种及病例数、临床诊疗操作例数)作为报名参加考核的前提条件。考核重点放在临床实践方面,联席会议办公室依据专科医师培养标准的相关内容,组织以考查临床技能为主的考试考核,对合格者颁发卫生部统一印制的《专科医师规范化培训合格证书》。

**9. 保障措施**　培训期间,已落实就业单位的本基地培训人员和外地委托培训人员(单位人)依法参加并享有养老、医疗、失业、生育、工伤、公积金等社会保障。工资和社保待遇等由就业单位支付,培训基地支付绩效奖金和加班费、值班费。尚未落实就业单位,自愿参加专科医师培训人员的培训人员(即社会人身份),在培训期间不享受工资和社保待遇,培训基地支付绩效奖金和加班费、值班费。专科医师规范化培训考核合格者获得卫生部或市卫生局统一印制的《专科医师规范化培训合格证书》,该证书作为晋升专业技术职称、岗位聘用及在各级医疗机构专科执业的依据之一。

## 六、关于上海市专科医师培训制度若干问题的政策建议

专科医师培训是毕业后医学教育的重要组成部分,对提高临床医师素质,

培养高质量临床专业人才具有极为重要的意义。经过近两年的实践和探索，上海市住院医师规范化培训制度已逐步完善，为开展专科医师培训工作奠定了基础，也提出了制订住院医师培训相关政策的紧迫要求。针对如何建立专科医师培训制度和开展培训工作这一问题，卫生局委托上海交通大学医学院成立课题组，通过国内外文献评阅、问卷调查、专家访谈等进行了调研，形成了以下政策建议：

### （一）构建组织框架，明确功能定位

随着上海市住院医师规范化培训工作的实施，上海市已经建立了初步的毕业后医学教育组织管理架构。但是由于毕业后医学教育组织管理具有很强的专业性，由行业协会负责毕业后医学教育既是国际趋势，也同卫生部的倾向一致。建议由卫生部门牵头，充分借鉴兄弟省市经验，加快本市医师协会的建设，使其全面承担本市专科医师培训工作，包括培训的组织协调、各项标准研究制订、考核、监督和指导等。如条件成熟，可将住院医师规范化培训、继续医学教育组织管理职能一并纳入医师协会。但由于成立医师协会需要一定的时间过程，而且刚成立的医师协会承担各项工作也需要一定的工作经验积累，所以过渡时期暂时还是由住院医师规范化培训事务中心和卫生人才交流中心承担目前的培训事务工作。同时，建议落实医学院校在专科医师培训中的职能，各医学院校应设立住院医师、专科医师培训管理办公室，挂靠在学校的医院管理处或临床医疗管理处，具体统筹协调高校系统内教学管理工作，由医师协会提供工作指导和费用支持。

### （二）专科培训基地遴选

专科医师培养基地可暂在 2006 年卫生部批准的 7 家三甲医院的 60 个亚专科和根据《上海市专科医师培训基地认定办法》(沪卫科教〔2009〕3 号)确定的 125 个亚专科培训基地(隶属三级甲等医院)的范围内遴选产生。考虑到医学院校附属医院在师资队伍、临床资源及教学管理等方面的优势，便于将来专科医师培训与临床医学博士专业学位授予的结合，上海市的专科医师培训基地设置在医学院校的附属医院内，现有不符合此条件的基地，可暂不考虑。另外，为了充分发挥优秀教育资源的优势为专科医师规范化培训服务，上海市现有医学重点学科、领先学科、临床医学中心的基地优先入选(附 2)。在基地遴选基础上，还应结合专科医师培训的内容、标准(尤其是临床培训标准)、师资和备选基地接收住院医师培训学员的情况，精确测算备选基地的培训容量，确保满足培训需求。

### （三）合理调整专科设置

目前上海市的住院医师规范化培训专业分类主要基于教育部的学科分类，与

医疗机构的诊疗科目分类不同,这虽然保证了毕业后医学教育专业与医学院校在校教育专业的一致,但也导致了毕业后医学教育与临床工作存在专业衔接方面的问题。因此,建议在充分借鉴国际惯例、兼顾上海市现实情况的基础上,对住院医师规范化培训和专科医师培训的专业设置适当调整:普通专科部分基本维持现状,只将现有的肿瘤科从专科转变为独立的亚专科;亚专科部分增加影像科、口腔科、妇产科等专科下的亚专科,并适当调整内科下的亚专科。针对上海市突出的人口老龄化趋势,以及滞后的老年医学学科人才建设情况,增设老年医学科作为专科医师规范化培训学科。通过专科设置调整,力争实现现行医学教育、住院医师规范化培训制度、专科医师培训制度及医疗机构诊疗科目设置的最佳衔接,为医学生向临床医师的转变提供规范、连贯的专业培训路径。

### (四)控制专科培训对象

专科医师培训是住院医师规范化培训的延续,两者密不可分,因此,应将是否获得住院医师规范化培训合格证书作为报名参加专科医师培训的必备条件,且规定完成住院医师规范化培训与参加专科医师培训之间的间隔年限上限。考虑到目前部分医院实施住院医师规范化培训,近 3 年无法招录住院医师,已经出现比较明显的人员紧张的局面,建议初始阶段将完成住院医师规范化培训到报名参加专科医师培训之间的时间间隔上限设置为 3~5 年,待步入正轨后再作科学调整。

通过专科医师规范化培训课题组调研结果,有近 80% 的人认为专科医师培训人员身份应为单位人,或者是以单位人为主、少量招收自愿参加培训的社会人,因此,建议本市专科医师培训主要采取"单位人"的培养模式。但照顾到少数已完成住院医师规范化培训,尚未落实就业单位,自愿参加专科医师培训人员的需要,缓解就业压力,建议各培训医院可适当招收少量无就业单位培训人员(即"社会人"身份),但总量应控制在 10% 以内。

### (五)充分调动医疗机构及医师积极性

为了调动医疗机构及医师积极性,保证专科医师培训顺利实施,应合理设计配套措施,充分调动医疗机构和医师参加培训的积极性。医疗机构方面,建议将其拥有的专科医师数量与其亚专科(已列入亚专科培训目录)设置申请挂钩,并将专科医师培训开展情况等作为医院等级评审、临床重点专科评审等的评审条件之一。对于医疗机构申请新设置已经列入亚专科培训目录的诊疗科目,把具备须有一定数量的专科医师作为必备条件;同时,在医疗机构校验时,把专科医师的配置也列入校验条件。医师方面,建议将是否取得《专科医师培训合格证书》作为医师亚专科执业准入和职称晋升的必备条件;在专业学会任职、临床人才培养项目的选拔等方面,也把专科医师培训工作开展情况、是否取得专科医师资格等列入选拔条件之一。

并积极探索专科医师培训与临床医学博士专业学位授予的结合。在专科医师管理过程中,应实行专科医师的资格再认证,专科医师资质的再认定周期为5～7年。

### (六)积极建立引导机制

借鉴上海市住院医师规范化培训经费投入方式,结合专科医师培训的特殊情况,建议采用多元化投入原则,即以就业单位、培训医院投入为主,政府和个人共同承担。培训对象主要以"单位人"身份参加培训,建议由其所在单位提供其工资及社会保障费用;培训对象均为有一定临床技能的医师,其培训过程也是医疗服务的提供过程,建议由培训医院提供其绩效工资(奖金)以及相应的社会保障费用;政府投入主要用于教学管理、考核和综合辅助教学平台的建设等;个人承担部分参加考试的费用。为鼓励医院选派医师参加培训,政府可考虑对派出医师参加专科培训的医院给予适当经费补贴。以"社会人"身份参加专科医师培训的人员,在培训期间不享受工资及国家法律规定的社会保障和相关福利待遇,但培训医院应根据对其的考核情况发放奖金。

### (七)与临床医学博士专业学位衔接

目前,专业学位在临床医师职称晋升、学术任职和基金申请等方面都具有重要的作用。前期上海市进行了住院医师规范化培训与硕士学位衔接的改革试点工作,获得了卫生部和教育部的充分肯定和大力支持,并将其列入教育部批准上海市实施的教育体制综合改革项目和部市共建上海市教育综合改革试验区项目。因此,在认真总结住院医师规范化培训与临床医学硕士专业学位结合的基础上,积极争取教育主管部门的支持,探索专科医师培训与临床医学博士专业学位结合,这是非常有必要的,也是探索临床医学人才培养的进一步改革举措。在实际操作过程中,要争取教育部的支持,同时兼顾医学人才培养规律和临床技能培训的要求,严格控制培养人才的质量。

### (八)启动试点工作,逐步推开

推进上海市专科医师培训是建立国际化医学专业人才培养模式的客观要求,并且已具备了较好的工作基础和舆论环境,但目前相关人事等配套政策还不完善,尚缺少全面推开的条件。因此,建议可在医院有积极性的前提下,启动专科医师培训试点工作,积极稳妥推进专科医师培训,逐步实现住院医师与专科医师培训的衔接。在启动专科医师规范化培训试点实施中,在筛选培训基地和测算培训容量的基础上,控制招录培训计划人数,逐步完善专科培训的细则和各项规章制度,积累成熟经验后再向全市范围推广。

(黄越承　张澄宇　张勘)

# 附 1

## 上海市专科医师规范化培训实施
## 办法(试行)(征求意见稿)

### 第一章 总　　则

**第一条**　为全面提高本市专科医师的培养质量和专业素质,与住院医师规范化培训相衔接,建立完整的毕业后医学教育制度,根据《中共中央、国务院关于深化医药卫生体制改革的意见》,结合本市实际,制定本办法。

**第二条**　本市专科医师培训的目标是为本市各级医疗机构培养具有良好的职业道德、病人照护能力、人际沟通技巧和专业精神,扎实的专业知识和临床技能,以及临床导向的学习与改善能力,能独立承担本专科常见疾病和某些疑难病症诊治以及危重病人抢救工作,具备一定的教学和科研能力,能对下级医师进行业务指导的临床医师。

**第三条**　专科医师培训对象(以下简称“培训对象”)为已经完成住院医师规范化培训,取得住院医师规范化培训合格证书,并且已在本市各级医疗机构就业的医师。培养对象来源主要分为培训医院本单位人员和本市外单位委托培训人员两类。

### 第二章 组 织 管 理

**第四条**　上海市毕业后医学教育委员会(以下简称“市毕教委”)全面负责全市专科医师规范化培训领导和协调工作,并提供政策支持和经费保障。市毕教委下设办公室,负责培训工作的具体组织管理。

**第五条**　各高校和培训医院毕业后医学教育委员会负责本单位的专科医师规范化培训工作,并为培训的顺利实施提供必要保障。

**第六条**　每个培训专科成立相应的专家组,负责本学科专科医师培训的具体业务指导,日常管理由市毕教委办公室负责。

### 第三章 培 训 医 院

**第七条**　专科医师规范化培训在经认定的专科医师规范化培训医院(以下简称“培训医院”)内进行。市毕教委办公室对培训医院实行动态管理,定期抽查督导,每3～5年进行一次重新认定。未经认定的医院不得开展专科医师规范化培训工作。

**第八条**　培训医院从严遴选,培训学科必须为博士点,国家临床重点专科、上海市医学重点学科和领先学科、临床医学中心、临床质量控制中心的学科优先入选。

**第九条**　培训医院应落实职能部门和具体工作人员负责专科医师规范化培训工作。

**第十条**　各培训医院在每年9月底前将下一年度拟招录培训对象数报市毕教委办公室,市毕教委办公室根据本市专科医师需求和各培训医院带教能力,合理确定下一年度各培训医院专科医师招录计划。

第十一条　各培训医院按下达的招录计划数,在市毕教委办公室统一指导下,参照原有的招录用工方式组织招录,并将录取结果报市毕教委办公室备案。

## 第四章　培　训　和　考　核

第十二条　培训在卫生部规定的心血管内科、呼吸内科、消化内科、内分泌科、血液内科、肾脏内科、感染科、风湿免疫科、普通外科、骨科、心血管外科、胸外科、泌尿外科、整形外科、烧伤科、神经外科 16 个专科和肿瘤内科、肿瘤外科、肿瘤放疗科、老年医学科 4 个专科开展。中医专科培训学科另行制定,其他学科若条件成熟可提出申请,市毕教委办公室根据实际需要,增设或调整部分培训学科。

第十三条　专科医师规范化培训在培训医院的带教医师指导下,按照《上海市专科医师规范化培训标准细则》的要求,以从事专科相关临床实践技能训练为主,培训时间一般为 3～5 年。

第十四条　培训对象出科考核、年度考核由培训医院自行组织。结业综合考核由市毕教委办公室委托各学科专家组统一组织。考核重点为临床实践,把完成规定的临床培训量(包括培训时间、培训病种及病例数、临床诊疗操作例数)作为报名参加考核的前提条件。考核结果作为取得专科医师规范化培训合格证书的依据。

第十五条　取得《专科医师规范化培训合格证书》,成绩优秀并符合申请学位条件者,可以向有关学位授予单位申请临床医学博士专业学位。

## 第五章　保　障　措　施

第十六条　专科医师规范化培训考核合格者获得卫生部统一印制的《专科医师规范化培训合格证书》。

第十七条　本市卫生行政部门在制定和修订相关技术准入标准时将医院拥有专科医师数量等指标予以纳入,并将专科医师规范化培训开展情况作为医院等级评审的重要依据之一。

第十八条　各级医疗机构应当将《专科医师规范化培训合格证书》作为晋升临床医学类中、高级专业技术职务任职资格的优先条件。

第十九条　培训期间,培训医院与培训对象、委派单位签订培训合同,培训期限为合同期限。培训对象劳动人事关系仍保留在委派单位,培训结束后,合同自然终止,培训对象回委派单位工作。除法律法规和政策规定的原因外,需要延长培训期限的,须由本人申请,委派单位和培训医院同意,重新签订培训合同。

第二十条　培训对象依法参加并享有养老、医疗、失业、生育、工伤、公积金等社会保障,享受国家法律法规规定的以及合同约定的相关福利待遇,工资和社会保障费用等由委派单位承担,培训医院支付奖金。

第二十一条　培训所需经费按照多元化投入的原则,由委派单位、培训医院和政府共同承担。政府投入主要用于带教师资补贴、教学管理、考核和综合辅助教学平台的建设。

## 第六章　附　　则

第二十二条　本办法自公布之日起三十日实施。

# 附 2

上海市 2010 年国家临床重点专科建设项目单位

| 医 院 名 称 | 项目数 | 专 业 |
|---|---|---|
| 复旦大学附属中山医院 | 3 | 消化内科 |
| | | 麻醉科 |
| | | 检验科 |
| 复旦大学附属华山医院 | 5 | 骨科 |
| | | 检验科 |
| | | 专科护理专业 |
| | | 重点实验室 1 |
| | | 重点实验室 2 |
| 复旦大学附属妇产科医院 | 2 | 妇科 |
| | | 产科 |
| 复旦大学附属儿科医院 | 2 | 儿科重症 |
| | | 重点实验室 |
| 复旦大学附属肿瘤医院 | 1 | 病理科 |
| 上海交通大学医学院附属瑞金医院 | 6 | 消化内科 |
| | | 骨科 |
| | | 重症医学科 |
| | | 麻醉科 |
| | | 检验科 |
| | | 临床护理专业 |
| 上海交通大学医学院附属仁济医院 | 3 | 消化内科 |
| | | 产科 |
| | | 重点实验室 |
| 上海交通大学医学院附属新华医院 | 2 | 检验科 |
| | | 药学部(临床药学) |
| 上海交通大学医学院附属上海儿童医学中心 | 1 | 儿科重症 |
| 上海交通大学医学院附属第九人民医院 | 2 | 骨科 |
| | | 口腔科(牙体牙髓) |
| 同济大学附属第十人民医院 | 1 | 消化内科 |
| 上海市儿童医院 | 2 | 儿科重症 |
| | | 重点实验室 |

续 表

| 医 院 名 称 | 项目数 | 专 业 |
|---|---|---|
| 上海市第一妇婴保健院 | 1 | 产科 |
| 上海市第六人民医院 | 1 | 骨科 |
| 上海市肺科医院 | 1 | 职业病科 |

### 上海市 2011 年国家临床重点专科建设项目单位

| 医 院 名 称 | 项目数 | 专 业 |
|---|---|---|
| 复旦大学附属中山医院 | 5 | 心血管内科 |
| | | 内分泌科 |
| | | 胸外科 |
| | | 心脏大血管外科 |
| | | 临床护理专业 |
| 复旦大学附属华山医院 | 3 | 内分泌科 |
| | | 神经外科 |
| | | 手外科 |
| 复旦大学附属儿科医院 | 2 | 儿科(新生儿专业) |
| | | 儿科(小儿消化专业) |
| ·复旦大学附属眼耳鼻喉科医院 | 1 | 耳鼻咽喉科/重点实验室 |
| 上海交通大学医学院附属瑞金医院 | 4 | 心血管内科 |
| | | 血液内科 |
| | | 内分泌科/重点实验室 |
| | | 儿科(小儿消化专业) |
| 上海交通大学医学院附属新华医院 | 3 | 心脏大血管外科 |
| | | 儿科(小儿呼吸专业) |
| | | 耳鼻咽喉科 |
| 上海交通大学医学院附属仁济医院 | 2 | 心血管内科 |
| | | 神经外科 |
| 上海市第一人民医院 | 1 | 耳鼻咽喉科 |
| 上海市第六人民医院 | 2 | 内分泌科 |
| | | 耳鼻咽喉科 |
| 上海交通大学医学院附属第九人民医院 | 3 | 口腔(口腔颌面外科专业) |
| | | 口腔(口腔修复专业) |
| | | 口腔(牙周病专业) |

续 表

| 医 院 名 称 | 项目数 | 专 业 |
|---|---|---|
| 同济大学附属口腔医院 | 1 | 口腔(口腔修复专业) |
| 上海市第十人民医院 | 1 | 临床护理专业 |
| 上海市肺科医院 | 1 | 胸外科 |
| 上海市精神卫生中心 | 1 | 精神病科 |
| 上海市胸科医院 | 2 | 心血管内科 |
| | | 胸外科 |
| 上海市杨浦区中心医院 | 1 | 职业病科 |
| 上海远大心胸医院 | 1 | 心脏大血管外科 |

### 上海市 2012 年国家临床重点专科建设项目单位

| 医 院 名 称 | 项目数 | 专 业 |
|---|---|---|
| 复旦大学附属中山医院 | 4 | 呼吸内科 |
| | | 肾病科 |
| | | 普通外科 |
| | | 重症医学科 |
| 复旦大学附属华山医院 | 6 | 神经内科 |
| | | 肾病科 |
| | | 普通外科 |
| | | 泌尿外科 |
| | | 皮肤科 |
| | | 消化内科 |
| 复旦大学附属儿科医院 | 1 | 新生儿科 |
| 复旦大学附属眼耳鼻喉科医院 | 2 | 眼科 |
| | | 重点实验室 |
| 上海交通大学医学院附属瑞金医院 | 8 | 呼吸内科 |
| | | 神经内科 |
| | | 肾病科 |
| | | 普通外科 |
| | | 烧伤科 |
| | | 皮肤科 |
| | | 急诊医学科 |
| | | 重点实验室 |

**续　表**

| 医　院　名　称 | 项目数 | 专　业 |
|---|---|---|
| 上海交通大学医学院附属新华医院 | 2 | 普通外科 |
| | | 皮肤科 |
| 上海交通大学医学院附属仁济医院 | 3 | 肾病科 |
| | | 普通外科 |
| | | 泌尿外科 |
| 上海市第一人民医院 | 4 | 呼吸内科 |
| | | 普通外科 |
| | | 泌尿外科 |
| 上海交通大学医学院附属第九人民医院 | 1 | 眼科 |
| 上海市肺科医院 | 1 | 呼吸内科 |
| 上海市东方医院 | 1 | 急诊医学科 |

### 上海市医学重点学科名单(一)

| 序号 | 单　位 | 学　科 | 负责人 |
|---|---|---|---|
| 1 | 上海交通大学医学院附属瑞金医院 | 肾脏内科 | 陈　楠 |
| 2 | 上海交通大学医学院附属新华医院 | 儿童保健科 | 沈晓明 |
| 3 | 上海市血液中心 | 安全输血学科 | 刘达庄 |
| 4 | 复旦大学附属肿瘤医院 | 临床病理科 | 施达仁 |
| 5 | 上海交通大学医学院附属瑞金医院 | 胃肠肿瘤科 | 朱正纲 |
| 6 | 复旦大学附属儿科医院 | 新生儿内科 | 陈　超　孙　波 |
| 7 | 第二军医大学附属长海医院 | 烧伤外科 | 夏照帆 |
| 8 | 复旦大学附属华山医院、上海市公共卫生中心 | 传染病科 | 翁心华　巫善明 |
| 9 | 复旦大学附属眼耳鼻喉科医院 | 头颈肿瘤科 | 周　梁 |
| 10 | 复旦大学附属华山医院 | 检验科 | 吕　元 |
| 11 | 复旦大学附属华山医院 | 神经内科 | 洪　震 |
| 12 | 上海市第一人民医院 | 泌尿外科 | 夏术阶 |
| 13 | 复旦大学附属中山医院 | 呼吸内科 | 白春学 |
| 14 | 第二军医大学附属长征医院 | 急救医学科 | 杨兴易 |
| 15 | 上海市华东医院 | 老年医学科 | 王传馥 |
| 16 | 复旦大学附属妇产科医院 | 妇产科 | 丰有吉 |

续　表

| 序号 | 单　　位 | 学　　科 | 负责人 |
|---|---|---|---|
| 17 | 上海市第十人民医院 | 护理学科 | 施　雁 |
| 18 | 上海市胸科医院 | 胸外科 | 陈文虎 |
| 19 | 复旦大学附属中山医院 | 介入影像科 | 王建华 |
| 20 | 第二军医大学附属长海医院 | 胰腺病学科 | 李兆申 |
| 21 | 上海交通大学医学院附属新华医院 | 小儿血液肿瘤科 | 顾龙君 |
| 22 | 上海市肺科医院 | 胸外科 | 丁嘉安 |
| 23 | 上海市第六人民医院 | 介入影像科 | 李明华 |
| 24 | 上海中医药大学附属岳阳医院 | 中医妇科 | 朱南孙　孟　炜 |
| 25 | 上海交通大学医学院附属第九人民医院 | 中西医结合黏膜病学科 | 周曾同 |
| 26 | 上海中医药大学附属曙光医院 | 中西医结合心血管学科 | 严世芸　蒋梅先 |
| 27 | 上海中医药大学附属龙华医院 | 中医骨伤科 | 施　杞 |
| 28 | 上海市疾病预防控制中心精神卫生分中心 | 预防精神医学科 | 朱紫青 |
| 29 | 上海市疾病预防控制中心 | 病原微生物学科 | 卢　伟 |
| 30 | 上海交通大学医学院附属新华医院 | 营养卫生学科 | 蔡　威 |

## 上海市医学重点专科名单(二)

| 序号 | 单　　位 | 学　　科 | 负责人 |
|---|---|---|---|
| 1 | 上海市第四人民医院 | 耳鼻喉科 | 陈文文 |
| 2 | 黄浦区中心医院 | 石氏伤科 | 石仰山 |
| 3 | 上海市东方医院 | 心力衰竭专科 | 刘中民 |
| 4 | 吴淞中心医院 | 手外科 | 周礼荣 |
| 5 | 浦东新区浦南医院 | 神经外科 | 刘卫东 |
| 6 | 解放军四五五医院 | 胆道外科 | 蔡珍福 |
| 7 | 杨浦区中心医院 | 职业病科 | 匡兴亚 |
| 8 | 杨浦区中心医院 | 妇产科 | 程忠平 |
| 9 | 上海市东方医院 | 口腔种植修复专科 | 黄远亮 |
| 10 | 解放军八五医院 | 肾脏内科 | 张景红 |
| 11 | 静安区中心医院 | 消化内科 | 王　虹 |
| 12 | 浦东新区传染病医院 | 中西医结合肝病专科 | 陈建杰 |
| 13 | 上海市中西医结合医院 | 脉管病专科 | 奚九一 |
| 14 | 上海市第七人民医院 | 烧伤疤痕科 | 吴志宏 |
| 15 | 普陀区人民医院 | 呼吸内科 | 杭晶卿 |

| 序号 | 单　位 | 学　科 | 负责人 |
|---|---|---|---|
| 16 | 普陀区中心医院 | 中医肿瘤专科 | 范忠泽 |
| 17 | 宝山区中心医院 | 眼科 | 陆　豪 |
| 18 | 普陀区中心医院 | 急救科 | 孙仲伦 |
| 19 | 解放军八五医院分院 | 肝脏病专科 | 陈成伟 |
| 20 | 长宁区同仁医院 | 介入诊疗科 | 茅爱武 |
| 21 | 杨浦区中心医院 | 骨科 | 涂意辉 |
| 22 | 南汇区周浦医院 | 脊柱外科 | 王子平 |
| 23 | 上海市第五人民医院 | 泌尿外科 | 何家扬 |
| 24 | 闸北区中心医院 | 胰腺炎专科 | 陆仁达 |
| 25 | 长宁区中心医院 | 影像诊疗专科 | 杨　军 |
| 26 | 普陀区中心医院 | 心血管内科 | 金惠根 |
| 27 | 吴淞中心医院 | 检验科 | 赵　虎 |
| 28 | 徐汇区中心医院 | 心律失常与体内药物分析 | 任建英　余　琛 |
| 29 | 卢湾区中心医院 | 检验科 | 项明洁 |
| 30 | 光华中西医结合医院 | 类风湿关节炎专科 | 何东仪 |

## 上海市 48 个临床专业质量控制中心及挂靠单位一览表

| 序号 | 质控专业 | 挂　靠　单　位 |
|---|---|---|
| 1 | 临床检验 | 上海市临检中心 |
| 2 | 临床病理 | 复旦大学附属肿瘤医院 |
| 3 | 护理 | 上海市第十人民医院 |
| 4 | 临床营养 | 上海市华东医院 |
| 5 | 高压氧 | 上海交通大学医学院附属新华医院 |
| 6 | 麻醉 | 上海市第一人民医院 |
| 7 | 血液透析 | 上海交通大学医学院附属仁济医院 |
| 8 | 核医学 | 复旦大学附属华山医院 |
| 9 | 院内感染 | 复旦大学附属中山医院 |
| 10 | 急诊 ICU | 第二军医大学附属长征医院 |
| 11 | 放射诊断 | 复旦大学附属华山医院 |
| 12 | 放射治疗 | 复旦大学附属肿瘤医院 |
| 13 | 超声 | 复旦大学附属中山医院 |
| 14 | 激光治疗 | 复旦大学附属华山医院 |
| 15 | 内窥镜 | 第二军医大学附属长海医院 |

续 表

| 序号 | 质控专业 | 挂 靠 单 位 |
|---|---|---|
| 16 | 眼科 | 复旦大学附属眼耳鼻喉科医院 |
| 17 | 精神卫生 | 上海市精神卫生中心 |
| 18 | 口腔 | 上海市第九人民医院 |
| 19 | 医疗美容 | 上海市第九人民医院 |
| 20 | 康复治疗 | 上海交通大学医学院附属瑞金医院 |
| 21 | 骨科 | 上海交通大学医学院附属瑞金医院 |
| 22 | 介入治疗 | 第二军医大学附属长海医院 |
| 23 | 性病治疗 | 上海市皮肤病性病医院 |
| 24 | 皮肤科 | 复旦大学附属华山医院 |
| 25 | 呼吸内科 | 复旦大学附属中山医院 |
| 26 | 传染科 | 上海交通大学医学院附属瑞金医院 |
| 27 | 心脏介入 | 上海交通大学医学院附属瑞金医院 |
| 28 | 院前急救 | 上海市医疗急救中心 |
| 29 | 临床输血 | 第二军医大学附属长海医院 |
| 30 | 血液内科 | 上海交通大学医学院附属瑞金医院 |
| 31 | 医疗设备 | 上海市第六人民医院 |
| 32 | 肿瘤化疗 | 复旦大学附属肿瘤医院 |
| 33 | 临床药事 | 复旦大学附属华山医院 |
| 34 | 肝移植 | 上海市第一人民医院 |
| 35 | 肾移植 | 第二军医大学附属长征医院 |
| 36 | 消化内科 | 上海交通大学医学院附属仁济医院 |
| 37 | 心血管内科 | 复旦大学附属中山医院 |
| 38 | 内分泌 | 上海交通大学医学院附属瑞金医院 |
| 39 | 泌尿外科 | 第二军医大学附属长海医院 |
| 40 | 妇科 | 复旦大学附属妇产科医院 |
| 41 | 神经内科 | 复旦大学附属华山医院 |
| 42 | 肾内科 | 第二军医大学附属长征医院 |
| 43 | 胸心外科 | 复旦大学附属中山医院 |
| 44 | 儿科 | 复旦大学附属儿科医院 |
| 45 | 病历质量管理 | 上海市第六人民医院 |
| 46 | 健康体检 | 第二军医大学附属长海医院 |
| 47 | 普通外科 | 复旦大学附属中山医院 |
| 48 | 门诊管理 | 第二军医大学附属长征医院 |

# 第五节 上海市中医毕业后医学 教育的探索和实践

根据国际医学人才培养规律和我国开展中医药教育的经验,目前,中医药毕业后教育主要包括中医住院医师规范化培训、中医全科医师规范化培训等。

## 一、历史回顾

医学教育的历史源远流长。远古时期,我们的祖先在长期生活和生产中发现了医药知识,并相应地产生了最原始的医学教育形式:口传心授。随着社会分工的出现和医药知识经验的增多,口传心授被家族和师徒相传的中医教育形式取代。随着知识量的扩大和对医务人员需要量的增加,学校医学教育便应运而生。据《唐六典》卷十四记载,"宋元嘉二十年,太医令秦承祖奏置医学,以广教授"。可见,443年的刘宋王朝即创建了政府的医学教育机构。以后,北魏、隋朝设太医、博士、助教等官职来管理医学教育。但古代,中医学教育主要以师带徒的形式展开。

近代,中医的院校教育逐步形成。民国初年,我国中医界争取教育立案,社会各界也给予中医办学以大力支持,从而给中医教育营造了一个较宽松的发展环境,并有了1915年上海中医专门学校及1917年广东中医药专门学校在内务部立案成功的先例。此后,从1915年至1928年间,各地兴办的中医院校还有河南中医专门学校、湖北中医专门学校、福建中医专门学校、长沙明道医学校等。此时,中医办学教育属初建起步阶段,但在教学上的许多问题,如教材编写、课程设置、学科建设、师资培训、附属医院创办适应临床教学需要等,已经作了初步的探索,为中华人民共和国成立后的中医院校教育的兴旺发展,打下了基础。有关学生的临床实践,中华人民共和国成立前的中医学校,学生最后一年主要是跟先生抄方,或者"侍诊"。

中华人民共和国成立后,我国的中医药事业迎来了生机勃发的春天,全国各地先后兴办了全日制的高等中医院校,并兴建中医附属医院,为学生的临床教学实习、轮转提供了保障。中医学教育逐步与现代医学教育接轨。

2009年3月,按照党的十七大精神,为建立中国特色医药卫生体制,逐步实现人人享有基本医疗卫生服务的目标,提高全民健康水平,中共中央国务院发布了《中共中央国务院关于深化医药卫生体制改革的意见》(以下简称《意见》)。《意见》加强医药卫生人才队伍建设一节中首次提出了要"建立住院医师规范化培训制度,强化继续医学教育";2009年4月,中共中央国务院《关于扶持和促进中医药事业发展的若干意见》作为医改的配套文件首先出台,其中提出要"加强中医药人才队伍建设,完善中医药继续教育制度,健全继续教育网络";2010年6月,中共中央国务院印发了《国家中长期人才发展规划纲要(2010—2020年)》(以下简称《纲要》),《纲要》提出在全民健康卫生人才保障工程中,应"开展住院医师规范化培训工作,支持培养5万名住院医师"。从2009年开始,上海中医药发展办公室在国家中医药管理局的指导下,组织上海中医药学会、上海中医药大学的专家编写《上海市中医住院医师规范化培训细则》,并于2010年试行使用。同时,还加强了相关制度的研究和文件出台,在中医住院医师培训的管理组织机构设置、课程设计、师资建设、经费保障、人事政策等制度设计方面作出了探索和尝试。

有关中医全科医生的规范化培训,因其培训内容和培训方式和其他学科相比有其特殊性,故在此独立陈述。

2009年,上海市在制定《上海市中医住院医师规范化培训细则》时,就将中医全科医生的规范化培训纳入其中。2011年7月,国务院下发《关于建立全科医生制度的指导意见》(下称《指导意见》),指出中国将规范全科医生"5+3"培养模式,即先接受5年的临床医学(含中医学)本科教育,再接受3年的全科医生规范化培养。在此意见指导下,国家中医药管理局先后组织制定了《中医全科医生规范化培养标准(征求意见稿)》及《中医全科医生规范化培养基地认定和管理办法(征求意见稿)》,对中医全科医生的培养作出规定。

## 二、中医住院医师规范化培训试点

为了贯彻落实新的医改方案,建立完善住院医师规范化培训制度,按照卫生部、国家中医药管理局的部署,上海市从2009年开始,探索中医住院医师规范化培训的工作试点,积极加强了相关的制度的研究和文件出台,在住院医师培训的管理组织架构设置、课程设计、师资建设、经费保障、人事政策等制度设计方面作出了探索和尝试。

根据《中共中央、国务院关于深化医药卫生体制改革的意见》和《国务院关于扶持和促进中医药事业发展的若干意见》中提出的"建立住院医师规范化培训制度"的总体要求,结合上海市现状,在国家中医药管理局的具体指导下,2010年2月,上海市卫生局、发改委等五部门联合印发了《上海市住院医师规范化培训实施办法(试行)》,全市建立起统一标准规范和考核评估的住院医师规范化培训制度,中医的住院医师规范化培训也纳入整个培训总体框架。

(一)中医住院医师规范化培训现状

**1. 培养目标**  中医住院医师规范化培训的目标,是为各级各类医疗机构培训合格的中医住院医师。通过培训,使其具有良好的职业道德、扎实的中医基础理论、专业知识和临床技能,掌握相关现代医学临床操作技术,能独立承担常见病及某些疑难病症的中医药诊疗工作。

**2. 基地建设**　在培训基地的遴选上,上海市中医药发展办公室制订统一的培训基地标准,委托上海中医药学会及上海中医药大学医管处,根据标准对培训医院和培训基地(科室)进行认定。

经过认定,最终确定了上海中医药大学附属曙光医院、龙华医院、岳阳医院,上海市中医院,普陀区中心医院作为培训医院,同时确立了中医内科、中医外科、中医妇科、中医儿科、中医针灸推拿、中医骨伤、中医五官科、中医全科 8 个学科作为培训学科。为了充分利用医疗教学资源,实现优势互补,没有成为培训医院的医院(如部分专科优势显著,中医特色浓厚的二级中医医院或综合性医院的中医科室)中的有实力的科室,可以联合培训基地申请建立二级学科教学基地。目前已经认定了 8 个学科的 40 个教学基地。

**3. 时间安排**　在培训时限上,本科毕业生培训分为两个阶段,第一阶段是为期 2 年的通科培训,第二阶段是为期 1 年的专科培训。硕士及以上毕业生,根据原学习或临床工作情况,培训医院对其进行临床能力测评,未通过临床能力测评的毕业研究生,应完成 3 年住院医师规范化培训,不得缩短年限。通过测评的临床医学硕士学位(含科学学位和专业学位)的毕业生,可直接进入中医住院医师规范化培训的第二年;通过测评的临床医学博士学位(含科学学位和专业学位)毕业生,可直接进入中医住院医师规范化培训第二年或第三年。

中医住院医师通科培训主要通过在中医各二级学科(主要包含中医内科、中医外科、中医妇科、中医儿科、针灸科、推拿科、康复科、骨伤科、耳鼻喉科、眼科,其中内科学科除按心、肝、脾、肺、肾五脏系统来确定相应的专科外,还将中医肿瘤科纳入其中)轮转培训,培养中医临床思辨、中医基本知识、基本技能等工作能力,掌握现代医学基本技能,为从事中医临床工作奠定基础。辅助科室主要接受影像、心电图、检验等基本训练为主,中药房以辨识各类中药饮片训练为主。专科培训特别强调培养临床实践技能,强调量化其指标,同时强调培训中国传统文化和中医经典医籍以及伦理学和卫生法律知识,注重医德医风教育和职业素质培训。

**4. 人员招录**　根据培训医院的培训能力和本市各级医疗机构的岗位需求,由市住院医师规范化培训联席会议办公室确定当年中医住院医师培训总数和各培训医院招生数,招生对象为具有中医(含中西医结合)专业本科及以上学历,拟从事中医临床工作的毕业生。

2010 年、2011 年,中医类别住院医师规范化培训计划共招录约 800 人。目前,中医类别培训基地较少(只有 5 家基地),每个基地平均每年都要招录 70~90 人左右,因此,各培训基地在师资队伍、后勤保障、学员管理、经费投入等方面都有较大压力。

**5. 培训方式** 中医住院医师规范化培训采用临床实践与理论学习相结合的方式,以临床实践培训为主。

中医师承是中医药人才培养的传统而有效的途径,在临床实践阶段采取师带徒学习方式,学员在培训期内跟随具有一定专长及临床特色的指导老师学习,每周半天,以门诊为主,使中医住院医师通过师承方式在全面学习各学科基本理论和基本知识的基础上,形成自身相对稳定的中医临床辨证思维,为继承和发展中医药学术奠定基础。

理论学习以自学为主,结合必要的集中辅导。主要内容为中医基础理论、四大经典、相关专科中医古典医籍、中医临床适宜技术、中药和方剂等。此外,还开设若干与临床有关的法律法规、人际沟通、中医辨证思维、中药应知应会、现代医学进展等专题讲座。

一些基地还购置三基培训软件系统、医学考试管理平台软件等,供学员操作实践,并记录考核成绩;对《上海市中医类住院医师培训细则》上要求的操作项目进行梳理,整理出临床轮转中不能完成的项目,各个基地充分利用模拟医院的设备对住院医生进行操作培训,以弥补临床操作不足的缺陷。同时,通过学术讲座、小讲课、教学查房等各种形式,如开设"三基培训"、"中医基础"、"中医著作研读"、"医学伦理查房"、"做一日病人"、组织学员跟师、抄方等活动,加强学生的中医基础知识,培养学生"大医精诚"的人文素质。

**6. 师资体系** 各个培训基地基本都实行了师承导师、成长导师、带教老师三级师资体系。师承导师负责每周学生跟师抄方,指导学生学习中医经典理论的临床应用。成长导师要求每科室指定一名副主任医师以上人员担任,全面负责带教培训的过程。带教老师要求主治以上人员,具体负责带教培训。各基地除参加市卫生局组织的师资培训外,还定期召开成长导师会议,规范职责,强化意识。

**7. 考核方式** 上海市中医药发展办公室制订原则要求和标准,组建本市考核专家小组。各培训基地成立相应考核小组,具体负责贯彻落实中医住院医师规范化培训有关考核工作及实施各类考核。

中医住院医师规范化培养考核包括公共科目考试、出科考核、阶段考核、结业综合考核。考核内容主要以培养大纲和培训方案为指南,考核参加培训的中医住院医师临床基本能力训练水平和效果,并对其中医思维能力、独立工作能力、某一专科特长能力、职业素养和医德风尚进行综合评价。考核形式采用多站式考核的方式,分为理论机考、影像学、心电图考试、病例分析、临床技能操作等 6 站。其中问病史、体格检查采用标准化病人。

在培训初期,各基地根据市卫生局《上海市卫生局关于医学专业毕业研究生参加住院医师规范化培训年限问题的通知》精神,对毕业研究生学历的培训人员进行了临床能力测评,所有申请减少培训年限的毕业研究生都通过了临床能力测评,直接进入第二年或第三年培训。

出科考核注重临床技能操作,兼顾理论测试。根据上海中医药大学医管处推荐的轮转培训出科考核表,各基地将出科考核表分为病房和门诊,将考核过程分解为各个细节进行客观评分,更好地了解住院医师的临床能力。每月出科考核以平时成绩(40%)＋出科考成绩(60%)为总成绩。每月轮转结束,由成长导师汇总出科考试原始资料至医务处,并保存留档。

结业综合考核由上海市中医药发展办公室组织成立考核专家委员会,制订考核办法和组织统一考核,并对考核进行质量评估和督导检查,结果上报并反馈至各培训基地。

由于中医住院医师规范化培训工作起步较晚,也没有国内外成熟的经验可资借鉴,目前,正在进行中医临床科室的相关题库建设、出科考核题库建设等工作。

**8. 质量控制**　培训质量控制方面,一般由各基地医务处专职人员通过按科室上报的培训计划、督查科室小讲课、病例讨论等完成,并通过参与住院医师规范化培训出科考核等方式随机督查科室培训质量。上海市卫生局也组织了两轮培训质量的督查调研。上海中医药大学也组织了校一级的督导小组,定期对各家基地的带教质量进行督导、反馈。

一些基地的住院医师对轮转科室、带教老师进行带教测评,使带教质量进入个人或科室绩效考核中。为确保受训质量,基地不仅对培训人员增设业务讲座、学科专题培训等受训机会,还建立住院医师规范化培训考核制度,使其考核质量与绩效奖金挂钩。

**9. 人员管理**　各基地在准备阶段即成立由院长、书记担任主任的毕业后医学教育委员会(以下简称"毕教委"),详细制订《住院医师规范化培训》相关规章制度,并在医务处设专职人员管理住院医师规范化培训、考核,人事处负责住院医师薪资、福利待遇等工作。

各个培训基地都逐步建立了党支部及支部委员,所有人员也逐步纳入了医院的工会组织。有的基地还选举产生班长、副班长、小组长,使得基地人员更具有团队性和组织性。

根据上海市中医药学会制定的《上海市中医类住院医师培训细则》,结合各家医院实际情况,每科室每月接受轮转住院医师少则1～2名,多则7～8名(如呼吸、心内、骨伤、针灸等必修科室人员较为集中),加上医院已有的本科生、研究生实习人员,部分基地的一些科室接受人员培训情况基本达到满负荷。

**(二)中医住院医师规范化培训特色**

**1. 试点探索为中医住院医师规范化培训奠定了扎实的基础**　早在1988年,上海的一些二、三级中医院内部就开始了中医住院医师规范化培训试点。20多年来,这项工作为中医培养了一批基础扎实、临床实践规范的中医临床骨干人才,也为在全市范围内实施开展中医住院医师规范化培训工作作出了探索。在此基础上,作为深化医改的一项基础性工作,全市性的中医住院医师规范化培训在全市住院医师规范化培训总体框架下设计实施,由政府主导,在全市统一的公共化平台上展开,其工作重点为规范化培训方案的制订和实施、培训基地的准入考核及培训过程的质量监控等。

**2. 培训核心体现临床能力培养、中医特色** 上海市中医住院医师规范化培训的核心主要有三点:一是提高中医医师临床实践技能,加强培训过程质量控制,弥补当前中医院录用员工"重学历,轻能力"的缺陷,纠正医学教育体系"重科研,轻临床"的倾向,保障临床医疗质量和医疗安全;二是增强竞争激励机制,在中医住院医师进入培训和执业的环节,引入竞争激励机制,保证优秀人才进入中医临床医师队伍;三是充分体现中医临床特点,以住院医师应知应会为重点,结合中医师承模式,注重培养中医临床思辨能力。

**3. 通科加专科培训,体现中医整体性、系统性和实践性** 在中医住院医师规范化培训的体系建设过程中,遵循中医临床人才培养的基本规律和特点,体现整体性、系统性和实践性的原则,以中医临床实际需要为出发点,立足于中医基础理论、基本知识和基本技能培训,重在中医临床思维能力和临床技能的培养。

### (三)住院医师规范化培训与临床医学硕士专业学位衔接改革试点

**1. 改革试点的背景** 我国自 1981 年实施学位条例以来,医学学位与研究生教育取得了很大成绩,建立了学位比较齐全、学位授予质量能够得到基本保证的学位授权体系。为了更好地培养能胜任临床医疗工作、解决临床实际问题的高级临床医师,也为了完善我国医学学位制度,1997 年国务院学位委员会第十五次会议通过《关于调整医学学位类型和设置医学专业学位的几点意见》,1998 年 2 月国务院学位委员会正式颁发《临床医学专业学位试行办法》,开始试点实施临床医学专业学位,教育目标是培养临床医学高层次应用型人才。临床医学专业学位不同于科学学位,它是以医师职业为背景,侧重于培养学生的临床实际工作能力。临床医学专业学位"具有明显的实践取向,其本质是职业性学位"。

但从这十多年的实践情况来看,临床医学专业学位教育大体上还是存在偏重学术性,而临床实践应用技能培养不足的问题。一直以来以科学研究的学术水平(学位论文为其主要表现形式)来衡量研究生包括专业学位研究生的培养质量和学位授予质量,迫使临床医学专业学位的导师和学生仍追求论文的理论水平、深度和创新性,甚至涉及大量的基础实验研究,势必挤占临床技能培养的时间和精力。另一方面,虽然国家有《临床医学专业学位临床能力考核办法》《临床医学专业学位临床能力考核内容和要求》等文件,但在具体实施过程中,目前还处在探索建立规范的临床能力考核标准和完善的质量评价体系的阶段。

上海市自 1988 年就开始住院医师规范化培训试点,住院医师是以医院职工身份在本院接受培训。近年来在学习国外毕业后医学教育以及专科医师准入制度的基础上提出了"行业内社会人"的培养新模式。这种模式的特点在于提供了医学毕业生到大医院接受规范培训的机会,也提供了基层医疗机构招收到经过规范化培训的高素质医学毕业生的可能。

住院医师规范化培训与临床医学专业学位培养在培训内容、培养目标等多方面都有相当的共通性,为两者的有机结合奠定了基础。区别点在于临床医学专业学位培养的是"高级"临床医师,要具有一定理论水平、临床科研能力和更强临床工作能力。而住院医师规范化培训,对于申请临床医学硕士学位者,在其临床能力水平是否能够达到培养目标方面,起到了规范和质量保障作用。

为贯彻落实国家和上海市的《中长期教育改革和发展规划纲要(2010—2020年)》,上海市从 2010 年起积极开展研究生专业学位教育综合改革试点工作。其中"临床医学硕士专业学位与住院医师规范化培训结合改革试验工作"得到了教育部、卫生部和国务院学位办的充分肯定和大力支持,并列入教育部批准上海实施的23 项教育体制综合改革项目和部市共建上海教育综合改革试验区项目。改革试验方案的核心内容是将临床医学硕士专业学位教育与住院医师规范化培训并轨,也配套、服务、支撑了上海市住院医师规范化培训试点工作的顺利进行。

根据《教育部关于做好 2011 年招收攻读硕士学位研究生工作的通知》等要求,2010 年上海市相继启动了临床医学硕士专业学位推荐免试研究生(住院医师)招生工作及面向 2010 年已进入上海市住院医师规范化培训医院的住院医师招收临床医学硕士专业学位研究生的招生单考和招录工作。并于 2011 年启动新一批住院医师规范化培训和临床医学硕士专业研究生(住院医师)全国统考招录工作。

同时,为切实做好住院医师规范化培训与医学硕士专业学位教育结合工作,根据《教育部关于开展研究生专业学位教育综合改革试点工作的通知》精神,上海市卫生局联合上海市教育委员会制定了《上海市住院医师规范化培训与临床医学硕士专业学位教育衔接改革实施办法》(沪卫科教〔2011〕21 号),为这项改革试点工作的推进提供了切实的指导性意见。

**2. 上海市中医住院医师规范化培训与上海中医药大学中医学硕士专业学位教育衔接的改革与实践**　在上海市卫生局、上海市中医药发展办公室和上海市教育委员会的统一领导下,上海中医药大学高度重视,加强组织管理,成立大学和附属医院两个层面的"毕业后医学教育委员会",建立由校医管处、教学处、人事处、研究生院和各临床医学院相关部门组成的高效联动的联席会议制度。随着工作的不断推进,多次召开联席会议,按时间节点,讨论、部署和实施工作方案、工作步骤。同时,上海市中医药发展办公室委托市中医学会,制定和落实《上海市中医住院医师规范化培训细则(试行)》和《上海市中医住院医师规范化培训手册(试行)》,以及各中医类住院医师规范化培训考核办法和标准。在《上海市住院医师规范化培训与临床医学硕士专业学位教育衔接改革实施办法》(沪卫科教〔2011〕21号)指导下,充分考虑硕士专业学位(住院医师)研究生具有硕士研究生和住院医师双重身份的特点,起草并通过校学位委员会讨论制订中医学硕士专业学位(住院医师)研究生招生、培养、学位授予、学籍管理等一系列规章制度。在保障中医住院医师规范化培训顺利进行的基础上,有机结合临床医学硕士专业研究生教育。将住院医师规范化培训理论课程与研究生学位课程结合,将住院医师规范化临床技能培训纳入研究生实践课程并与专业学位的技能要求完全契合。

依据试行的中医学硕士专业学位(住院医师)研究生的培养方案,研究生理论课(包含住院医师的5门理论培训科目)总学时数要求不变(20学分),但临床实践轮转由原来的2年半增加到3年,前2年占5学分,最后1年占3学分。并且,临床实践轮转完全按照统一规范的住院医师培训轮转要求以及考核标准实施,更有利于达到临床医学专业学位研究生的培养目标。同时,进一步明确学位论文应紧密结合临床实际,主要是病例分析报告、随师临床经验总结或文献综述,以总结临床实践经验为主,表明申请人已经掌握临床科学研究的基本方法,避免片面以学术水平来衡量专业学位研究生培养质量,以至于背离专业学位的"实践取向"和"职业性"。

在学校重视、各部门协作、规章制度保障,以及广泛加强政策宣传和开展咨询答疑等有效措施下,第一批认定的5家培训医院(龙华医院、曙光医院、岳阳医院、市中医医院和普陀区中心医院)和内、外、妇、儿、针推、骨伤、五官、全科8个中医学科及其相对应的教学基地,全面顺利地开展了中医(中西医结合)住院医师规范化培训以及和中医学硕士专业学位衔接的改革试点工作,首届录取149名,比较圆满地完成中医学硕士专业学位研究生(住院医师)的招录工作。同时,学校大力投入,积极建设网络授课和技能考核中心,以方便住院医师和研究生(住院医师)完成课程学习,并提供自我练习、强化培训以及集中考核的综合教学实训平台。

## 三、中医住院医师规范化培训的体会和思考

**1. 进一步加强政策宣传,强化学员政治思想教育**　进一步统一思想,提高社会、学校、学生、基地各类人员对住院医师规范化培训相关工作及其意义的认识水平。对学员进行政治思想教育、法律法规常识培训,将政治思想与职业道德教育贯穿于培训的全过程,并逐年考核,充分调动学员学习的积极性和主动性。

**2. 强化各基地"毕教委"的作用,建立定期有效的协调机制**　各基地住院医师规范化培训工作涉及医务、人事、教学、科研、后勤保障等各个部门,医院领导应高

度重视,充分发挥医院"毕教委"的协调统筹作用,定期召开会议,针对培训中遇到的各种问题确定解决方案,保证培训工作有序进行。

**3. 建立、完善的培训质量考核体系**　委托上海市中医药学会、上海中医药大学,制订系统的培训考核细则,明确阶段性考核、结业考核等考核具体时间及考核大纲、题库。建立完善八大中医临床学科科室轮转的出科考核相关题库建设,统一出科考核方式、评分标准,加强考核师资培训。充分利用已有的模拟医院等设施,强化临床技能培训。加强中医带教师资培训,开设带教专题研讨会,评选优秀带教科室、带教老师,形成示范效应。建立住院医师规范化培训考核制度,使受训人员工作的质和量通过考核与绩效奖金挂钩。

**4. 建立信息化管理,提高管理效率**　加快建立住院医师规范化培训网络管理平台,将管理、考核、培训、交流等功能通过信息化系统的作用加以整合,提高管理效能;相关的授课内容、课件、查房视频、带教经验等可以放在网络信息平台上共享;通过信息化,实现学员网上自助学习、自助考核。

**5. 进一步深化住院医师规范化培训与临床医学硕士专业学位衔接改革**　由于研究生教育与住院医师规范化培养相结合的工作是全国第一次开展,没有成熟的经验可以借鉴,在招录过程反映出一些问题。比如,考生对部分住院医师培训专业如中医全科、中医五官科不感兴趣,对这些专业的发展前景缺乏认同;导师对于招收中医学硕士专业学位(住院医师)研究生并不积极,更倾向招收科学学位研究生;与通常的医学专业学位硕士研究生相比,此项改革项目的培养模式更注重学科专业临床技能的全面掌握,学生对这一新型的培养模式尚不能完全理解与接受等。另一方面,中医药高等教育也有其特殊性,例如传统的师承教育模式如何在规范化培训的过程中得以保留和体现;全市统一的住院医师培训公共科目中,如何涵盖中医住院医师应该掌握的基本理论、知识及中国文化,在课程设计上如何与中医本科教育课程体系、知识结构和要求衔接;中医全科学科和硕士学位点建设尚不齐备,而社会需求在增强,这些客观因素都要求我们在实践的过程中不断探索、不断完善。

总之,中医住院医师规范化培训作为公立医院改革的一项重点工作,上海市积极探索并初步建立了新型的中医住院医师规范化培训制度,取得了一定的成绩。但由于目前各地中医住院医师规范化培训工作都处在起步阶段,并无成熟的经验可以借鉴,因此,尚有许多需要完善之处,还需要通过坚持不懈地探索、实践与改进,切实提高中医住院医师的临床技能水平。

(张怀琼　刘胜　金圆婷)

# 第五章
# 毕业后医学教育相关问题分析

## 第一节 毕业后医学教育和医务人员 用人制度及相关政策

人才资源开发从理论上说是指人才预测、规划、培养、引进、评价、使用、监督与奖惩等活动。培训是现代人事管理的重要内容和主要手段。加大培训工作的力度,更新和充实培训的内容,完善培训制度,是事业单位各类人员提高自身素质和技能,适应新时期社会、经济发展的需要。事业单位的培训,是指对事业单位的工作人员进行的以更新、补充、拓展知识,增强创新能力,提高管理水平和专业技术水平,促进事业单位发展为目的的培养和训练。事业单位应当按照国家有关规定,为提高劳动者的素质和能力而进行的培养和训练。根据不同岗位的要求,编制工作人员培训计划并组织实施。工作人员应当按照单位的要求,参加岗前培训、在岗培训、转岗培训和为完成特定任务的专项培训。

毕业后医学教育是卫生事业单位工作人员培训的主要方式之一,并与现行的事业单位用人制度和分配制度密切相关,相辅相成。科学、规范、合理的用人制度和分配制度有利于毕业后医学教育的开展和可持续发展。

## 一、用人制度

用人制度是指国家关于企事业单位使用劳动力的各项政策规定,它的主要内容有人员招聘、人员培训、工作报酬、绩效考评等。事业单位是主要从事社会事业和公益事业的独立于政府和企业之外的非盈利组织,是我国各类人才的主要集中地,是增强我国综合国力的重要领域,是实施科教兴国战略的重要阵地。长期以来,我国事业单位工作人员管理一直沿用党政机关的管理模式。为了适应建立和完善社会主义市场经济体制的要求,1992年党的十四大提出,要按照机关、企业和事业单位的不同特点,逐步建立健全分类管理的人事制度。按照十四大的精神,人事部启动了事业单位人事制度改革试点,不断摸索路子、积累经验。2000年以后,随着聘用制的全面推行和公开招聘的开展,岗位管理的逐步实施,深化事业单位人事制度改革,对建设高素质、社会化的专业技术人员队伍,推动经济发展和社会全面进步,实现我国改革开放和现代化建设的宏伟目标都具有十分重要的意义。

按照国家深化卫生事业单位人事制度改革实施意见的文件精神,自2000年起,卫生事业单位试行聘用制,把聘用制度作为单位一项基本的用人制度,推行面不断扩大。目前医学毕业生主要集中在医疗卫生事业单位。近些年来,卫生事业单位在用人机制上,通过公开招聘、岗位设置、聘用合同制、人事代理等方式不断深化人事制度改革,探索建立科学的人事管理体制。

## (一)公开招聘制度

为实现事业单位人事管理的科学化、制度化和规范化,规范事业单位招聘行为,提高人员素质,2006年1月,原人事部《事业单位公开招聘人员暂行规定》正式实施。2009年,上海市出台了《上海市事业单位公开招聘人员暂行办法》,明确除经批准参照公务员法进行管理的和执法类等事业单位外,本市所属各级各类事业单位在编制限额内出现岗位空缺时,根据招聘岗位的任职条件及要求,采取考试或考核的方法,面向社会公开招聘专业技术人员、管理人员、工勤人员,做到信息公开、过程公开、结果公开。

公开招聘是指由用人单位根据招聘岗位的任职条件及要求,采取考试、考核的方法进行。公开招聘程序一般需经过制定招聘计划、发布招聘公告、受理应聘人员的申请和对资格条件进行审查、考试或考核、身体检查、考察、确定拟聘人员、公示招聘结果、签订聘用合同和办理聘用手续九个环节。公开招聘采取考试与考察相结合的办法,择优聘用。公开招聘考试内容包括招聘岗位所需的专业知识、技能;考察内容包括思想政治表现、道德品质以及与应聘岗位相关的专业素养、业务能力。事业单位公开招聘专业技术岗位人员,主要根据行业和专业特点,确定考试或考核方式,公开招聘通用性较强的专业技术岗位人员一般采取考试的办法。事业单位内部应当通过竞聘上岗的方式产生岗位人选。竞聘上岗采取个人自荐、民主推荐、组织推荐等方式,根据岗位的不同特点,运用笔试、面试、民主测评等方法。

## (二)岗位管理制度

岗位是指事业单位根据其社会功能、职责任务和工作需要设置的工作岗位,应具有明确的岗位名称、职责任务、工作标准和任职条件。事业单位要按照科学合理、精简效能的原则进行岗位设置,坚持按需设岗、竞聘上岗、按岗聘用、合同管理。国家对事业单位岗位设置实行宏观调控,分类指导,分级管理。国家确定事业单位通用的岗位类别和等级,根据事业单位的功能、规格、规模以及隶属关系等情况,对岗位实行总量、结构比例和最高等级控制。

事业单位科学合理设置岗位,明确不同岗位的职责、权利和任职条件,确定合理的结构比例和聘用条件,实行岗位管理。2006 年,原人事部、卫生部先后下发了《事业单位岗位设置管理试行办法》、《卫生事业单位岗位设置管理指导意见》等文件,全国各省市相继开展了岗位设置管理。首次对事业单位的岗位设置进行了基础性规范,明确事业单位岗位分为管理岗位、专业技术岗位、工勤技能岗位三种类别,其中管理岗位分 10 个等级,专业技术岗位分 13 个等级,工勤技能岗位中技术工岗位分 5 个等级,普通工岗位不分等级。

卫生事业单位主要岗位类别是管理人员、卫生专业技术人员、工勤人员。卫生管理人员实行职员聘任制,逐步建立符合卫生事业单位行政管理特点,体现管理人员的管理水平、业务能力、工作业绩、资格经历、岗位需要的等级序列。卫生专业技术人员实行专业技术职务聘任制,建立执业资格注册管理制度,实行执业准入控制,坚持按照岗位要求择优聘用。通过深化职称改革,强化并完善专业技术职务聘任制,建立了政府宏观指导下的个人申请、社会化评价的机制,把专业技术职务聘任权交给用人单位。卫生事业单位新参加工作人员见习、试用期满后,管理人员、专业技术人员按照岗位条件要求确定岗位等级。

2009 年 12 月,上海市委办公厅、上海市政府办公厅下发了《上海市事业单位岗位设置管理实施办法》。2010 年 9 月市卫生局会同市人社局联合下发了《上海市卫生事业单位岗位设置管理实施办法(试行)》文件,标志着本市卫生系统岗位设置管理工作正式启动。全市卫生系统事业单位结合自身实际,开展岗位调查,全面深入梳理单位总体情况、编制情况、人才队伍情况、行政管理人员、专业技术人员、工勤技能人员等,重点分析其中专业技术人员总数及高、中、初级专业技术人员结构比例等内容,编制了岗位说明书,明确岗位分布、岗位职责,制订了岗位等级任职条件、聘用办法,合理设定了岗位设置方案并组织实施,完成在职人员首次岗位聘用、工资兑现等工作。同时,用人单位依照国家和本市有关法律、法规和政策规定,建立了岗位设置管理制度和相关配套制度,规范了岗位设置程序。目前事业单位岗位聘用工作进入常态化管理阶段。

### (三) 聘用合同制度

随着事业单位人事制度改革不断深化,改革固定制用工制度,事业单位人员实行聘用制度是事业单位人事制度改革的一项重要内容,也是一个完整的制度体系,在建立公开招聘和岗位管理制度的基础上,主要内容是竞聘上岗制度,并按照岗位需求和岗位条件,通过考试、考核等方式公开选拔岗位所需要的人才;聘用合同制度,就是事业单位所有职工都要与用人单位在平等自愿、协商一致的基础上,签订聘用合同,以契约的形式明确双方的权利和义务;定期考核制度,并对受聘人员履行岗位职责、完成工作任务的情况进行年度考核和聘期考核;解聘辞聘制度,就是用人单位可以按照聘用合同解聘受聘人员,受聘人员也可以按照聘用合同辞职辞聘,以解决事业单位人员能进不能出、能上不能下的问题;聘用监督制度,就是通过建立人事争议仲裁制度和司法救济制度,保证聘用制度的规范运行。

按照公开招聘、择优聘用、平等自愿、协商一致的原则,用人单位与职工通过签订聘用合同,明确单位与被聘人员的责、权、利,保证双方的合法权益。根据各类不同人员的特点实行相应的聘用办法,打破行政职务、专业技术职务终身制,引入竞争机制,在卫生事业单位通过聘用制度转换事业单位的用人机制,实现事业单位人事管理由身份管理向岗位管理转变,由单纯行政管理向法制管理转变,由行政依附关系向平等人事主体转变,由国家用人向单位用人转变,通过建立和推行聘用制度,实现用人上的公开、公平、公正,促进单位自主用人,保障职工自主择业,维护单位和职工双方的合法权益。聘任要求和程序:

(1)聘用单位公布空缺岗位及其职责、聘用条件、工资福利待遇等事项;

(2)应聘人员提出申请;

(3)聘用工作组织对应聘人员的资格、条件进行初审;

(4)聘用工作组织对通过初审的应聘人员进行考试或者考核,根据结果择优提出拟聘用人员名单;

(5)聘用单位负责人员集体讨论决定受聘人员;

(6)聘用单位法定代表人或者其委托人与受聘人员协商订立聘用合同。聘用合同期满,因岗位需要,经考核合格,受聘人员愿意续聘的,聘用单位可以续聘其从事原岗位工作。

用人单位与职工自订立聘用合同、建立聘用关系之日起,至解除或终止合同、解除聘用关系之日止,是一个动态的双向选择过程。从一般意义上讲,毕业后教育主要是新进人员必须经历的一个重要阶段,用人单位按照国家和本市有关法律、法规和政策规定,结合单位实际制订聘用合同管理的规章制度,明确聘用合同订立、续订、变更、解除、终止的原则、条件和程序。聘用合同当事人可以约定试用期,试用期包括在聘用合同期内。聘用合同期限不满 6 个月的,不得约定试用期;满 6 个月不满 1 年的,试用期不得超过 1 个月;满 1 年不满 3 年的,试用期不得超过 3 个月;满 3 年的,试用期不得超过 6 个月。受聘人员为大中专应届毕业生的,试用期可以延长至 12 个月;试用期超过 6 个月的,聘用合同期限不得少于 3 年。试用期的规定只适用于单位新进的人员,试用期只能约定一次。试用期包括在聘用合同期限内。原固定用人制度职工签订聘用合同,不再规定试用期。

## 二、分配制度

### （一）分配制度概述

医科院校毕业生多在医疗机构工作。我国医疗机构主体为公立医院和社区卫生服务中心，均为事业单位。工作人员收入根据国家规定的事业单位工作人员收入分配制度执行。中华人民共和国成立以来，我国事业单位工资制度经历了四次改革，事业单位工作人员收入分配制度不断完善。1956 年第一次工资制度改革，建立了全国统一的等级工资制，1985 年第二次工资制度改革，建立了以职务工资为主要内容的结构工资制，1993 年根据事业单位自身特点进行了第三次工资制度改革，2006 年事业单位实行岗位绩效工资制度，由岗位工资、薪级工资、绩效工资和津贴补贴四部分组成。其中岗位工资和薪级工资为基本工资，国家对基本工资和津贴补贴有统一的政策和标准。所以大多数医疗机构在工作人员收入分配制度的改革，主要体现在绩效工资的分配上。

早在 20 世纪 80 年代初，为适应我国经济体制改革的大潮，医疗机构开始积极探索内部运行机制的改革，绩效工资应运而生。它打破了计划经济时代对人力资源的禁锢，调动了工作人员的积极性，医疗机构提供的服务大大增加。改革为医院带来了生机与活力，对提高医务人员收入也起到了一定作用。

在不断的探索与实践中，绩效工资顺应改革形势的需要，其分配的影响因素与分配方式都已经发生了很大的变化。绩效工资分配的核算方法越来越科学、细化，核算内容从初期的单纯按业务收入提取奖金，发展到简单的收支结余核算，进一步发展到成本核算；核算单位逐渐从全院核算过渡到科室核算，有的医院甚至细化到按医疗组核算。绩效工资分配办法已经从主要依据经济指标，发展到科室的成本核算和绩效考核二维因素共同参与，且绩效考核的权重正在逐步加大。考核指标从笼统的、不好量化的个别指标，发展到可量化的综合考核指标体系，其中医疗质量、患者满意度、费用控制等社会效益指标占有相当重要的比例。

不同时期的绩效工资分配办法，都与当时的卫生改革形势密切相关，带有明显的时代印记。当前鉴于公立医院的补偿机制不到位，医院必须通过科室成本核算，加强内部经济管理，提高经济运营效益，才能保障医疗业务的正常开展和职工一定的收入水平；而科室综合绩效考核体系的建立，则反映了目前医院越来越重视自己的公益性质和社会责任，注重内部的质量、服务、效益管理，注重以抓内涵促发展。

经过二十多年的改革实践，医疗机构在绩效工资分配上已经形成了一整套比较规范的管理制度、实施办法和议事规程，许多医院已经将绩效工资分配纳入医院的"三重一大"，每次方案的修订都要提交职代会审议通过，实行院务公开。绩效工资作为固定发放的月奖金和年终奖金,已成为职工收入中的重要来源。

### (二) 收入分配结构

2006 年,事业单位收入分配制度改革以来,卫生事业单位实行岗位绩效工资制度。岗位绩效工资由岗位工资、薪级工资、绩效工资和津贴补贴四部分组成,其中岗位工资和薪级工资为基本工资。基本工资执行国家统一的工资政策和标准。

**1. 岗位工资**　主要体现工作人员所聘岗位的职责和要求。卫生事业单位岗位分为专业技术岗位、管理岗位和工勤技能岗位。专业技术岗位设置 13 个等级,管理岗位设置 8 个等级,工勤技能岗位分为技术工岗位和普通工岗位,技术工岗位设置 5 个等级,普通工岗位不分等级。不同等级的岗位对应不同的工资标准。工作人员按所聘岗位执行相应的岗位工资标准。工作人员岗位变动后,从变动的下个月起执行新聘岗位的工资标准。

(1) 专业技术人员:卫生事业单位专业技术人员按本人现聘用的专业技术岗位,执行相应的岗位工资标准。具体办法是:聘用在特级主任医(药、护、技)师岗位的人员,经人事部批准,执行一级岗位工资标准;聘用在一级主任医(药、护、技)师岗位的人员,执行二级岗位工资标准;聘用在二级主任医(药、护、技)师岗位的人员,执行三级岗位工资标准;聘用在三级主任医(药、护、技)师岗位的人员,执行四级岗位工资标准;聘用在一级副主任医(药、护、技)师岗位的人员,执行五级岗位工资标准;聘用在二级副主任医(药、护、技)师岗位的人员,执行六级岗位工资标准;聘用在三级副主任医(药、护、技)师岗位的人员,执行七级岗位工资标准;聘用在一级主治医(药、护、技)师岗位的人员,执行八级岗位工资标准;聘用在二级主治医(药、护、技)师岗位的人员,执行九级岗位工资标准;聘用在三级主治医(药、护、技)师岗位的人员,执行十级岗位工资标准;聘用在一级医(药、护、技)师岗位的人员,执行十一级岗位工资标准;聘用在二级医(药、护、技)师岗位的人员,执行十二级岗位工资标准;聘用在医(药、护、技)士岗位的人员,执行十三级岗位工资标准。卫生事业单位其他专业技术人员,按照所聘岗位执行相应的岗位工资标准。

(2) 管理人员:卫生事业单位管理人员按本人现聘用的岗位(任命的职务)执行相应的岗位工资标准。具体办法是:聘用在局级正职岗位的人员,执行三级职员岗位工资标准;聘用在局级副职岗位的人员,执行四级职员岗位工资标准;聘用在处级正职岗位的人员,执行五级职员岗位工资标准;聘用在处级副职岗位的人员,执行六级职员岗位工资标准;聘用在科级正职岗位的人员,执行七级职员岗位工资标准;聘用在科级副职岗位的人员,执行八级职员岗位工资标准;聘用在科员岗位的人员,执行九级职员岗位工资标准;聘用在办事员岗位的人员,执行十级职员岗位工资标准。

(3) 工人:卫生事业单位工人按本人现聘用的岗位(技术等级或职务)执行相

应的岗位工资标准。具体办法是：聘用在高级技师岗位的人员，执行技术工一级岗位工资标准；聘用在技师岗位的人员，执行技术工二级岗位工资标准；聘用在高级工岗位的人员，执行技术工三级岗位工资标准；聘用在中级工岗位的人员，执行技术工四级岗位工资标准；聘用在初级工岗位的人员，执行技术工五级岗位工资标准；聘用在普通工岗位的人员，执行普通工岗位工资标准。

**2. 薪级工资**  主要体现工作人员的工作表现和资历。对专业技术人员和管理人员设置 65 个薪级，对工人设置 40 个薪级，每个薪级对应一个工资标准。对不同岗位规定不同的起点薪级，年度考核结果为合格及以上等次的工作人员，每年增加一级薪级工资，从第二年的 1 月份起执行。

事业单位各类各级岗位的起点薪级分别是：

（1）专业技术岗位：一级岗位 39 级，二至四级岗位 25 级，五至七级岗位 16 级，八至十级岗位 9 级，十一至十二级岗位 5 级，十三级岗位 1 级。

（2）管理岗位：一级岗位 46 级，二级岗位 39 级，三级岗位 31 级，四级岗位 26 级，五级岗位 21 级，六级岗位 17 级，七级岗位 12 级，八级岗位 8 级，九级岗位 4 级，十级岗位 1 级。

（3）工勤技能岗位：一级岗位 26 级，二级岗位 20 级，三级岗位 14 级，四级岗位 8 级，五级岗位 2 级。普通工岗位起点薪级为 1 级。

**3. 绩效工资**  主要体现工作人员的实绩和贡献，是收入分配中活的部分。国家对事业单位绩效工资分配进行总量调控和政策指导，人力资源社会保障部会同财政部、卫生部根据国家有关政策和规定，制订卫生事业单位绩效工资分配的实施意见。各级政府人力资源社会保障部门、财政部门和卫生主管部门根据本地区实际情况制订实施办法，调控本地区卫生事业单位绩效工资总体水平。各卫生事业单位主管部门按照同级政府人力资源社会保障和财政部门核定的绩效工资总量，综合考虑所属卫生事业单位的社会公益目标任务完成情况、绩效考核情况、事业发展、岗位设置和经费来源等因素，下达各事业单位的绩效工资总量。卫生事业单位在核定的绩效工资总量范围内，按照规范的分配程序和要求，采取灵活多样的分配形式和分配办法，自主分配。

卫生事业单位绩效工资分配以完成社会公益目标任务为前提，以综合绩效考核为依据，突出服务质量、数量，防止片面追求经济利益，并保障单位的可持续发展。绩效工资分配应强化岗位、突出业绩，注重向优秀人才及高科技含量、高风险和关键岗位倾斜，合理拉开差距；同时，妥善处理单位内部各部门之间、各类人员之间的分配关系，防止差距过大。坚决取缔科室承包、开单提成等违规行为。职工个人绩效工资要严格按照其工作质量、工作数量、职业道德等综合考核的结果发放，严禁与业务收入直接挂钩。

**4. 津贴补贴**  事业单位津贴补贴，分为艰苦边远地区津贴和特殊岗位津贴补贴。艰苦边远地区津贴主要是根据自然地理环境、社会发展等方面的差异,对在艰苦边远地区工作生活的工作人员给予适当补偿。具体根据原人事部、财政部的边远地区津贴制度。特殊岗位津贴主要体现对事业单位苦、脏、累、险及其他特殊岗位工作人员的政策倾斜。国家对特殊岗位津贴补贴实行统一管理。卫生事业单位的卫生防疫津贴、医疗卫生津贴及护龄津贴继续按照国家有关规定执行。对在麻风病院及长年在农村、野外或疫区一线专职从事血吸虫、鼠疫防治等特殊岗位工作的人员,按照原人事部、卫生部和财政部的规定执行。

**5. 新聘用人员工资待遇** 新参加工作的大学本科(含获得双学士学位的本科生和未获得硕士学位的研究生)及以下毕业生,实行一年见习期,见习期工资标准分别为:高中、中专毕业生 590 元,大学专科毕业生 655 元,大学本科毕业生 685元,获得双学士学位的大学本科毕业生(含学制为六年以上的大学本科毕业生)、研究生班毕业和未获得硕士学位的研究生 710 元。高中毕业后入学的卫生学校、护士学校毕业生、四年以上学制的中专毕业生及 5 年及以上的学制专业大学本科毕业生,其见习期工资可高定 10 元。

见习期工资执行期满以后,上述人员按所聘专业技术岗位或管理岗位执行相应的岗位工资标准,薪级工资按以下办法确定:大学本科毕业生执行 7 级薪级工资标准,获得双学士学位的大学本科毕业生(含学制为六年以上的大学本科毕业生)、研究生班毕业和未获得硕士学位的研究生执行 9 级薪级工资标准。

获得硕士学位的毕业生和获得博士学位的毕业生,不实行见习期。在明确岗位前,执行初期工资,获得硕士学位的毕业生初期工资标准为 770 元,获得博士学位的毕业生初期工资标准为 845 元。明确岗位后,按所聘专业技术岗位或管理岗位执行相应的岗位工资标准,薪级工资分别执行 11 级和 14 级薪级工资标准。

到乡及以下卫生事业单位工作的大中专及以上毕业生,可提前转正定级并执行定级工资,提前时间不得超过半年。在定级工资基础上,薪级工资高定一级。

### (三) 绩效考核

**1. 绩效考核内容** 卫生行政部门对卫生事业单位的绩效考核要根据单位的不同类型、职能和特点,考核其目标责任落实、运行管理以及社会效益等情况。公共卫生机构绩效考核应当体现履行公共卫生职能、完成政府任务以及服务对象满意度等方面情况。基层医疗卫生机构绩效考核应当体现履行基本公共卫生服务与基本医疗服务职能、综合管理和服务对象满意度等方面情况。公立医院绩效考核应当体现履行医疗服务、科研教学、相应的公共卫生服务、基本医疗保障结算服务等职能,承担支农支边、支援基层、援外、突发公共卫生事件应急医疗救治、惠民等公益性任务和社会责任,以及服务对象满意度等方面情况。

卫生事业单位对工作人员的绩效考核要根据各类、各等级岗位的不同特点和要求,依据岗位职责,考核其工作数量、工作质量、工作效率、职业道德、服务对象的满意度等岗位业绩和成效情况。

**2. 绩效考核结果的应用**　绩效考核结果要与单位绩效工资总量核定和工作人员绩效工资发放挂钩。卫生行政部门依据上年度绩效考核结果核定本年度单位绩效工资总量。对公益目标任务完成好、考核优秀的,适当增加绩效工资总量;对完成公益目标任务不好、考核较差的,相应核减绩效工资总量。对知识技术密集、高层次人才集中的卫生事业单位,核定绩效工资总量时可给予适当倾斜。

卫生事业单位奖励性绩效工资的发放应当根据绩效考核结果拉开档次,对考核等次或分值较低的工作人员扣减发放。具体发放办法、标准、扣减比例由各地、各单位根据实际情况确定。单位主要领导人的绩效工资根据绩效考核结果确定,其绩效工资水平要与本单位工作人员的绩效工资保持合理的关系。绩效考核结果也应当作为单位财政补助、表彰奖励以及领导干部考核任用、工作人员岗位聘任、职称晋升、表彰奖励等的重要依据。

### （四）社会保险及其他

**1. 社会保险**　是指国家通过立法建立起来的旨在保障劳动者在因年老、伤残、生育、失业等暂时或永久丧失劳动能力而减少或失去工资收入的情况下,仍能享有和在业期间相差不大的基本生活权利的一项社会保障制度。它主要包括:社会养老保险、社会医疗保险、社会失业保险、社会工伤保险和社会生育保险。卫生事业单位工作人员依法享有各项社会保险。

**2. 其他**　国家实行休假制度,包括法定休假日和带薪年休假。法定休假日是由国家法律规定的全国各行政区域都必须统一实行的节假日。法定节假日分为全体公民享受和部分公民享受两种。为规范事业单位实施带薪年休假制度,根据《职工带薪年休假条例》及国家有关规定,原人事部制定了《机关事业单位工作人员带薪年休假实施办法》,对事业单位工作人员带薪年休假作出了明确规定。

## 三、住院医师规范化培训制度与劳动人事管理

住院医师规范化培训制度是毕业后教育的重要方式之一,也是人事人才管理的重要组成部分,目标趋同,互为条件,相辅相成。从一般意义上讲,培训制度是单位内部制度。但是,医疗行为是一个法律行为,关系到人的生命安全,按国际惯例和临床医师成长的规律,医学院校毕业生必须接受以提高临床能力为主的系统、规范的培训,是毕业后医学教育的重要组成部分,是成为一名合格临床医生的必经之路。所以,住院医师规范化培训制度是《中华人民共和国执业医师法》的补充,也是从制度上执行《中华人民共和国执业医师法》的重要举措,必将成为国家的培训制

度,劳动人事管理应予以相应的保障。

## (一)住院医师规范化培训制度与劳动人事管理的关系

二十多年来,我国各地相继开展了住院医师规范化培训,在当时所在地区的人事管理的政策环境下,先后出现了"学员"身份的培训对象,委托培训的人事管理模式,基本停留在个人意愿和单位培训的状态,培训质量参差不齐,没有建立真正意义上的权威性、约束性、统一性的国家培训制度。整个培训工作处在自我需求和自我培养的状态,难以吸引优秀临床医生参加住院医师规范化培训,也难以提高临床医生的整体素质。尤其是"学员"身份的模式,医师地位、知识价值受到严重打压,社会认可度逐年下降,甚至出现了报考医科专业的优秀人才从源头上流失的兆头。因此,建立住院医师规范化培训制度是一项系统工程,涉及相关法律法规以及人事、社保、就业等政策和制度。如何抓住医改的发展机遇、实现单位培养转变为国家制度培养,分散自我培训转变为集中规范培训,提高培训质量,树立国家培训制度的权威性和保障性是必然趋势。在住院医师规范化培训制度的初建阶段,应由政府主导和实施。

## (二)住院医师规范化培训对象的劳动人事管理的特性

住院医师规范化培训是以提高临床能力为主要目的的专项制度,是在具有带教资质的医师指导下,以从业经历为唯一途径的培训过程,通过3年的规范化培训,从而获得临床技术、方法和经验。它的主要特征是从业在先,培训其后。新进临床医学专业本科及以上毕业生,按照《中华人民共和国执业医师法》的规定,一般在1年后可以参加国家执业医师考试,在取得国家执业医师资格后具有独立行医资格,从法律上认定是可以从业的医务人员。培训只是在见习期间和获得法律身份的基础上对其技能进一步提高的规范和要求,在设计住院医师规范化培训制度时,要充分体现培训对象是在法律框架的从业培训人员的特性,不能强化了培训,而弱化了身份。

## (三)住院医师规范化培训对象劳动人事管理的内容和形式

为维护医生的基本尊严,客观、公正、合理确定培训对象的身份,依法保障承担国家基本医疗服务人员的合法权益是人事管理的核心内容,它涉及人员编制、培训使用、岗位聘任、工资福利、社会保障等方面,住院医师规范化培训制度与劳动人事管理制度应相统一。

2000年,上海市在全国率先开展为期4年的全科医师规范化培养试点工作,经历了多种劳动人事管理模式的探索。2009年,根据《中共中央、国务院关于深化医药卫生体制改革的意见》中提出的"建立住院医师规范化培训制度"的总体要求,结合卫生部有关住院医师规范化培训的规定,上海市把建立住院医师规范化培训制度作为贯彻落实国家医改方案的五项基础性工作之一加以重点推进。2010 年，上海市卫生局会同上海市发改委、上海市财政局等六部门联合印发《上海市住院医师规范化培训实施办法（试行）》的文件，2010 年 4 月，上海市卫生局、上海市人力资源和社会保障局又联合印发《上海市住院医师规范化培训劳动人事管理暂行办法》文件，明确规定：培训对象是在规定期限内接受住院医师规范化培训的从业人员，应与培训医院签订"培训暨劳动合同"，确立劳动和培训关系。培训对象依法参加并享有养老、医疗、失业、生育、工伤、公积金等社会保障，享受国家法律法规规定的以及合同约定的相关福利待遇，其工资奖金按照其学历和资历情况，参照所在培训医院同类人员水平发放。培训期限为合同期限。劳动关系委托上海市卫生人才交流服务中心管理。

在实施过程中，建立统一培训的"入口"与"出口"，培训医院招录住院医师规范化培训人员，须按上海市住院医师规范化培训工作联席会议（以下简称"市联席会议"）办公室下达的招录计划数，在市联席会议办公室统一指导下，参照原有的招录用工方式进行，面向全国招录，实行公开招聘，对具有普通高等医学院（校）全日制医学专业本科及以上学历（具有医学学士学位及以上），拟从事临床医疗工作的应届毕业生均列入培训对象。录取结果报市联席会议办公室备案。实行与"卫生人"身份相一致的市场化调节、一体化服务、契约化管理的新模式。这一模式较好地保障了培训对象的合法权益。是以 3 年"单位"不落地的制度安排，先进入卫生行业，并以"卫生人"的身份参加住院医师规范化培训，既避免了"学员"身份带来诸多的负面影响，也克服了委托培训带来的培训的柔性和惰性的弊端，有利于激励培训对象的学习积极性，有利于公平竞争，有利于培训后的良性流动。培训结束后，合同自然终止，培训对象自主择业。

## （四）相关政策的衔接和保障

建立住院医师规范化培训制度，还应与其他相关法律法规相衔接，并互为保障。根据《中华人民共和国执业医师法》及有关规定，培训对象可以参加执业医师资格考试，由所在培训医院负责申报。培训对象取得执业医师资格后，执业注册地点与其劳动关系所在培训医院相一致。培训期间培训对象取得执业医师资格的，在带教老师的指导下，按照有关规定，承担资质允许的相应临床医疗工作。培训期间取得执业医师资格可以作为培训考核合格的必备条件。培训对象培训合格后被用人单位录用的，在培训医院的培训年限计为用人单位工作年限，用人单位不再另设试用期，并办理相应执业注册变更手续。

在与现行职称晋升和岗位聘任制度的衔接方面，制订倾斜政策，鼓励住院医师培训后到农村和基层去工作。凡培训对象培训合格后到基层卫生事业单位工作的，可按国家规定职称晋升的年限标准，提前一年参加全国卫生中级专业技术资格考试。同时,自实行住院医师规范化培训制度起,各级医疗机构应当将《住院医师规范化培训合格证书》作为新进人员聘任临床医学类初级医师岗位和晋升临床医学类中级专业技术职务任职资格的重要依据之一,从制度上维护住院医师规范化培训制度的公平性,充分体现"合格证书"的效用以及培训与不培训的区别。

在临床医师"进口"管理上,为强化实施住院医师规范化培训制度的严肃性。除培训医院及经批准同意的有关单位直接招录应届临床医学专业毕业生以外,所在地区用人单位不再从医学院校直接招录从事临床医学专业工作的应届毕业生。在日常人事管理上,在制度的试运行期间,采取延长退休,退休返聘,二、三级医疗机构临床主治医师在晋升副主任医师前到基层医疗机构定期工作,鼓励三级医院专业技术人员柔性流动或直接下沉等措施予以过渡。

在培训期间,培训对象还可参照执行事业单位工作人员的相关人事政策,如产假、病假等。除法律法规和政策规定的原因正常延期以外,培训对象因培训考核不合格需要延长培训期限的,应该给培训对象再作努力的机会。但须由本人申请,培训医院同意。延长期内签订培训协议,不再签订"培训暨劳动合同",不再建立劳动关系,建立一般的培训关系,不再享受政府补贴的工资福利和社会保障待遇,培训所需费用由个人承担。

培训对象为非本地生源的应届医科类高校毕业生,协调有关部门,在户籍政策上予以倾斜。培训对象培训合格后自主择业到郊区基层医疗机构工作的,可优先申请。

但是,从国家制度的高度评判,应在全国建立统一的住院医师规范化培训长效管理机制。目前,上海模式在人员编制管理还有待于国家宏观政策的支持,可以采取在培训医院设立"从业培训人员"的流动编制,在培训医院设立"从业培训岗位",充分挖掘现有的政策资源,在编制管理、岗位聘任上给予应有的地位和保障,以营造良好的培训环境,与现行的事业单位人事管理制度相衔接。

(刘雄鹰　张勘)

# 第二节　毕业后医学教育和学位教育制度

## 一、临床医学专业学位与科学学位

### (一)我国临床医学专业学位和科学学位体系的建立和发展

1981 年,《中华人民共和国学位条例》颁布实施,按医学门类授予学位,分设学士、硕士、博士三级学位。1997 年 4 月,国务院学位委员会第 15 次会议审议通过了

《关于调整医学学位类型和设置医学专业学位的几点意见》和《临床医学专业学位试行办法》，将医学硕士、博士学位分为科学学位和专业学位。我国临床医学学位体系的改革与发展大体上经历了三个阶段。

**1. 提出问题阶段**　早在 20 世纪 80 年代初，我国学位制度刚刚建立，医学学位就遇到两个突出问题：一是我国临床医学研究生的培养侧重于实验研究和科研能力训练，而对临床能力的培养比较薄弱，出现了已毕业的临床医学博士和硕士不能胜任相应的临床医疗工作的问题；二是医学门类学位类型单一，科研型和应用型均授予医学博士、医学硕士学位，这就出现了科研型医学博士不会看病的现象。针对这种状况，许多临床医学专家呼吁改革临床医学研究生培养模式，建立专业学位制度。由于当时我国学位制度建立不久，住院医师规范化培训制度尚未建立，医学界内部对设置医学专业学位的认识也不尽一致，因此，设置医学专业学位的时机尚不成熟。

**2. 培养应用型临床医学研究生阶段**　针对上述问题，从 1984 年起，国务院学位委员会、国家教育委员会和卫生部对临床医学研究生的培养模式和学位设置进行了反复的调查研究，对临床医学研究生的培养方法采取了一些改革措施，适当增加了临床能力的培养，国务院学位委员会、国家教育委员会和卫生部于 1986 年 11 月联合颁发了《培养医学博士(临床医学)研究生试行办法》(〔1986〕学位字 22 号)，决定把医学门类博士研究生的培养规格分成两类：一类以培养科学研究能力为主，达到博士水平授予医学博士学位；一类以培养临床实际工作能力为主，达到博士水平授予医学博士(临床医学)学位。经过几年的实践，普遍认为该办法是培养应用型临床医学高层次人才的一条有效途径，为我国设置临床医学专业学位提供了宝贵经验。但由于该办法受到招生人数的限制，培养数量太少，远远满足不了社会需求，而且在培养过程中难以把握科研能力与临床能力的培养，没有从根本上解决上述两个突出问题。

之后，国务院学位委员会、国家教育委员会、卫生部多次组织有关专家就设置医学专业学位的分级、学位授予对象、专业学位与医学学制的关系以及临床医学与医学门类其他学科授予学位的关系等问题进行了反复的调研和论证。在此期间，为了加速高层次临床医师的培养，1993 年卫生部颁发了《临床住院医师规范化培训试行办法》(卫教发〔1993〕1 号)，这是一项全面培养和提高临床住院医师素质和临床医疗工作水平的培训制度，为设置临床医学专业学位提供了有利条件。1996年，国务院学位委员会颁发了《关于专业学位设置审批暂行办法》，为设置临床医学专业学位提供了重要依据。至此，设置临床医学专业学位的内部条件和外部环境已趋成熟。

**3. 设置临床医学专业学位阶段**　1996 年 4 月，国务院学位委员会第十四次会议提出下次会议对临床医学专业学位设置方案进行研究。会后，国务院学位委员会办公室与卫生部科教司组织专家进行了大量的调研和论证工作,草拟了《关于调整医学学位类型和设置医学专业学位的几点意见》及《临床医学专业学位试行方案》,1997 年 4 月,获国务院学位委员会第十五次会议审议通过。

该意见明确了调整医学学位类型及设置医学专业学位的基本思路、框架和基本内容:医学门类仍设置学士、硕士、博士三级学位,学士学位不设专业学位,仍按先行办法授予医学学士学位。硕士、博士这两级学位针对不同学科和不同职业背景对人才的不同要求,分为"医学科学学位"和"医学专业学位"两种类型;该意见界定了"医学科学学位"和"医学专业学位"的授予标准和学科范围:"医学科学学位"要求侧重学术理论水平和实验研究能力,以培养从事基础理论或应用基础理论研究人员为目标,涉及基础医学以及临床医学、公共卫生与预防医学、口腔医学和药学等有关的理论与实验研究的学科,属于这类学科,其合格者均授予"医学科学学位"。"医学专业学位"要求侧重于从事某一特定职业实际工作的能力,以培养高级临床医师、口腔医师、卫生防疫和新药研制与开发的应用型人才为目标,合格者授予"医学专业学位",根据不同学科及其职业特点分为临床医学专业学位、口腔医学专业学位等;该意见确定了开展工作的基本原则。在此基础上,国务院学位委员会办公室和卫生部科教司再次广泛听取意见,并通过"全国临床医学专业学位教育指导委员会"和"全国临床医学中医、中西医结合专业学位教育指导委员会"对《临床医学专业学位试行办法》等文件进行了认真的修改和完善,报送国务院学位委员会审核批准。1998 年 2 月 4 日,国务院学位委员会正式颁发学位《关于调整医学学位类型和设置医学专业学位的几点意见》(学位〔1998〕5 号)及《临床医学专业学位试行办法》(学位〔1998〕6 号),标志着我国临床医学专业学位试点工作进入实施阶段。

综上,设置临床医学专业学位,是为了有效地改变临床医学研究生培养过程中临床能力训练不足及临床能力较差的状况,更好地培养能胜任临床医疗工作、解决临床实际问题的高级临床医师,满足社会对临床医学高层次应用人才的需求,也是为了完善我国医学学位制度,有利于与欧美等国家医学研究生教育的对等交流。

### (二)我国临床医学专业学位与科学学位研究生培养模式的比较

**1. 培养目标**　研究生培养目标,是指通过培养过程,使研究生在知识、能力、素质上所要达到的基本要求和规格标准。临床医学科学学位研究生的培养目标,主要是面向高等医学院校和医疗科研机构培养医学师资和从事基础或临床基础研究的研究人员,要求掌握本学科坚实系统的医学理论知识,具有进行创造性学术活动和较高水平的科研工作能力,培养的侧重点在于学术理论、实验研究和科研能力训练;而临床医学专业学位研究生培养目标,主要是面向医疗卫生机构培养高层次临床医师,要求具有坚实系统的临床医学专业知识,较强的临床工作能力,熟悉临床科学研究过程,培养的侧重点在于临床能力的训练和提高。

**2. 指导方式** 设置专业学位之前,临床医学研究生培养主要采用"学徒式"指导方式,其特点是研究生充当导师的科研助手,在导师的指导下独立开展研究活动。这种方式有利于培养学生的科学研究能力及其学术理论水平,适用于临床医学科学学位研究生的培养,要求导师具有较高的理论学术水平和较多的科研项目与经费。根据《临床医学专业学位试行办法》要求,临床医学专业学位研究生培养,一般需要 18 个月时间到本专业以外的相关科室轮转,以全面培养学生的临床工作能力,而研究生在导师指导下从事本专业临床工作和撰写学位论文的时间通常为12 个月,所以"协作式"指导方式更适用于临床医学专业学位研究生培养,有利于充分发挥导师与相关科室带教医师的协作指导作用。这种培养方式,要求导师不但具有较高的临床工作能力水平,还应当具有丰富的临床教学经验。

**3. 课程学习** 临床医学科学学位研究生教育注重学生理论知识的学习和发展知识能力的学习,通过传授系统和完整的学科知识,实现研究生对学科知识的创新与发展。因此,要以学科知识体系为框架设置学位课程,多采用"启发式"、"学术交流互动式"等教学方式来组织课程教学。而临床医学专业学位研究生教育,在课程体系设计和教学内容选择上,注重基础性、实践性的同时,更要突出临床医学的新理论、临床医疗新技术和新方法,教学方式多采用案例教学、模拟训练或现场教学等,注重培养学生临床思维和临床分析能力以及对临床诊疗新技术、新方法的运用能力。

**4. 临床实践** 临床医学科学学位研究生侧重科研能力的培养,所以通常只安排 6 个月时间在本学科进行临床实践,如跟随导师查房、看门诊,熟悉了解临床医疗工作的一般过程和基本要求。而临床医学专业学位研究生侧重临床思维能力和分析能力的培养,一般安排 12 个月时间跟随导师在本学科专业临床工作实践,安排 18 个月时间到与本专业相关的临床科室、辅助科室轮转。因此,与科学学位研究生相比,临床医学专业学位研究生的临床实践时间较长,轮转科室较多,他们临床能力的训练和提高得到有力的保障。

**5. 学位论文** 学位论文是研究生培养环节的重要组成部分。研究生通过论文选题、研究材料整理与归纳、数据处理与分析以及学位论文撰写等方面的训练,掌握课题研究的方法与手段,培养解决实际问题的能力。临床医学科学学位研究生论文的选题一般是导师科研基金项目的子课题,是对本学科领域新知识、新理论或新技术的实验研究,要求做出具有理论学术价值的创新性成果。论文质量标准体现为学术性和创新性。而"专业学位论文与科学学位论文的根本区别就在于其应用价值。没有应用性,只是理论探讨或机理研究就不能称其为专业学位论文",临床医学专业学位研究生的学位论文形式可以是病历分析报告或文献综述。临床专业学位研究生论文选题，一般结合临床工作实践，以临床实际工作中遇到的实际问题为研究对象，其创新性主要表现在通过分析过去及现在的临床工作实际问题，归纳总结出的新理论、新方法或新技术，对以后的临床工作具有指导意义，具有新的应用价值。

**6. 质量评价**　临床医学科学学位研究生的培养质量评价一般采用"中期考核"和"学位论文答辩"的办法，例如，严格的开题报告审查制度，学位论文所解决的学术问题要具有一定的科学性、先进性、创新性。而临床能力考核和答辩则是评价临床医学专业学位研究生培养质量的主要方式。如临床医学专业学位研究生在完成每一个临床科室轮转培训时要进行出科考核；在完成所规定的临床科室轮转时要进行阶段考核；在完成临床专科培训时要进行临床能力毕业考核答辩。只有通过临床能力毕业考核的研究生，方可申请学位论文答辩。按照《临床医学专业学位试行办法》的要求，把考核和答辩贯穿临床医学专业学位研究生培养的全过程，保证临床医学专业学位研究生的培养质量。

### （三）我国临床医学专业学位的特色和创新

随着医学科学技术的快速发展，传统医学教育观念逐渐被终身医学教育观念所替代。医学教育连续统一体是由三个性质不同而又互相连接的培养阶段组成，即医学院校基本教育、毕业后医学教育和继续医学教育。医学院校基本教育（本科生）以医学院为主要培养基地，定位在临床医学一级学科。毕业后医学教育（研究生）以医学院校的附属/教学医院为主要培养基地，包括住院医师培训和专科医师培养两个阶段（美国统称住院医师培训），医学院校毕业生在住院医师培训阶段接受最基本的临床技能和各种专科临床技能训练，定位在临床医学的二级学科如内科和外科等，考核合格后获得医师执照并具有行医资格；只有经住院医师培训考核合格者方可申请继续参加专科医师培养，专科医师培养定位在临床医学的三级学科/专科，也可根据技术难度和培训条件分为初级（三级学科/专科，如胸心血管外科学）、中级（亚专科，如手外科）和高级（专病，如脊柱损伤）专科培养。经专科医师培养考核合格后才能成为严格意义上的专科医师。继续医学教育是执业医师/专科医师自我完善和发展的医学教育阶段，以学习新知识、新理论、新技术、新方法为重点。

在美、日、韩等国，医学生院校教育和住院医师培训的衔接是非常紧密的。美国的医学博士学位（MD）是住院医师培训的准入条件，医师资格考试的前两部分在医学院学习阶段完成，第三部分测验在毕业后的1～3年内进行，通过者才能获得行医资格。在法国和新加坡等地，医学生院校教育和住院医师培训是融为一体的。法国的医学院学生在完成了6年的学习后，凡进入全科医师培训（3年），通过博士论文答辩者，获得国家医学博士学位（全科医师）；凡进入其他专科培训（5～6年），通过博士论文答辩者,获得国家医学博士学位(专科医师)。在中国,临床医学专业学位属于毕业后医学教育,其授予对象为临床医学研究生、七年制医学生和同等学力在职申请学位的住院医师。

我国临床医学专业学位制度的特色是将住院医师规范化培训与研究生教育有机地结合在一起,开辟了一条培养高学历临床医师的重要途径。临床医学专业学位授予对象是临床医学研究生、七年制学生和经过住院医师规范化培训的优秀在职临床医师,分为临床医学硕士和临床医学博士两个级别。临床医学专业学位的突出特点是强调临床能力的培养。临床医学硕士专业学位要求具有较强的临床分析和思维能力,能独立处理本学科领域内的常见病,能对下级医师进行业务指导,达到住院医师规范化培训第一阶段培训结束时所要求的临床工作水平;临床医学博士专业学位要求具有较严密的逻辑思维和较强的分析问题、解决问题的能力,熟练地掌握本学科的临床技能,能独立处理本学科常见病及某些疑难病症,能对下级医师进行业务指导达到住院医师规范化培训结束时所要求的临床工作水平。

实施临床医学专业学位是我国医学学位制度的一项重大改革,这项改革不仅有力地推动了临床医学研究生教育模式和观念的转变,有利于解决原来培养的临床医学博士、硕士学位获得者由于缺乏临床能力的培养,到工作岗位上临床医疗工作能力不够的问题,而且将极大地调动临床住院医师的积极性,推动临床住院医师规范化培训制度的建立和健全,对造就高素质临床医师队伍、提高医疗质量水平产生了较大影响。

(汪玲　张勘)

## 二、上海市临床医学硕士专业学位教育与住院医师规范化培训结合改革试验

### (一)加快推进医学教育改革的重要性

中华人民共和国成立以来,特别是改革开放以来,我国医学教育发展取得了显著成就。截至 2008 年,全国开设医学门类专业教育的本科院校有 281 所,2008 年招收的医学类本科生超过 18 万人,其中临床医学与医学技术类本科生超过 8 万人(以上数据来自《中国医学学位体系及其标准研究报告》)。从上海的情况来看,目前上海有 5 家医学类研究生培养高校:复旦大学医学院(原上海医科大学)、上海交通大学医学院(原上海第二医科大学)、同济大学、第二军医大学和上海中医药大学,每年医学本科及以上毕业生近 5 000 人,其中研究生超过 2 500 人(数据来自《2012 年上海教育统计手册》)。尽管我国医学教育取得了跨

越式的发展,但面对人民群众日益增长的健康医疗需求,我国医学教育面临着改革与发展的必要性与紧迫性。一方面,在高等医学教育面临的诸多问题中,提高医学人才培养质量是核心,而建立起科学、合理、完整的医学高等教育体系,是提高医学人才培养质量的前提和基础。近年来,随着高等教育大发展,我国高等医学教育确实存在学制较多、长短不一的情况,出现了医学教育标准难以统一,本科教育和研究生教育定位区别不清,医学教改难度增大、教学成本增加等问题。医学教育学制改革,已成为我国医学教育改革的重要内容。另一方面,医学教育不仅是教育事业的重要组成部分,也是卫生事业可持续发展的基础。医学教育改革既要符合教育的普遍规律,又要遵循医学人才成长的特有规律。从临床医学人才培养经验来看,临床医师作为对理论知识和实践技能要求很高的专业人才,其养成必须经历院校医学教育、毕业后医学教育、继续医学教育三个阶段。其中,院校医学教育侧重于理论知识学习、辅以临床实践;毕业后医学教育侧重于实践技能培训、并通过住院医师规范化培训等制度加以落实。因此,将院校医学教育、毕业后医学教育、继续医学教育有效衔接,切实提高医学生的临床能力,成为医学教育改革的重要目标。

### (二)对临床医学专业学位教育的认识

在加快推进上海医学教育改革的过程中,必须选择一个医学教育载体,作为开展相关改革试验的平台。临床医学专业学位教育,成为合适的选择,这主要有两方面考虑:

(1)符合国家"大力发展专业学位教育"的重大战略。国务院学位委员会第27次会议在《专业学位教育发展总体方案》中指出,专业学位教育需要更加紧密地和行业准入相结合、和职业资格相结合,培养更多行业亟需的高素质技能型人才。国家中长期教育改革与发展规划纲要中也有相应的要求。众所周知,专业学位是高等学校为满足社会对高层次应用型人才日趋强烈的需求而建立起来的一种学位类型,与学术学位一起构成现代高等教育学位体系不可缺少的两大组成部分。虽然专业学位和职业资格(行业任职标准)是两种不同性质的证书,作用各异,但从内在属性来看,专业学位具有与职业资格证书天生的紧密联系,比如,在有的职业资格认证中,专业学位是一个重要依据。专业学位教育的兴起,本来就是为了满足特定社会职业的人才需求。接受有关专业学位教育,完成学业要求,获得学位,应当是受教育者获得职业资格,从事特定社会职业的前提条件。

(2)临床医学专业学位人才培养规格和方式与住院医师规范化培训的目标和特点高度契合。临床医学专业学位,作为我国目前设置的39种专业学位类别之一,设有硕士和博士两个层次,下设了26个人才培养方向(临床医学17+中医学8+中西医结合1),比如内科、外科等,与住院医师规范化培训的27个学科(临床学科 19＋中医学科 8)基本对应(除了全科医学科、小儿外科、临床病理科、中医全科无法对应)。通过两者的紧密结合,不仅使住院医师具备较强的临床实践能力,更具备较强的临床科研思维能力,满足社会对高层次应用型医学人才的需求。同时,临床医学硕士专业学位申请可以成为促进住院医师培养质量提高的重要手段,能够有力地推动住院医师规范化培训的顺利开展,并且有利于保证住院医师规范培训队伍的稳定。

### (三) 上海市临床医学专业学位教育改革试验工作

基于上述考虑,为贯彻落实国家和上海市中长期教育改革和发展规划纲要,提高医学研究生的临床能力,改革创新专业学位研究生培养模式,培养高层次临床医生,逐步理顺我国现有医学教育学制,推动医疗卫生体制的改革,经教育部批准,上海市于 2010 年 10 月启动了临床医学硕士专业学位教育改革试验——与住院医师规范化培训结合工作(此项改革试验工作成为教育部批准上海市实施的 27 项教育体制综合改革项目之一)。此项改革试验工作的主要特色是"三结合":① 研究生入学招生和住院医师招录相结合。初试采取全国硕士研究生统一入学考试和推荐免试两种方式进行。在复试阶段,由相关高校和住院医师培训医院共同组织研究生入学面试(住院医师招录)。② 研究生培养过程和住院医师培训相结合。将研究生培养方案与住院医师规范化培训大纲相结合,创新临床医学专业学位教育课程内容和课程体系,强化对研究生临床思维、技能和研究能力培养。③ 学位授予标准与行业标准相结合。临床医学硕士专业学位的课程考试成绩合格,并取得《执业医师资格证书》和《上海市住院医师规范化培训合格证书》,且通过论文答辩者,经学位授予单位(大学)审核通过,可获得硕士研究生学历证书和临床医学硕士专业学位证书。在教育部和上海市政府领导的关心和指导下,在教育部有关部门的大力支持下,此项改革试验工作进展顺利,完成了项目招生、组织构建、制度建设等方面的工作。

### 1. 招生工作

(1) 招生计划完成情况:在教育部指导和支持下,上海市教委和市卫生局于 2010 年 10 月下旬开始启动项目招生工作。教育部为本项目下达 2011 年研究生招生名额 900 名,其中推荐免试生 200 名,全国统考生 300 名,单独考试生 400 名(仅面向 2010 年招录的本科学历的住院医师)。与此相应,市卫生局根据教育部下达的研究生招生名额,为全国统考生和推免生配备 500 个住院医师招录计划。经过招生宣传、单考命题、组织考试、阅卷及复试等工作,2011 年四所高校共招收 702 名研究生(住院医师),完成招生计划的 78％,其中 137 名推荐免试研究生(完成率 68.5％),179 名全国统考生(完成率 59.7％),386 名单考生(完成率 96.55％)。各校完成招生计划的具体情况见表 5－1。

表5-1 上海市四所高校招生计划完成情况

| 学校名称 | 推荐免试招生招录 | | | 全国统考招生招录 | | | 单独考试招生 | |
|---|---|---|---|---|---|---|---|---|
| | 计划数 | 实招数 | 完成率 | 计划数 | 实招数 | 完成率 | 计划数 | 实招数 |
| 复旦大学 | 48 | 9 | 18.8% | 77 | 53 | 68.8% | | 78 |
| 上海交通大学 | 85 | 68 | 80.0% | 130 | 71 | 55.4% | | 118 |
| 同济大学 | 32 | 27 | 84.4% | 50 | 33 | 66.0% | | 96 |
| 上海中医药大学 | 35 | 33 | 94.3% | 43 | 22 | 51.2% | | 94 |
| 合计 | 200 | 137 | 68.5% | 300 | 179 | 59.7% | 400 | 386 |

将200名推免生和300名全国统考生的招生计划合并起来看,各校完成情况见表5-2。

表5-2 上海市四所高校招生总计划完成情况

| 学校名称 | 总计划 | 完 成 | 完成率 |
|---|---|---|---|
| 复旦大学 | 125 | 62 | 49.60% |
| 上海交通大学 | 215 | 139 | 64.65% |
| 同济大学 | 82 | 60 | 73.17% |
| 上海中医药大学 | 78 | 55 | 70.51% |
| 合 计 | 500 | 316 | 63.20% |

从推免生和统考生的招生情况看,同济大学的招生计划完成比例最高,达到了73.17%,上海中医药大学70.51%,上海交通大学64.65%,但复旦大学推免和全国统考招生计划完成比例没有超过50%,这与复旦大学相关附属医院未能积极完成相应招录计划有关。从各校录取生源情况来看,将被录取考生来源高校分为985高校、211高校和一般高校,各校录取考生生源情况(因单独考试考生已于2010年进入住院医师规范化培训,这部分考生未列入生源分析中)见表5-3。

表5-3 上海市四所高校录取生源情况

| 学校名称 | 总 数 | 985高校 | 百分比 | 211高校 | 百分比 | 一般高校 | 百分比 |
|---|---|---|---|---|---|---|---|
| 复旦大学 | 62 | 15 | 24.2 | 20 | 32.3 | 42 | 67.7 |
| 上海交通大学 | 139 | 75 | 54.0 | 80 | 57.6 | 59 | 42.4 |
| 同济大学 | 60 | 29 | 48.3 | 29 | 48.3 | 31 | 51.7 |
| 上海中医药大学 | 55 | 0 | 0.0 | 0 | 0.0 | 55 | 100.0 |

从上表可以看出,在全国统考和推免生中,上海交通大学录取的考生来自985高校和211高校的比例均为最高,同济大学次之,上海中医药大学这一比例均为0,这是由于中医药学科的特殊性,具有中医药专业的985高校或211高校很少,上海

中医药大学录取的考生均来自本校。值得指出的是,复旦大学录取考生中来自985高校和211高校的比例均不到40%,这在一定程度上与复旦大学五年制应届医学本科生人数较少有关,而上海交通大学和同济大学的五年制应届医学本科毕业生相对较多,全国统考报考人数也比较多,因此,经选拔后,项目录取的考生生源质量相对较好。

(2)招生工作经验:将研究生教育与住院医师规范化培训相结合,是全国率先开展的改革试验,没有成熟经验可以借鉴,而研究生招生(住院医师招录)又是一项政策性、原则性和时间性都很强的工作,在市教委和市卫生局的领导和组织下,通过各校研究生和住院医师管理部门的积极工作,2011年项目招生工作顺利完成,主要工作经验有:

1)各级领导高度重视,各项工作落实到位:项目启动前后,得到了教育部和上海市政府领导的关心和指导,教育部相关部门也给予大力支持,上海市教委和市卫生局以及各高校领导高度重视,督促项目推进,检查项目进展,协调各方力量,确保了项目的顺利实施。上海市教委和市卫生局牵头成立由各高校相关管理部门负责同志参加的项目招生工作小组,据统计,工作小组从2010年9月至2011年7月底,先后召开19次工作例会,高强度和高频率的沟通协调,保证招生工作按时顺利完成。

2)严格按照相关规定,坚持"质量为先"原则:招生过程严格按照教育部有关要求组织实施,住院医师招录工作按照市卫生局的有关规定和各附属医院已成熟的做法进行,确保招生工作的规范、高效,落实公平、公正和公开的原则。在招录工作中,各招生单位坚持"质量为先"的原则,认真遴选符合研究生录取标准和住院医师规范化招录条件的考生,宁缺毋滥,确保了招生质量。

(3)存在的问题:在2011年的招生招录工作中也存在一些不足,主要有:

1)考生对项目理解和接受度不够:一方面,由于项目启动时间较晚,考生和家长对项目持怀疑态度,导致学生观望态度浓厚,特别是外省市考生对本项目的意义和目的并不十分了解,尽管相关高校已经做了大量解释和宣传工作,但由于教育部尚未给予上海市正式的开展项目批复,考生仍持不确定态度。另一方面,与通常的临床医学硕士专业学位研究生相比,此项目的培养模式更注重学科专业临床技能的全面掌握。通常临床医学专业学位的3年学习中有一位固定导师指导,而且是在三级学科内进行学习,而本项目招收的研究生仅在二级学科内由多位导师组成的导师组进行指导与学习,考生对这一新型的培养模式尚不能完全理解与接受,影响了考生报考此项目的积极性。

2)培训基地和导师对项目认识不足:在培训基地的招录过程中,有一部分培训基地对于招录本科层次的住院医师有不同认识,培训基地更希望招录硕士或博士层次的住院医师,尤其是一些重点学科更是只招录博士层次的住院医师,这导致相关培训基地的积极性和力度不够,实际招录人数受限。从导师层面来看,由于各校附属医院目前均承担大量科研项目,导师为完成科研工作,需要研究生帮助其完成科研项目,因此,导师更倾向招收传统的学术型研究生。对于本项目的考生,导师认为其主要时间在临床轮转,对其科研工作帮助不大,因此,导师不愿意招收本项目的考生。

3) 工作力度还需加强:本项目 2010 年 10 月才正式启动,启动后半个月内完成推免生的招录、单考生和统考生的报名工作,时间极其紧迫,因此,项目招生宣传工作无法充分开展,考生对项目的利弊无法在短期内完全清楚,使得考生报名人数低于预期。

4) 相关政策还不够明朗:考生在报考前对本项目相关政策不是十分清楚,比如,如何确定导师,培养过程如何开展,就业前景怎样,等等。由于项目招生时间紧迫,有些政策尚未成文公布,在对考生进行政策宣讲时,具体人员无法保持宣传口径一致,导致产生一定程度的政策疑惑甚至误解,比如,考生对于本项目研究生毕业后能否报考博士学位、如何解决住宿感到担忧,部分考生还误认为该项目研究生没有导师,部分考生还过分犹豫未来就业前景,担心毕业后会受到冷遇,不被外地医院认可。

5) 专业设置问题:由于考生认为某些专业是“冷门专业”,导致报考人数较少。比如,考生对中医全科和中医五官科的发展前景缺少认同而不愿报考,在报考生源不足情况下,导师一般优先选择招收学术型研究生,不利于本项目招生计划的完成。

6) 生源质量不容乐观:以复旦大学为例,其五年制医学专业本科生招生人数较少,每年仅招收 100 名左右。经 2010 年 9 月的推免后,该校报考全国统考生的应届本科毕业生人数已非常少,据此,该校相关培训基地认为报考本项目的生源质量不高,无法满足复旦大学附属培训基地的培养要求,这直接影响该校招生计划的完成。

**2. 组织保障**　为更好地领导和推进这项改革试验工作,上海市教委和市卫生局联合发文成立“上海市临床医学硕士专业学位研究生教育与住院医师规范化培训结合工作机构”(领导小组、专家小组及工作小组),成员包括上海市教委、市卫生局和相关高校的分管领导,医疗行业及相关医院的领导及专家,各高校研究生院(处)和医管处的管理同志,以及上海市学位办和市卫生局科教处、人事处等部门的负责同志。工作机构的成立为本项试验工作的深入推进提供了强有力的组织保障。

**3. 制度建设**　为作好研究生(住院医师)培养方案制订、导师队伍建设、学位授予标准及管理考核等工作,2011 年,上海市教委和市卫生局组织复旦大学、上海交通大学、同济大学、上海中医药大学和第二军医大学开展了《上海市住院医师规范化培训与临床医学硕士专业学位教育衔接改革实施办法》研究制定。经过多次研讨并征求多方意见,该实施办法已经市教委和市卫生局同意,于 2011 年 5 月 15 日印发。相关单位将按照实施办法及其细则开展培养培训工作。

在做好项目招生、组织保障、制度建设等工作的同时,项目工作小组及时总结工作经验,针对在招生、培养、管理等环节遇到的问题,认真研究分析,提出可行性解决办法。为提高招生工作质量,在 2012 年的招生工作中采取改进措施,比如,推进各学科专业协调发展和考虑各学科专业考生报考意愿及培训医院容纳能力的角度综合考虑,科学制定分专业招生计划、加强宣传工作力度,组织招生队赴外地宣传、加强招生工作人员和导师培训,提高培训基地和导师对本项目重要性的认识,等等。为保证培养质量,相关高校将建立质量监控和保障体系,上海市教委和市卫生局也将适时对各高校和培训医院的改革试验工作进行检查,确保各项管理措施落到实处。

(赵坚 张勘 许铁峰)

# 附录 1
# 教育部、卫生部相关文件

## 1. 关于实施《临床住院医师规范化培训试行办法》的通知

卫教发〔1993〕第 1 号

各省、自治区、直辖市卫生厅(局)，计划单列市卫生局，各医学院校，有关部、委卫生局(处)，本部直属医院：

现将《临床住院医师规范化培训试行办法》发给你们，望结合当地实际情况制定具体实施细则，组织试行。

实施住院医师规范化培训，是培养临床医学人才、提高我国临床医疗工作水平的重要措施之一，同时，也是完善我国毕业后医学教育制度的组成部分。

我国幅员广大，各地区的医学教育水平和医院的医疗条件有着较大的差别，为更好地贯彻《试行办法》，保证培训质量，在培训工作开始之前，要认真做好准备工作。为此，提出以下几点意见：

1. 各地应在卫生行政部门领导下，组成由医学院校、医学会、有关医院等参加的专门机构，负责《试行办法》的贯彻落实。根据《试行办法》的要求，结合本地区、医院的实际情况，制定具体要求和实施办法，如培训基地认可标准、各学科培训细则、考核方法和记分方式等。培训基地的认可数量，可根据本地区的实际情况决定。

2. 本办法从 1993 年毕业的住院医师开始实施。1993 年以前毕业的住院医师培训，可根据不同的毕业年限，组织水平考试后纳入相应的培训计划。为保证培训质量，没有经过试点的省(市)，可先在医学院校附属医院和省(市)级综合医院试行，待取得经验后再逐步推广。

3. 已经进行试点的省(市)，要按照《试行办法》的要求，对试点情况进行总结，没有认可培训基地的要进行评定认可。对县级和县级以上非培训基地医院和非本科学历的住院医师要另行制定培训要求和实施细则，进一步完善培训制度，逐步使临床住院医师都能得到规范化培训。

4. 卫生部部属院校和直属医院，可按照《试行办法》的要求，自行制定培训实施细则，培训基地由学校审批认可，报卫生部教育司备案。

在全国实施住院医师规范化培训是一项新的工作，牵涉面广，具体问题较多。望在组织实施中及时总结经验，努力实现规范化。请将实施情况反馈我部教育司。

附件：

# 2. 卫生部临床住院医师规范化培训试行办法

## 第一章 总 则

第一条 为加强临床住院医师规范化培训,完善毕业后医学教育制度,培养合格的临床医学人才,特制定本办法。

第二条 本办法的培训对象是医学本科毕业后从事临床工作的住院医师。

第三条 临床住院医师经过规范化培训,达到《卫生技术人员职务试行条例》规定的主治医师基本条件和以下要求:

1. 坚持四项基本原则,热爱祖国,遵纪守法,贯彻执行党的卫生工作方针,具有良好的医德和作风,全心全意为人民服务。

2. 熟悉本学科、专业及相关学科的基础理论,具有较系统的专业知识,了解本专业的新进展,并能用以指导实际工作。

3. 具有较强临床思维能力,较熟悉地掌握本专业临床技能,能独立处理本学科常见病及某些疑难病症,能对下级医师进行业务指导。

4. 基本掌握临床科研方法,能紧密结合临床实践,写出具有一定水平的学术论文(包括病例分析、综述等)。

5. 掌握一门外语,能比较熟练地阅读本专业的外文书刊。

## 第二章 培 训 基 地

第四条 凡具有卫生部《综合医院分级管理标准》(试行草案)规定的二级甲等以上(含二级甲等)条件的医院可以二级学科为单位,申请作为临床住院医师的培训基地。

第五条 培训基地由省、自治区、直辖市卫生行政部门或其相应机构审查、批准认可。有关部委属医院的培训基地由有关主管部门会同当地卫生行政部门审批认可。

第六条 培训基地除对本单位住院医师进行培训外,还应承担外单位选送的住院医师培训任务。

第七条 培训基地应根据培训办法,制定具体实施计划,严格进行培训与考核,确保培训质量。

## 第三章 培 训 与 考 核

第八条 培训内容包括政治思想、职业道德、临床实践、专业理论知识和外语。业务培训以临床实践为主,理论知识和外语以自学为主。

第九条 培训时间为四至六年,分两阶段进行。

第一阶段:二至三年,进行二级学科培训,轮回参加本学科各主要科室和相关科室的临床医疗工作,进行严格的临床工作基本训练,同时学习有关专业理论知识。住院医师应实行住院负责制。住院医师完成第一阶段培训后,由培训基地进行考核,合格者,方可进入第二阶段培训。

第二阶段:二至三年,进一步完成轮转,逐步进行专业培训,深入学习和掌握本专业的临床技能和理论知识,达到能独立处理本学科常见病及某些疑难病症。最后一年应安排一定时间担任总住院医师或相应的组织管理工作。

在培训期间,要安排住院医师参加基层预防、保健工作,时间不少于六个月。

第十条 住院医师的培训,由科主任负责,有关科室上级医师集体指导。在第二阶段培训期间,可采取专人指导的方式。

第十一条 对住院医师的考核成绩,可根据政治思想、理论知识、临床技能等不同内容,采用评分、学分积累制等多种形式。

第十二条 住院医师完成第二阶段培训后,由培训基地进行全面考核,合格者,发给住院医师培训合格证书,作为申报主治医师的依据。

## 第四章 组 织 领 导

第十三条 在卫生部领导下由有关部门组织"住院医师培训委员会",负责指导全国住院医师规范化培训,日常工作由卫生部教育司负责。

第十四条 各省、自治区、直辖市应在卫生行政部门领导下成立相应机构,其任务是:

1. 根据本办法,结合本地区实际情况,制定培训、考核的实施方案和细则。

2. 培训基地的认可与撤销。

3. 指导检查培训工作。

4. 组织对培训质量的评估。

第十五条 医院应成立住院医师培训管理机构,并有专职人员负责具体管理工作,要把完成住院医师培训,作为医院考核、晋升等级的条件之一。

## 第五章 经 费 和 待 遇

第十六条 为加强培训基地的建设,其行政主管部门应根据培训任务在经费上给予一定支持。选送住院医师的单位应向培训基地缴付适当的培训费用。住院医师在基地培训期间的工资、福利待遇由原单位解决。

## 第六章 附 则

第十七条 县级和县级以上非培训基地医院,主要是对住院医师进行医德、医风和严格的临床工作基本训练。可参照培训基地第一阶段的培训办法,根据住院医师不同学历层次,分别制定培训要求和实施细则,培训时间可适当延长。住院医师完成培训经考试合格后,发给培训合格证书。医院可根据需要,选送已完成培训的住院医师到培训基地进行专业培训或专科进修。

第十八条 中国人民解放军医院住院医师规范化培训,由总后卫生部制定实施办法。

第十九条 本办法的解释权属卫生部。

## 3. 关于实施《临床住院医师规范化培训大纲》的通知

卫科教成教发〔1995〕第 177 号

各省、自治区、直辖市卫生厅(局),计划单列市卫生局,各医学院校,有关部、委卫生局(处),本部直属医院：

根据我部卫教发（1993）第 1 号文件"关于实施《临床住院医师规范化培训试行办法》的通知"精神，我们在各地编写的住院医师规范化培训大纲、实施细则的基础上，组织了北京医科大学、上海医科大学、协和医科大学等单位的有关临床医学专家，编写了"临床住院医师规范化培训大纲"。"大纲"广泛征求了各地意见，并经过 20 所高等医学院校的 50 多位临床医学专家讨论后定稿。培训大纲包括总则、内科、外科、妇产科、儿科、传染科、眼科、耳鼻喉科、口腔科、皮肤科、麻醉科等十个临床学科的培训实施细则。现将《临床住院医师规范化培训大纲》发给你们，组织试行。

在我国建立规范化的住院医师培训制度是一项新的工作，在制定培训大纲上还缺乏经验。这次制定的培训大纲标准，是按照三级医院住院医师培训的基本要求，是指导性的文件。由于各地区的医学教育水平和医院医疗条件有较大的差别，培训单位可根据本地区、医院的实际条件和情况进行适当调整，望在组织实施过程中及时总结经验，并将实施情况反馈我司。

附件：

## 卫生部临床住院医师规范化培训大纲

### 总　则

为了完善我国毕业后医学教育制度，根据卫生部《临床住院医师规范化培训试行办法》的有关规定，特制定本培训大纲。

**一、培训对象**

（一）高等医学院校医学本科毕业的临床住院医师。

（二）医学研究生毕业后从事临床工作，按其临床工作实际水平参加相应年度的培训。

**二、培训目标**

住院医师经过规范化培训，要达到卫生部《卫生技术人员职务试行条例》规定的主治医师水平。

**三、培训方法**

（一）培训分两个阶段：第一阶段为三年，第二阶段为两年。

第一阶段（第一年至第三年）

第一阶段为二级学科基础培训。培训目的是使住院医师掌握二级学科基础理论、基本知识和基本技能，培训方法以二级学科的各专业轮转为主，兼顾相关科室。

医学理论：巩固大学理论知识，阅读本学科经典著作，学习培训要求的专业必修课和选修课。

临床技能：掌握本学科基本诊断、治疗技术，本学科常见病、多发病的病因、发病机理、临床表现、诊断和鉴别诊断、处理方法、门、急诊处理、重危病人抢救、接待病人、病历书写、临床教学等技能。

专业外语：每小时能笔译 2 500 个印刷符号以上。

文献综述：阅读指定的参考书刊及专题文献，完成一篇综述或论文。

完成第一阶段培训项目和内容，通过各项考核，成绩合格者方可进入第二阶段培训。

第二阶段（第四年至第五年）

第二阶段根据各学科特点进行二级或三级学科培训。进一步加强本专业的"三基"训练,主要从事本专业临床工作,安排一定的门、急诊和实验室工作。打好本专业的临床工作基础,担任总住院医师或相当的医疗行政管理工作半年以上,并安排适当时间参加基层预防保健工作。

医学理论:巩固本学科各专业知识,熟练掌握本专业常见病的相关理论,学习专业必修课和选修课。

临床技能:通过专科培训,能熟练掌握本专业常见病诊疗技术,能完成专科病房高年住院医师工作,如承担专科院内会诊,带教实习医师晚查房等。

专业外语:每小时能笔译外文专业书刊 3 500 个印刷符号以上。

论文:结合本专业临床工作完成一篇论文。

(二)住院医师培训的第一阶段实行科室领导负责与上级医师指导的培训方法,第二阶段可实行科室领导负责与专人指导相结合的培训方法。培训期间要重视医德医风教育,做到理论知识、临床工作能力和教学科研能力相结合,基础培训和专科培训相结合。

**四、考核**

(一)考核项目:政治思想、医德医风,完成大纲要求的临床实践时间、病种和病例、医学理论、临床技能、病历质量、专业外语、临床科研能力、临床教学能力等。

(二)考核类型:

1. 轮转考核:住院医师每轮转完一个科室,由该科主任主持,按照大纲要求,对住院医师在本科室轮转期间的学习和工作情况进行考核,并在培训手册上记录。

2. 阶段考核:住院医师完成第一阶段培训后,由医院负责组织有关部门对其进行本阶段各项培训内容考核并在培训手册上记录。

3. 综合考核:住院医师完成全部培训计划后,由各省、直辖市、自治区卫生厅(局)及部直属院校组织有关训门对住院医师在培训期间的全面情况进行综合考核。考核合格者可取得住院医师规范化培训合格证书。

**五、实施**

各学科按照培训大纲的细则实施。

## 4. 卫生部关于印发《全科医师规范化培训试行办法》的通知

卫科教发〔1999〕第 610 号

各省、自治区、直辖市卫生厅(局),计划单列市及新疆生产建设兵团卫生局,部直属高校,部属有关单位:

为贯彻落实《中共中央、国务院关于卫生改革与发展的决定》,加快发展我国全科医学教育,建设一支以全科医师为骨干的高素质的社区卫生服务队伍,现将《全科医师规范化培训试行办法》(以下简称《试行办法》)印发给你们,请结合当地实际情况认真组织实施。

实施全科医师规范化培训制度,是建立全科医学教育体系的核心,是培养全科医师,提高我国社区卫生服务工作水平的重要措施和主要途径,也是完善我国毕业后医学教育的重要组成部分。

目前,各地区的医学教育水平和社区卫生服务工作开展情况存在较大差别,为更好地贯彻

《试行办法》,保证培训质量,现提出以下几点意见:

1. 各地应在卫生行政主管部门的领导下,根据《试行办法》的要求和《全科医师规范化培训大纲》的内容,结合本地实际情况,制定具体实施办法,完善相应的管理制度,审定、认可培训基地,并报我部科技教育司备案。

2. 《试行办法》从 1999 年高等院校医学专业本科毕业生开始实施。1999 年以前的毕业生,可根据不同的毕业年限,组织水平考试后纳入相应的培训计划。

3. 为确保培训质量,请结合当地实际情况,在试点基础上逐步推广。我部将对各地试行的情况进行监督和指导。

在全国实施全科医师规范化培训制度是一项新的工作,涉及面广,政策性强。请各地在组织实施过程中注意总结经验,并将试行情况及时反馈我部科技教育司。

附件:

## 全科医师规范化培训试行办法

第一条　全科医师规范化培训属于毕业后医学教育阶段,是住院医师培养的一种形式。为适应我国卫生事业改革需要,培养合格的全科医师,特制定本办法。

第二条　培训对象:高等院校医学专业本科毕业后拟从事社区卫生服务工作的医师。

第三条　培训目标:经过全科医师规范化培训,达到人事部、卫生部《临床医学专业中、高级技术资格评审条件》中规定的全科医学专业主治医师的基本条件和以下要求:

1. 坚持四项基本原则,热爱祖国,遵纪守法,贯彻执行党的卫生工作方针,具有良好的医德和作风,全心全意为人民服务。

2. 熟悉本学科、专业及相关学科的基础理论,具有较系统的专业知识,了解本专业的新进展,并能用以指导实际工作。

3. 具备全科医学思维能力和诊疗策略,在社区卫生服务专业队伍中发挥技术骨干作用,能向个人、家庭和社区提供以人为中心,以维护和促进健康为目标,融医疗、预防、保健、康复、健康教育和计划生育技术服务为一体的社区卫生服务,帮助社区居民合理使用医疗资源,享受经济有效的卫生服务。

4. 基本掌握医学科研的方法,能结合社区卫生服务工作实践写出具有一定水平的学术论文。

5. 掌握电子计算机的基本原理和在社区卫生服务管理领域的应用,并能熟练上机操作。

第四条　培训基地分为医院和社区卫生服务机构两类。二级甲等或县级以上医院可申请作为"临床培训基地";符合条件的社区卫生服务机构可申请作为"社区培训基地"。

第五条　培训基地由省、自治区、直辖市卫生行政部门或其授权机构审查、批准认可。已经被批准为"临床住院医师规范化培训基地"的医院,向当地省、自治区、直辖市卫生行政主管部门或其授权机构备案,可作为全科医师规范化培训的"临床培训基地"。

第六条　两类培训基地均应根据全科医师规范化培训大纲,制定具体实施计划,严格进行培训与考核,确保培训质量。

第七条　培训内容包括政治思想、职业道德、业务培训和计算机。业务培训分为理论学习、医院轮转和社区实践。政治思想与职业道德教育贯穿于培训的全过程,逐年考核。计算机以自学为主。

第八条　培训时间为 4 年(共 48 个月),培训内容按《全科医师规范化培训大纲(试行)》要求,分三阶段进行。

第一阶段:3 个月,理论学习。集中进行全科医学理论课程学习。

第二阶段:33 个月,医院轮转。轮转期间参加"临床培训基地"的临床主要二级科室和相关科室的医疗工作,进行临床基本技能训练,同时学习相关专业理论知识。有关管理制度同住院医师规范化培训。

第三阶段:12 个月,社区实践。深入社区培训基地,在上级全科医师的指导下开展社区卫生服务工作。

第九条　第一、二阶段培训结束,由各培训基地组织阶段考核,考核内容包括政治思想、职业道德、理论知识、临床技能等;第三阶段培训结束,由各省、自治区、直辖市卫生厅(局)组织对培训内容进行全面、综合考试、考核。

第十条　培训对象完成三个阶段的培训任务,各阶段考试考核均合格者,经各省、自治区、直辖市卫生厅(局)审核后,发给卫生部统一印制的全科医师规范化培训合格证书。

第十一条　卫生部科技教育司负责指导全国全科医师规范化培训的政策、规划、质量监督和其他日常工作。

第十二条　各省、自治区、直辖市的卫生行政部门全面负责本地区全科医师规范化培训工作,其任务是:

1. 根据本办法,结合本地区实际情况,制定培训、考核的实施方案;

2. 培训基地的认可与撤销;

3. 指导检查培训工作;

4. 组织对培训质量的评价。

第十三条　培训基地可成立全科医师培训管理机构,或指定专职人员负责具体管理工作,要把完成毕业后全科医师培训任务,作为单位及领导干部工作考核的重要内容之一。

第十四条　为加强培训基地的建设,财政和卫生行政部门要按照卫生部等十部委《关于发展城市社区卫生服务的若干意见》要求,适当安排人才培训经费。

第十五条　高等医学院校专科毕业、有 3 年临床实践经验的执业医师可参照本办法执行。

第十六条　已参加住院医师规范化培训的住院医师,可按相应培训年限转入全科医师规范化培训。

第一条　全科医师规范化培训属于毕业后医学教育阶段,是住院医师培养的一种形式。为适应我国卫生事业改革需要,培养合格的全科医师,特制定本办法。

第二条　培训对象:高等院校医学专业本科毕业后拟从事社区卫生服务工作的医师。

第三条　培训目标:经过全科医师规范化培训,达到人事部、卫生部《临床医学专业中、高级技术资格评审条件》中规定的全科医学专业主治医师的基本条件和以下要求:

1. 坚持四项基本原则,热爱祖国,遵纪守法,贯彻执行党的卫生工作方针,具有良好的医德和作风,全心全意为人民服务。

2. 熟悉本学科、专业及相关学科的基础理论,具有较系统的专业知识,了解本专业的新进展,并能用以指导实际工作。

3. 具备全科医学思维能力和诊疗策略,在社区卫生服务专业队伍中发挥技术骨干作用,能向个人、家庭和社区提供以人为中心，以维护和促进健康为目标，融医疗、预防、保健、康复、健康教育和计划生育技术服务为一体的社区卫生服务，帮助社区居民合理使用医疗资源，享受经济有效的卫生服务。

4. 基本掌握医学科研的方法，能结合社区卫生服务工作实践写出具有一定水平的学术论文。

5. 掌握电子计算机的基本原理和在社区卫生服务管理领域的应用，并能熟练上机操作。

第四条　培训基地分为医院和社区卫生服务机构两类。二级甲等或县级以上医院可申请作为"临床培训基地"；符合条件的社区卫生服务机构可申请作为"社区培训基地"。

第五条　培训基地由省、自治区、直辖市卫生行政部门或其授权机构审查、批准认可。已经被批准为"临床住院医师规范化培训基地"的医院，向当地省、自治区、直辖市卫生行政主管部门或其授权机构备案，可作为全科医师规范化培训的"临床培训基地"。

第六条　两类培训基地均应根据全科医师规范化培训大纲，制定具体实施计划，严格进行培训与考核，确保培训质量。

第七条　培训内容包括政治思想、职业道德、业务培训和计算机。业务培训分为理论学习、医院轮转和社区实践。政治思想与职业道德教育贯穿于培训的全过程，逐年考核。计算机以自学为主。

第八条　培训时间为 4 年(共 48 个月)，培训内容按《全科医师规范化培训大纲(试行)》要求，分三阶段进行。

第一阶段：3 个月，理论学习。集中进行全科医学理论课程学习。

第二阶段：33 个月，医院轮转。轮转期间参加"临床培训基地"的临床主要二级科室和相关科室的医疗工作，进行临床基本技能训练，同时学习相关专业理论知识。有关管理制度同住院医师规范化培训。

第三阶段：12 个月，社区实践。深入社区培训基地，在上级全科医师的指导下开展社区卫生服务工作。

第九条　第一、二阶段培训结束，由各培训基地组织阶段考核，考核内容包括政治思想、职业道德、理论知识、临床技能等；第三阶段培训结束，由各省、自治区、直辖市卫生厅(局)组织对培训内容进行全面、综合考试、考核。

第十条　培训对象完成三个阶段的培训任务，各阶段考试考核均合格者，经各省、自治区、直辖市卫生厅(局)审核后，发给卫生部统一印制的全科医师规范化培训合格证书。

第十一条　卫生部科技教育司负责指导全国全科医师规范化培训的政策、规划、质量监督和其他日常工作。

第十二条　各省、自治区、直辖市的卫生行政部门全面负责本地区全科医师规范化培训工作，其任务是：

1. 根据本办法，结合本地区实际情况，制定培训、考核的实施方案；

2. 培训基地的认可与撤销；

3. 指导检查培训工作；

4. 组织对培训质量的评价。

第十三条　培训基地可成立全科医师培训管理机构，或指定专职人员负责具体管理工作，要把完成毕业后全科医师培训任务,作为单位及领导干部工作考核的重要内容之一。

第十四条 为加强培训基地的建设,财政和卫生行政部门要按照卫生部等十部委《关于发展城市社区卫生服务的若干意见》要求,适当安排人才培训经费。

第十五条 高等医学院校专科毕业、有3年临床实践经验的执业医师可参照本办法执行。

第十六条 已参加住院医师规范化培训的住院医师,可按相应培训年限转入全科医师规范化培训。

## 5. 卫生部关于印发发展全科医学教育的意见的通知

卫科教发〔2000〕第 34 号

各省、自治区、直辖市卫生厅(局),计划单列市卫生局,部直属单位:

为贯彻落实《中共中央、国务院关于卫生改革与发展的决定》,加快发展全科医学教育,建设一支高素质的社区卫生服务队伍,现将《关于发展全科医学教育的意见》印发给你们,请认真贯彻落实。

附件:

关于发展全科医学教育的意见《中共中央、国务院关于卫生改革与发展的决定》(以下简称《决定》)做出了"加快发展全科医学,培养全科医生"的重要决策。为了实现《决定》所确定的战略任务,加快发展全科医学教育,建设一支以全科医师为骨干的高素质的社区卫生服务队伍,保证社区卫生服务深入、健康、持续发展,现提出以下意见:

**一、提高对发展全科医学教育重要性的认识**

全科医学是以人为中心,以维护和促进健康为目标,向个人、家庭与社区提供连续、综合、便捷的基本卫生服务的新型医学学科。在我国卫生改革与发展的新时期,发展全科医学教育,培养从事社区卫生服务工作的全科医师等有关专业卫生技术和管理人员,是改革卫生服务体系,发展社区卫生服务的需要;是满足人民群众日益增长的卫生服务需求,提高人民健康水平的需要;是建立基本医疗保障制度的需要;是改革医学教育,适应卫生工作发展的需要。

新时期卫生工作的改革与发展,需要建立一支立足于社区,为广大居民提供基本卫生服务的卫生技术队伍,承担起常见病、多发病、慢性病的防治工作;坚持预防为主,防治结合的原则,将预防保健措施落实到社区、家庭和个人。全科医学教育的目标是培养能应用生物—心理—社会医学模式,开展融预防、医疗、保健、康复、健康教育、计划生育技术服务为一体的卫生技术人才。

当前,我国以全科医师为骨干的社区卫生服务队伍尚未形成,全科医学教育体系和全科医师规范化培训制度正在建立,对全科医学概念、全科医师的作用等存在模糊认识,全科医师培养工作亟待开展和规范。发展全科医学教育,建立适合我国国情的全科医学教育体系,造就一支高素质的社区卫生服务队伍,是贯彻落实《决定》,建设面向 21 世纪的社区卫生服务体系的重要保障。

**二、全科医学教育的发展目标与基本原则**

发展目标

以邓小平理论为指导,坚持新时期的卫生工作方针,面向现代化、面向世界、面向未来,建立起具有中国特色的、适应卫生事业改革与发展需要的全科医学教育体系,培养一大批能满足人民群众基本卫生保健需求的全科医学人才。

到 2000 年,构建全科医学教育体系基本框架。在大中城市积极开展以在职人员转型培训为重点的全科医师岗位培训工作,开展毕业后全科医学教育试点工作。

到 2005 年,初步建立起全科医学教育体系。在大中城市基本完成在职人员全科医师岗位培训,逐步推广毕业后全科医学教育工作。

到 2010 年,在全国范围内,建立起较为完善的全科医学教育体系。形成一支高素质的以全科医师为骨干的社区卫生服务队伍,适应卫生改革与社区卫生服务的需要。

基本原则

1. 坚持把全科医学教育纳入医学教育改革与发展和社区卫生服务发展规划中,统筹考虑,协调发展。

2. 坚持政府领导,各有关部门协调,医学院校和卫生服务机构积极参与,充分利用现有教育和卫生资源,促进全科医学教育健康发展。

3. 坚持以社区卫生服务需求为导向,制定适宜的培训目标、内容和方法,高标准、严要求,注重培训效果和效益评价,处理好质量与数量关系,把社会效益放在首位。

4. 坚持全科医学教育长远发展与当前实际需求相结合、借鉴国外先进经验与我国国情相结合的原则。

5. 坚持实事求是,分类指导,积极发展,逐步完善的原则。

**三、建立适合中国国情的全科医学教育体系,加快全科医学人才培养**

发展社区卫生服务,人才是关键。要充分利用现有医学教育和卫生资源,构建适合中国国情的全科医学教育体系,以毕业后教育为核心,当前要以师资培训和岗位培训为重点,积极开展继续医学教育,加快全科医学人才培养。

(一)建立国家和省、市二级全科医师培训网络

在充分利用现有教育资源的基础上,选择有条件的高等医学院校或培训中心,逐步建立起以国家级培训中心为龙头,省级培训中心为骨干,临床及社区培训基地为基础的全科医师培训网络。国家级培训中心主要负责培训各省骨干师资和管理人员,省级培训中心负责全省的培训工作。全科医师临床培训基地主要设在二级甲等或县级及以上医院,社区培训基地主要设在一级医院或社区卫生服务中心和区级预防保健机构。制订临床及社区培训基地设置标准,加强基地建设,合理布局,提高效益。

(二)大力开展多种形式的全科医学教育

1. 高等医学院校全科医学知识教育

在高等院校医学专业中设立全科医学有关的必修课和选修课,使医学生了解全科医学思想、内容及全科医师的工作任务和方式,并为将来成为全科医师或专科医师与全科医师的沟通和协作打下基础。

2. 毕业后全科医学教育

毕业后全科医学教育是全科医学教育体系的核心,要以全科医师规范化培训为重点,使高等院校医学专业本科学生毕业后,经过规范化的全科医学培训,取得全科医师规范化培训合格证书,获得全科医学主治医师任职资格,优秀者可按有关规定申请专业学位。从长远看,我国全

科医师将主要通过毕业后全科医师规范化培训进行培养。

3. 全科医师继续医学教育

对具有中级及中级以上专业技术职务的全科医师,按卫生部有关规定,采取多种形式,开展以学习新知识、新理论、新方法和新技术为主要内容的继续医学教育,使其适应医学科学的发展,不断提高技术水平和服务质量。

4. 全科医师岗位培训

对从事或即将从事社区卫生服务工作的执业医师,采取脱产或半脱产的方式进行全科医师岗位培训,经省(自治区、直辖市)统一组织考试合格,获得全科医师岗位培训合格证书。现阶段应把在职人员转型培训作为重点,以适应开展社区卫生服务工作的迫切需求。

5. 管理人员培训

对从事全科医学教育管理和社区卫生服务管理的人员进行管理学、社区卫生服务和全科医学等相关知识培训,提高管理水平,促进社区卫生服务的健康发展。

6. 其他卫生技术人员全科医学知识培训

对在社区工作的执业护士等其他卫生技术人员,进行全科医学知识和技能的培训,充分发挥团队作用,提高社区卫生服务质量和水平。

(三)加强师资队伍和教材建设

建设一支高素质的师资队伍,是培养全科医学人才的根本保证。毕业后全科医学教育是培养全科医学教育师资和学科骨干的主要途径。当前,要注意吸引一批热爱全科医学事业、有基层工作经验、在临床学科中有一定建树的专家,经过必要的全科医学知识培训后充实到师资队伍。

按照各类人员岗位职责要求,制订各级各类卫技人员全科医学教育培训大纲和教学计划,编写体现全科医学特点、适合岗位职责要求的科学、规范的系列教材,并加强对社会学、法学、心理学、公共卫生等方面知识的培训。

(四)开展全科医学教育研究,加强交流与合作

全科医学教育在我国尚处于起步阶段,要深入研究,不断探索其理论与方法,开展教学效果和效益评价,为制定相关政策提供科学依据。

加强对外交流与合作,借鉴国外全科医学教育的发展经验,促进我国全科医学教育工作科学、规范、健康的发展。

**四、加强领导,完善配套政策**

1. 各级领导和卫生行政部门要提高认识,要按照"决定"和十部委《关于发展城市社区卫生服务的若干意见》要求,加强领导,树立人才为本、教育先行的观念,把全科医学教育作为发展社区卫生服务的一项全局性、先导性、基础性工作抓紧、抓实。结合当地实际,制订发展规划,采取有力措施,列出专款,用于全科医学教育的师资培养、人才培训、基地建设和教材开发等,以推动全科医学教育健康发展。

2. 高等医学院校和各级医疗卫生单位要按各自的职责,切实承担起全科医学教育任务,把素质教育特别是职业道德教育放在首位,加强教学管理,改革教学方法,注重创新精神和实践能力培养,严格考核制度,保证教育质量。

3. 对从事社区卫生服务的各类人员的岗位职责、工作内容、服务规范、学历和培训要求等做出规定,逐步实行"先培训,后上岗"制度。

4. 制定全科医师执业标准,实行全科医师注册制度。

5. 制定有利于全科医师从事社区工作的优惠政策,稳定和吸引优秀人才服务社区。对开展全科医学教育做出突出贡献的单位和个人给予表彰和奖励。

## 6. 关于加强继续医学教育工作的若干意见

卫科教发〔2008〕49 号

各省、自治区、直辖市卫生厅局、教育厅(教委),新疆生产建设兵团卫生局、教育局,有关部属单位,有关学术团体:

进入新世纪以来,我国的继续医学教育工作围绕卫生工作重点和队伍建设的需要,坚持以人为本,深入贯彻落实科学发展观,求真务实,开拓进取,取得了显著成效,已经成为增强医疗卫生机构核心竞争力和提高卫生技术人员能力素质的重要途径和手段,在卫生人才队伍建设中发挥了重要作用。为深入贯彻落实党的十七大精神,促进继续医学教育工作的健康发展,针对当前继续医学教育的需求和工作中存在的问题,提出如下意见:

**一、提高认识,切实加强对继续医学教育工作的领导**

(一)各级卫生行政部门要不断提高对继续医学教育工作重要性的认识,把发展继续医学教育事业,完善教育制度,健全教育体系作为加强卫生人力资源开发、提高医疗卫生工作水平、实现卫生事业可持续发展的战略措施和根本保证。要把继续医学教育工作的开展情况、规划目标的完成情况纳入干部考核和单位综合目标管理责任制,切实加强继续医学教育工作的领导和管理,为继续医学教育工作的开展营造良好的氛围。

(二)各级各类医疗卫生机构要把开展继续医学教育作为提高单位核心竞争力和可持续发展的重要举措,把促进全员学习、建设学习型单位作为文化建设的重要内容。要落实管理职能部门和负责人,完善相关制度措施,保证必要的工作条件,改进管理方法和手段,不断增强卫生技术人员参加继续医学教育活动的自觉性;要制订继续医学教育工作规划和年度实施计划,切实落实继续医学教育经费,为卫生技术人员参加继续医学教育活动创造良好的条件和环境,扩大继续医学教育工作的覆盖面,提高继续医学教育对象的学分达标率。

**二、严格管理,保证继续医学教育的质量和效果**

(三)认真落实全国继续医学教育委员会(以下简称全国继教委)《继续医学教育学分授予与管理办法》,结合实际不断完善继续医学教育相关制度与配套政策。各级卫生行政部门要加强对继续医学教育活动的学分授予环节的管理,适时制订适合我国继续医学教育的质量标准,保证继续医学教育活动的质量与效果;要加强对继续医学教育项目执行情况的监督检查,全国继教委和省级继教委每年抽样检查的项目数量不低于其审批数量的10%,抽样检查情况将作为评估各地继续教育工作的重要内容。

(四)强化激励和约束机制。医疗卫生机构要认真落实卫生部和人事部《继续医学教育规定(试行)》,把继续医学教育合格作为卫生技术人员聘任、技术职务晋升和执业再注册的必备条件之一。各级继教委对继续医学教育工作开展较好、质量较高、效果明显的单位和个人应当给予表彰,对违反规定的单位和项目负责人采取警告、内部批评、通报批评、取消项目举办资格等措施给予处罚。

（五）加强对社团组织继续医学教育项目的管理。全国性社团组织只可举办国家级和省级Ⅰ类学分项目,国家级项目要报全国继教委审批;全国性社团组织举办的省级Ⅰ类学分项目归口到中华医学会、中华护理学会、中华口腔医学会、中华预防医学会、中国医师协会、中国医院协会管理。上述6个社团组织应组织专家对申报项目进行评审并报全国继教委备案。全国继教委于每年1月和7月公布评审结果,供卫生技术人员选择参加。

（六）规范专业性杂志的继续医学教育学分授予管理。经省级及以上继教委批准的专业性杂志可授予继续医学教育Ⅱ类学分,不得授予Ⅰ类学分(每年所授学分数不得超过5学分)。

（七）加强对异地举办继续医学教育活动的管理。充分发挥省级继教委和学科专家组的作用,加强对异地举办项目的监督检查,保证继续医学教育活动的质量和效益。异地举办项目的单位,包括国家级项目、全国继教委公布的社团组织举办的项目,以及其他跨省(区、市)举办的继续医学教育项目,应在项目举办2周前向举办地省级继教委办公室报送备案材料,接受当地继教部门的监督检查。

（八）加强继续医学教育管理干部队伍建设。全国继教委和省级继教委要采取有效措施,加强对继续医学教育管理人员法规、政策和管理知识的培训,不断提高管理水平和管理效率。各级继教委要注重组织开展继续医学教育科学研究,加强国内外继续医学教育工作的交流与合作。

（九）加强对继续医学教育项目负责人的培训。继续医学教育项目的承办单位应对各项目的负责人进行专题培训,使其了解和熟悉国家有关继续医学教育项目活动和学分授予的管理规定,明确项目负责人的职责,规范项目管理,提高项目举办水平,保证活动的质量与效果。

（十）加强对现代远程教育项目的管理。要进一步完善远程继续医学教育机构和项目的申报、审批办法。经批准开展远程继续医学教育的机构应每年将接受继续医学教育活动的单位名单及受训人数报全国继教委和省级继教委备案,接受继教管理部门的监督检查。远程继续医学教育项目授予Ⅰ类学分的,应由举办项目的远程教育机构提供学员参加学习的有关材料,经学员所在地的省级继教委核准后发放相应的学分证书。

（十一）积极利用现代化手段加强继续医学教育管理。进一步完善国家级继续医学教育项目的网上申报、评审和执行情况信息反馈系统。加快推进继续医学教育网络化管理系统建设,逐步建立健全信息反馈体系,实时了解和掌握继续医学教育项目活动的开展情况和继续医学教育对象的学分完成情况,提高管理水平和工作效率。全国继教委在国家级系统中尽快开发适合省级继续医学教育管理部门使用的管理软件,供各地选用。各地要采取有力措施,充分利用已有的信息、网络资源,构建多功能、高效率、方便适用的信息管理与传输体系。

**三、围绕卫生工作重点,大力推进继续医学教育工作**

（十二）探索东部支援西部、城市支援农村的继续医学教育途径和方式,积极推广适合农村基层应用的适宜技术。东部发达省份要充分发挥继续医学教育资源优势,帮助教育资源欠缺的地区发展继续医学教育工作。采取举办培训班、支援师资和教材、送项目到西部等方式,丰富西部的继续医学教育资源,为西部卫生技术人员提供更多的学习机会。

（十三）建立健全基层医疗卫生服务机构技术骨干培训机制和制度。通过举办继续医学教育项目和业务进修班,定期选派基层医疗卫生服务机构的技术骨干脱产进修,组织适宜技术推广等形式,为基层医疗卫生机构培养业务骨干。

（十四）积极开展面向农村的继续医学教育活动。按照卫生部《乡镇卫生院卫生技术人员培训暂行规定》和《乡村医生在岗培训基本要求》，加强对乡镇卫生院卫生技术人员和乡村医生的培训，并参照继续医学教育管理制度要求进行管理，健全乡镇卫生院卫生技术人员在职培训和乡村医生在岗培训制度。各级卫生行政部门要认真组织实施"提高农村卫生服务能力"培训项目，"十一五"期间对乡镇卫生院卫生技术人员轮训一遍，对乡镇卫生院院长进行管理知识培训，对乡村医生进行专业技能和全科医学知识培训。

（十五）积极开展全科医学继续教育活动。认真贯彻《国务院关于发展城市社区卫生服务的指导意见》和人事部等5部委《关于加强城市社区卫生人才队伍建设的指导意见》，为经过岗位培训的社区卫生专业技术人员和规范化培训的全科医师提供具有全科医学特点、针对性和实用性强的继续医学教育项目，提高社区卫生人员的整体素质。在大中城市全面启动全科医学继续教育，适时推出一批高水平的全科继续医学教育项目。

（十六）加强对疾病预防控制、卫生应急、卫生监督等卫生人才的继续教育工作，增加护理、药学、检验等医学相关技术专业的继续教育项目。充分利用各种继续医学教育资源，使继续医学教育管理与医疗卫生各项重点工作紧密配合，发挥各方面的积极性，努力将各种符合卫生技术人员实际需要的高质量的培训项目和培训活动纳入继续医学教育制度进行管理。

（十七）认真开展面向全体卫生人员的教育培训工作。大力推广临床诊疗规范、适宜医疗技术、合理用药指导原则，广泛开展重大传染病防控、突发公共卫生事件应对以及医德医风、医学伦理、卫生法律法规、医药购销领域防控商业贿赂相关政策等方面知识的全员培训，促进卫生技术人员及时更新知识，增强能力，适应实际工作的需要。

（十八）积极开展远程继续医学教育。充分利用现代教育手段，丰富继续医学教育资源，提高继续医学教育的可及性，扩大继续教育的覆盖面，使更多的卫生技术人员能够方便地学习医学新知识、新理论、新方法和新技术。同时，规范远程继续医学教育项目适用范围和学分授予标准，推动远程继续医学教育的健康发展。

（十九）加强现代远程医学教育的视听教材建设。要充分发挥政府部门、社会团体、高等医学院校、医疗卫生机构和相关网站的积极性，组织制作科学性、针对性和实用性强的视听教材。要注意发挥各类机构和人员的优势与特长，实现资源共享，提高工作效率。全国继教委要研究论证远程教育的课件目录，指导视听教材的建设；建立优秀课件评审制度，选择内容适宜、教学效果好的课件进行推广。

**四、加大经费投入，加强和规范继续医学教育经费管理**

（二十）多渠道筹集经费，建立健全继续教育投入机制。各级卫生行政部门要积极争取政府财政投入，要切实把继续医学教育工作列入卫生事业经费预算，做到有钱办事、专款专用；医疗卫生机构要列支专项经费，保障继续医学教育活动的开展；卫生技术人员也应当承担部分费用。鼓励社会各界通过多种形式为继续医学教育活动提供捐助。

（二十一）继续医学教育的收费应按国家有关规定，严格审批及管理，收取费用要符合相关主管部门的规定，办理相应的审批或备案手续。举办继续医学教育活动要坚持公益性质，不以营利为目的，并接受主办单位财务部门的监督管理。

（二十二）要规范捐赠经费的使用范围，抵制商业贿赂行为对继续医学教育活动的干扰。社会各界的资助经费只能用于继续医学教育活动，不得附加其他条件。

二〇〇八年八月二十四日

## 7. 教育部　卫生部关于加强医学教育工作<br>提高医学教育质量的若干意见

各省、自治区、直辖市教育厅(教委)、卫生厅(局),新疆生产建设兵团教育局、卫生局,教育部有关直属高等学校,卫生部有关直属单位:

近年来,我国医学教育事业快速发展,在深化教育改革、提高教育质量等方面进行了积极地探索和实践,取得了显著成效。为贯彻党的十七大精神,以科学发展观统领医学教育全局,进一步提高医学教育质量,构建具有中国特色社会主义医学教育体系,办好人民满意的医学教育,促进基本医疗卫生制度建立和人人享有基本医疗卫生服务,现就今后一个时期加强医学教育工作提出以下意见:

**一、统一思想,充分认识医学教育在社会发展中的地位和作用**

健康是人全面发展的基础,关系千家万户幸福。卫生事业关系到人民群众的生活质量和健康水平,关系到经济社会和谐发展,体现社会主义核心价值。卫生事业的发展关键在人才。医学教育承担着培养高素质卫生人才的重要使命,其根本任务就是要以医疗卫生人才需求为导向,培养和造就一支为社会主义现代化建设服务,具有职业素质、实践能力和创新精神的卫生人才队伍,为经济社会的发展提供卫生人力资源、科技成果和社会服务,促进我国卫生事业发展和社会全面进步。

在我国全面建设小康社会的进程中,随着人民群众卫生服务需求的日益增长、卫生服务模式的重大变革以及国际医学教育的发展趋势,医学教育的改革与发展面临着新形势和新问题。实现建设人力资源强国和人人享有基本医疗卫生服务的战略目标,医学教育承担着重要的任务。各级教育、卫生行政部门和医学院校,要高度重视卫生人才培养工作,根据我国卫生事业发展的客观需求,科学、合理制定医学教育的发展规划,处理好改革与发展、规模与质量的关系,规范管理,加大投入,深化改革,提高质量,促进医学教育全面协调可持续发展。

**二、提高质量,加快医学人才培养模式创新**

提高人才培养质量是加强医学教育工作的核心,人才培养模式改革是提高医学教育质量的关键。医学院校要根据现代医学模式和我国卫生服务的发展要求,改革人才培养模式,适时修订各类人才培养目标和规格。积极进行课程体系改革,构建人文社会科学知识、自然科学知识与医学知识相结合,基础医学与临床医学相结合的知识、能力、素质协调发展的新型课程体系;建立以学生为中心的自主学习模式,确立学生在教学中的主体地位,着力推进教学方法的改革与实践,加强学生终身学习能力、批判性思维能力和创新能力的培养。加强学生公共卫生和全科医学教育,培养学生基层卫生服务能力;坚持基础理论、基本知识、基本技能教学要求,提倡早期接触临床,密切理论与实践的结合;积极探索在培养过程中有利于学生个性发展的机制;加强考试和教学评价方法改革,逐步建立科学的考试方法和教学评价制度;充分利用现代信息技术推进教学改革。

**三、德育为先,促进医学生的全面发展**

医学教育,德育为先。要将德育和职业素质培养列为医学教育人才培养的重要内容。培养学生爱国主义、社会主义、集体主义和人道主义精神,树立科学的世界观、人生观、价值观和社会主义荣辱观,增强发展祖国卫生事业和保障人类身心健康的使命感。要进一步加强以医学职业道德、职业态度和职业价值观为基本内容的职业素质教育,培养学生的道德责任感,重视伦理问题,将预防疾病、解除病痛和维护民众的健康利益作为自己的终身职业责任;以多种形式开展文化素质教育,增强学生心理健康素质,强化人际沟通能力和人文关怀精神的培养,提高学生理解文化价值的能力,培养学生关爱病人、尊重他人、尊重生命的职业操守和团队合作精神。

### 四、加大投入,切实保障医学教育教学工作运行

各级教育和卫生行政部门要与同级财政部门积极协调,根据医学教育高成本的特点,加大对医学教育的支持力度,逐步提高医学教育的生均拨款。中央财政从 2008 年开始,将中央部委所属高校医学本科生的生均拨款定额标准予以大幅度提高;中央财政在安排有关专项资金时,将对中央部委所属高校的医学教育予以倾斜。教育部将把地方对医学教育的生均拨款情况作为审批医学类专业(指毕业生可参加医师资格考试的专业)的重要指标。学校要加大医学教育的教学经费投入,切实把教学工作作为经费投入的重点,特别要加大实践教学专项经费投入。学校要加强对实践教学基地建设的投入,改善实践环节教学条件,保障教学运行需要。附属医院和承担实践教学任务的医疗卫生机构应不断加强教学条件建设,保证临床教学质量。

### 五、重视实践,加强医学生实践能力培养

实践教学是保证和提高医学人才培养质量的重要环节和必要手段。要认真落实卫生部、教育部共同制订颁布的《医学教育临床实践管理暂行规定》,规范临床实践教学行为,在保障患者合法权益的前提下,保证临床实践教学活动的开展。教育、卫生行政部门要进一步完善、落实各类临床教学基地的评估和认可制度,建设一批高水平的临床教学基地和社区教学基地。为保障医学临床教学质量,举办医学教育的高等学校应使医学类专业在校生数与附属医院和教学医院床位数之比达到 1∶1,毕业实习生生均实际管理病床不少于 6 张。在高等学校医学教育认证工作及教学水平评估中,要加强对临床实践教学的考察,实践教学环节不合格的学校应削减医学教育招生计划。

高等学校要积极创新医学实践教学体系,加强实践能力培养平台的建设。积极推进实验内容和实验模式的改革,提高学生分析问题和解决问题的能力;要组织学生早期接触临床,使学生在医疗卫生环境中树立牢固的专业思想;要有计划地安排医学生到农村和城市社区进行社会实践,系统培养学生社会适应能力;要建立稳定的临床教学管理机构和队伍,完善临床教学工作协调制度和机制,保证教学秩序,及时研究解决临床教学中的问题;严格临床教学人员的聘任制度,明确临床教学人员的职责;完善临床见习、毕业实习和社区卫生服务实习实践教学大纲,提倡以临床二级学科为基础的宽口径临床实践教学平台建设,加强对学生临床实践的管理和考核。

### 六、建设队伍,充分发挥教师教书育人的作用

积极实施人才强校战略,大力加强教师队伍建设。牢固确立教师在办学中的主体地位,充分发挥教师在教书育人中的主导作用。建立有效的激励机制,不断深化教师聘任制改革,全面推进高等学校和附属医院的岗位设置管理工作,逐步建立健全岗位绩效工资制度,调动和发挥教师教学的积极性。进一步加强教师培养工作,建立促进教师专业发展的长效机制。引导教师转变教育教学观念,支持教师开展教育教学研究,鼓励名师、名医为本科生授课。完善临床教师编制管理,加强临床教师队伍建设,制定政策、完善制度促进临床医务人员提高临床教学水平。

加强师德、医德建设,不断强化教师教学工作制度,完善教师教学考核机制,大力宣传在教学第一线做出突出贡献的教师。优化教师队伍结构,加强教学团队建设,提高教师队伍整体素质,建设一支学风优良、富有创新精神和国际视野的医学教育教师队伍。

### 七、实施认证,保证医学教育教学质量

建立政府、社会和学校有机结合的医学教育质量保证体系。实施医学教育认证,开展以本科医学教育标准为依据的医学教育专业认证工作,以认证结果作为审核医学教育招生规模的依据,并将认证结果通过适当方式向社会公布。

各医学院校在实行本科医学教育标准的过程中,要创造性地加强和改进教学工作,努力探索和建立健全学校内部的教学质量保证体系和运行机制,完善相关的规章制度,保证教育教学质量的稳步提高。

### 八、创新管理,建立统筹协调的医学教育管理体制和运行机制

建立和完善教育、卫生行政部门医学教育宏观管理协调机制,充分发挥其对医学教育的宏观指导与管理的作用,及时研究解决医学教育工作中存在的新情况和新问题。以卫生需求为导向,促进医学教育事业健康发展。教育部和卫生部共建一批高等医学院校,切实加强高水平医学院建设。

承担教学工作是附属医院的基本任务之一,要把教学建设纳入附属医院发展的整体规划,促进附属医院医疗、教学和科研工作的协调发展。

巩固高等教育管理体制改革成果,进一步完善促进医学教育发展的运行机制。要充分发挥高等学校学科综合优势,加强医学科研平台建设,促进学科交叉、融合,优化整合资源,创新人才培养模式,促进拔尖创新卫生人才的培养和创新性重大科技成果的产出。

### 九、完善体系,促进毕业后医学教育与继续医学教育工作稳步发展

进一步明确院校医学教育、毕业后医学教育和继续医学教育三个阶段的目标和任务。毕业后医学教育是临床医师培养的必需阶段,要建立和完善适合我国国情的以住院医师规范化培训为重点的毕业后医学教育制度,完善培训标准和培训基地标准,组织审定培训基地;研究制订与毕业后医学教育制度相关的人事管理、资金筹措等配套政策;充分发挥有关高等学校、医疗卫生机构及社团组织在毕业后医学教育中的作用。

加强对继续医学教育的管理,开展多种形式的继续医学教育活动,积极推动继续医学教育发展。健全管理机构,规范基地的审定与管理。加强对培训过程的监管,完善运行机制,保证培训质量。将继续医学教育与卫生技术人员考核、聘任、晋升等人才管理制度相结合,保证卫生技术队伍素质的不断提高。认真研究和把握远程教育的特点,推进远程继续医学教育工作,扩大继续医学教育的覆盖面。

### 十、统筹规划,科学调控医学教育的发展规模与层次结构

医学教育的改革与发展要以科学发展观为统领,要以卫生服务需求和区域卫生规划为引导,综合考虑医学教育资源等因素,确定总体规模,统筹规划各学科(专业)、各层次、各阶段医学教育,科学调控医学教育的发展速度和招生规模。遵循医学教育规律,严格控制医学类专业招生规模,积极发展护理、药学等卫生职业教育。教育行政部门要依据国家和地区卫生人才需求状况、办学条件、实践基地、毕业生就业率等因素审核医学教育招生计划。

医学类专业以修业年限五年制为主体,现阶段适量保留三年制,控制长学制医学教育。根

据人民群众不断增长的卫生服务需求,逐步提高医学教育办学层次,积极探索建立科学合理并适应中国国情的医学学位体系。遵循中医药人才培养的特点和规律,进一步研究加强中医药教育。构建院校教育、毕业后教育和继续教育各阶段合理衔接的医学教育体系。

**十一、加强指导,规范医学教育学科专业设置管理**

高等学校增设医学类本科和专科专业,须经省级教育行政部门报教育部,教育部征求卫生部、国家中医药管理局意见后审批;增设医学相关类、药学类本科和专科专业,须报省级教育行政部门,由省级教育行政部门征求省级卫生行政部门意见后批准,本科专业报教育部备案。严格控制中等教育医学类专业招生。职业技术学院原则上不新增医学类专业点,未经教育部批准的医学类专业一律停止招生。进一步规范本、专科医学类专业名称,未经批准不得在专业名称前、后加注专业方向。

成人高等教育举办的医学类专业、医学相关类专业、药学类专业的学历教育,只允许招收已取得卫生类执业资格的人员,其中自学考试不得举办医学类专业学历教育,各类高等学校远程教育未经教育部批准不得举办医学类专业的学历教育。高等学校不得以联合办学形式在中等学校举办普通高等医学教育、成人高等医学教育。试办初中毕业五年制医学教育必须经教育部、卫生部批准。

**十二、强化措施,积极为农村培养适宜卫生人才**

农村卫生工作是我国卫生工作的重点,为农村培养、培训卫生人才是医学院校的重要任务,也是医药卫生体制改革的重点工作。高等医学院校要加大为农村培养适宜卫生人才力度,鼓励高等医学院校毕业生到农村和边远地区、贫困地区服务。采取定向免费培养等多种方式,为贫困地区农村培养实用的医疗卫生人才。医学毕业生到农村基层服务,按有关规定享受相关优惠政策。对省级政府安排高等医学院校面向国家扶贫开发工作重点县(市)培养卫生人才可以申请安排定向就业招生计划。地方政府与医学院校联合制定为农村乡(镇)、村卫生机构培养卫生人才方案,其中列入普通高等学校招生计划的考生,省级高校招生委员会按定向就业招生管理办法,适当降低录取分数。

各级卫生行政部门应采取有效措施,建立健全在岗培训制度,制定规范和要求,选择有条件的医院和其他卫生机构,建立面向农村卫生技术人员的培训基地,积极开展各类农村卫生人员的培训工作。医学院校要积极组织支援农村的培训项目,充分利用各种形式,拓宽在职、在岗培训渠道,提供培训机会。

**十三、狠抓落实,加强社区卫生人才培养工作**

加强社区卫生人才培养是发展城市社区卫生服务,实现人人享有基本医疗卫生服务目标的重要措施。高等学校要加强全科医学和社区护理学的课程建设、学科建设和师资队伍建设,积极探索全科医学研究生学位教育,培养学科带头人。鼓励在有条件的高等学校中建设为本地区服务的全科医学培训中心。认真组织实施社区卫生人员岗位培训工作,促进社区卫生人员转变服务理念与服务模式,切实提高专业技能和服务水平。积极推进全科医师规范化培训和基地建设,进一步完善相关配套政策和培训补偿机制,在5—10年内培养出一大批合格的全科医师。完善社区卫生人员继续教育制度,采用多种渠道、多种方式大力开展具有社区卫生服务特点的、针对性和实用性强的继续教育,并将社区卫生人员参加继续教育的情况作为人才管理使用的重要依据。

加快社区卫生人才培养能力建设。遴选和建设一批社区卫生人才培养的社区教学示范基地,鼓励条件较好的医疗卫生机构积极承担各种培训任务,加强教材建设,组织编制一批高质量的适合不同层次人才培养需要的全科医学、社区护理学等培训教材。

中华人民共和国教育部
中华人民共和国卫生部
二〇〇九年二月二十日

# 附录2
# 上海市相关文件

## 1. 上海市人民政府办公厅关于成立上海市
## 住院医师规范化培训联席会议的通知

沪府办〔2010〕52 号

各区、县人民政府,市政府有关委、办、局:

为进一步做好本市住院医师规范化培训工作,经市政府研究,决定成立上海市住院医师规范化培训联席会议,其组成人员如下:

第一召集人：沈晓明　　副市长
召　集　人：翁铁慧　　市政府副秘书长
　　　　　　徐建光　　市卫生局局长
成　　　员：叶明忠　　市发展改革委副主任
　　　　　　赵伟星　　市财政局副局长
　　　　　　毛大立　　市人力资源社会保障局副局长
　　　　　　黄　红　　市卫生局党委副书记
　　　　　　印　杰　　市教委副主任
　　　　　　钱明涛　　市编办副巡视员
　　　　　　刘　剑　　市政府法制办公室高级法律专务
　　　　　　高解春　　申康医院发展中心副主任

上海市住院医师规范化培训联席会议下设办公室(设在市卫生局),办公室主任由黄红同志兼任。

今后,上海市住院医师规范化培训联席会议组成人员职务如有变动,由其所在单位接任领导自然替补。

二〇一〇年八月二十六日

## 2. 上海市卫生局关于印发上海市第一批
## 住院医师规范化培训医院名单的通知

沪卫科教〔2010〕1 号

各区县卫生局、申康医院发展中心、各有关大学、中福会、各有关医院:

为加强本市住院医师规范化培训工作,提高培训质量,根据各医院的申报,我局委托上海市医学会组成了各学科的专家委员会,根据卫生部关于培训医院的有关要求,通过书面评审、听取汇报及组织现场审核等程序对申报医院进行了评审。

根据专家评审结果,经研究决定,认定 39 家医院为本市第一批住院医师规范化培训医院。现将培训医院名单印发给你们,请各医院和有关大学加大对住院医师规范化培训工作的投入,加强对住院医师规范化培训工作的管理,保证住院医师规范化培训质量。

附件:上海市第一批住院医师规范化培训医院名单

**上海市第一批住院医师规范化培训医院名单**

| 序号 | 学科代码 | 学科名称 | 医 院 名 称 |
|---|---|---|---|
| 1 | | | 复旦大学附属华山医院 |
| 2 | | | 复旦大学附属中山医院 |
| 3 | | | 上海市第六人民医院 |
| 4 | | | 上海市第一人民医院 |
| 5 | | | 第二军医大学第一附属医院 |
| 6 | | | 上海交通大学医学院附属新华医院 |
| 7 | P01 | 内科 | 上海交通大学医学院附属瑞金医院 |
| 8 | | | 上海市东方医院 |
| 9 | | | 上海市第十人民医院 |
| 10 | | | 上海交通大学医学院附属第九人民医院 |
| 11 | | | 同济大学附属同济医院 |
| 12 | | | 上海交通大学医学院附属仁济医院 |
| 13 | | | 第二军医大学第二附属医院 |
| 14 | | | 华东医院 |
| 15 | | | 复旦大学附属华山医院 |
| 16 | | | 复旦大学附属中山医院 |
| 17 | | | 上海交通大学医学院附属仁济医院 |
| 18 | | | 上海市第六人民医院 |
| 19 | | | 上海交通大学医学院附属新华医院 |
| 20 | | | 上海交通大学医学院附属瑞金医院 |
| 21 | | | 同济大学附属同济医院 |
| 22 | P02 | 外科 | 第二军医大学第二附属医院 |
| 23 | | | 上海市东方医院 |
| 24 | | | 上海市第十人民医院 |
| 25 | | | 第二军医大学第一附属医院 |
| 26 | | | 上海交通大学医学院附属第九人民医院 |
| 27 | | | 上海市第一人民医院 |
| 28 | | | 上海交通大学医学院附属第三人民医院 |
| 29 | | | 复旦大学附属上海市第五人民医院 |

| 序号 | 学科代码 | 学科名称 | 医 院 名 称 |
|---|---|---|---|
| 30 | | | 上海交通大学医学院附属瑞金医院 |
| 31 | | | 上海交通大学医学院附属仁济医院 |
| 32 | | | 上海市第六人民医院 |
| 33 | | | 上海交通大学医学院附属新华医院 |
| 34 | | | 同济大学附属同济医院 |
| 35 | | | 上海交通大学医学院附属第三人民医院 |
| 36 | | | 上海市第一人民医院 |
| 37 | | | 上海市第一妇婴保健院 |
| 38 | P03 | 妇产科 | 复旦大学附属妇产科医院 |
| 39 | | | 上海市普陀区中心医院 |
| 40 | | | 第二军医大学第一附属医院 |
| 41 | | | 上海市第十人民医院 |
| 42 | | | 国际和平妇幼保健院 |
| 43 | | | 上海市杨浦区中心医院 |
| 44 | | | 复旦大学附属中山医院 |
| 45 | | | 第二军医大学第二附属医院 |
| 46 | | | 上海市第一人民医院宝山分院 |
| 47 | | | 上海市东方医院 |
| 48 | | | 复旦大学附属儿科医院 |
| 49 | | | 上海交通大学医学院附属新华医院 |
| 50 | | | 上海市儿童医院 |
| 51 | | | 上海交通大学医学院附属上海儿童医学中心 |
| 52 | P04 | 儿科 | 上海市第六人民医院 |
| 53 | | | 上海交通大学医学院附属瑞金医院 |
| 54 | | | 同济大学附属同济医院 |
| 55 | | | 上海交通大学医学院附属仁济医院 |
| 56 | | | 第二军医大学第一附属医院 |
| 57 | | | 上海市第一人民医院 |
| 58 | | | 上海交通大学医学院附属瑞金医院 |
| 59 | P05 | 急诊科 | 上海市第六人民医院 |
| 60 | | | 上海交通大学医学院附属新华医院 |
| 61 | | | 复旦大学附属中山医院 |

续　表

| 序号 | 学科代码 | 学科名称 | 医　院　名　称 |
|---|---|---|---|
| 62 | | | 上海市第一人民医院 |
| 63 | | | 第二军医大学第一附属医院 |
| 64 | | | 上海交通大学医学院附属第九人民医院 |
| 65 | P05 | 急诊科 | 复旦大学附属华山医院 |
| 66 | | | 同济大学附属同济医院 |
| 67 | | | 第二军医大学第二附属医院 |
| 68 | | | 上海市东方医院 |
| 69 | | | 上海交通大学医学院附属仁济医院 |
| 70 | | | 复旦大学附属华山医院 |
| 71 | | | 复旦大学附属中山医院 |
| 72 | | | 上海交通大学医学院附属瑞金医院 |
| 73 | | | 上海市第六人民医院 |
| 74 | | | 上海交通大学医学院附属新华医院 |
| 75 | | | 第二军医大学第二附属医院 |
| 76 | P06 | 神经内科 | 同济大学附属同济医院 |
| 77 | | | 上海交通大学医学院附属第九人民医院 |
| 78 | | | 闵行区中心医院 |
| 79 | | | 华东医院 |
| 80 | | | 第二军医大学第一附属医院 |
| 81 | | | 上海交通大学医学院附属仁济医院 |
| 82 | | | 上海市第一人民医院 |
| 83 | | | 复旦大学附属华山医院 |
| 84 | | | 复旦大学附属中山医院 |
| 85 | | | 上海交通大学医学院附属瑞金医院 |
| 86 | P07 | 皮肤科 | 上海交通大学医学院附属新华医院 |
| 87 | | | 上海市皮肤病性病医院 |
| 88 | | | 第二军医大学第二附属医院 |
| 89 | | | 第二军医大学第一附属医院 |
| 90 | | | 复旦大学附属眼耳鼻喉科医院 |
| 91 | P08 | 眼科 | 上海交通大学医学院附属新华医院 |
| 92 | | | 上海交通大学医学院附属瑞金医院 |
| 93 | | | 上海交通大学医学院附属第九人民医院 |

| 序号 | 学科代码 | 学科名称 | 医　院　名　称 |
|---|---|---|---|
| 94 | P08 | 眼科 | 上海市第六人民医院 |
| 95 | | | 上海市第一人民医院 |
| 96 | | | 上海市第十人民医院 |
| 97 | P09 | 耳鼻咽喉科 | 复旦大学附属眼耳鼻喉科医院 |
| 98 | | | 上海交通大学医学院附属瑞金医院 |
| 99 | | | 上海交通大学医学院附属新华医院 |
| 100 | | | 第二军医大学第一附属医院 |
| 101 | | | 上海市第六人民医院 |
| 102 | | | 上海交通大学医学院附属仁济医院 |
| 103 | | | 第二军医大学第二附属医院 |
| 104 | | | 上海市第一人民医院 |
| 105 | | | 上海交通大学医学院附属第九人民医院 |
| 106 | | | 同济大学附属同济医院 |
| 107 | P10 | 精神科 | 同济大学附属同济医院 |
| 108 | | | 上海市精神卫生中心 |
| 109 | P11 | 儿外科 | 复旦大学附属儿科医院 |
| 110 | | | 上海交通大学医学院附属新华医院 |
| 111 | | | 上海市儿童医院 |
| 112 | | | 上海交通大学医学院附属上海儿童医学中心 |
| 113 | P12 | 康复科 | 复旦大学附属华山医院 |
| 114 | | | 上海交通大学医学院附属瑞金医院 |
| 115 | | | 上海市第六人民医院 |
| 116 | | | 上海市第一人民医院 |
| 117 | | | 上海市徐汇区中心医院 |
| 118 | | | 华东医院 |
| 119 | | | 同济大学附属同济医院 |
| 120 | | | 上海交通大学医学院附属仁济医院 |
| 121 | | | 上海市东方医院 |
| 122 | P13 | 麻醉科 | 复旦大学附属华山医院 |
| 123 | | | 复旦大学附属中山医院 |
| 124 | | | 上海交通大学医学院附属瑞金医院 |
| 125 | | | 上海市第六人民医院 |

续 表

| 序号 | 学科代码 | 学科名称 | 医 院 名 称 |
|---|---|---|---|
| 126 | | | 上海交通大学医学院附属新华医院 |
| 127 | | | 第二军医大学第二附属医院 |
| 128 | P13 | 麻醉科 | 上海市第一人民医院 |
| 129 | | | 上海交通大学医学院附属第九人民医院 |
| 130 | | | 上海交通大学医学院附属仁济医院 |
| 131 | | | 第二军医大学第一附属医院 |
| 132 | | | 复旦大学附属华山医院 |
| 133 | | | 复旦大学附属中山医院 |
| 134 | | | 上海交通大学医学院附属瑞金医院 |
| 135 | | | 上海交通大学医学院附属仁济医院 |
| 136 | | | 上海市第六人民医院 |
| 137 | | | 上海交通大学医学院附属新华医院 |
| 138 | | | 上海市闵行区中心医院 |
| 139 | | | 上海市普陀区中心医院 |
| 140 | | | 上海市奉贤区中心医院 |
| 141 | | | 上海市徐汇区中心医院 |
| 142 | | | 上海市东方医院 |
| 143 | P14 | 医学影像科 | 复旦大学附属肿瘤医院 |
| 144 | | | 第二军医大学第二附属医院 |
| 145 | | | 第二军医大学第一附属医院 |
| 146 | | | 同济大学附属同济医院 |
| 147 | | | 华东医院 |
| 148 | | | 复旦大学附属金山医院 |
| 149 | | | 上海交通大学医学院附属第三人民医院 |
| 150 | | | 上海市第一人民医院 |
| 151 | | | 上海交通大学医学院附属第九人民医院 |
| 152 | | | 复旦大学附属上海市第五人民医院 |
| 153 | | | 上海市第十人民医院 |
| 154 | | | 上海市第一人民医院宝山分院 |
| 155 | | | 上海市杨浦区中心医院 |
| 156 | P15 | 医学检验科 | 复旦大学附属华山医院 |
| 157 | | | 复旦大学附属中山医院 |

续　表

| 序号 | 学科代码 | 学科名称 | 医院名称 |
|---|---|---|---|
| 158 | P15 | 医学检验科 | 上海交通大学医学院附属瑞金医院 |
| 159 | | | 上海交通大学医学院附属仁济医院 |
| 160 | | | 上海市第六人民医院 |
| 161 | | | 上海交通大学医学院附属新华医院 |
| 162 | | | 上海市第一人民医院 |
| 163 | | | 上海市第十人民医院 |
| 164 | | | 第二军医大学第一附属医院 |
| 165 | | | 第二军医大学第二附属医院 |
| 166 | P16 | 临床病理科 | 上海交通大学医学院附属瑞金医院 |
| 167 | | | 上海交通大学医学院附属仁济医院 |
| 168 | | | 复旦大学附属中山医院 |
| 169 | | | 第二军医大学第二附属医院 |
| 170 | | | 复旦大学附属肿瘤医院 |
| 171 | | | 复旦大学附属华山医院 |
| 172 | | | 第二军医大学第一附属医院 |
| 173 | P17 | 口腔科 | 复旦大学附属中山医院 |
| 174 | | | 复旦大学附属华山医院 |
| 175 | | | 上海交通大学医学院附属第九人民医院 |
| 176 | | | 上海市东方医院 |
| 177 | | | 上海交通大学附属第六人民医院 |
| 178 | | | 上海市第一人民医院 |
| 179 | | | 同济大学附属口腔医院 |
| 180 | | | 第二军医大学第二附属医院 |
| 181 | | | 第二军医大学第一附属医院 |
| 182 | P18 | 全科医学科 | 复旦大学附属华山医院 |
| 183 | | | 复旦大学附属中山医院 |
| 184 | | | 上海交通大学医学院附属瑞金医院 |
| 185 | | | 第二军医大学第二附属医院 |
| 186 | | | 上海交通大学医学院附属新华医院 |
| 187 | | | 上海市闸北区中心医院 |
| 188 | | | 上海交通大学医学院附属仁济医院 |
| 189 | | | 上海市第十人民医院 |

续　表

| 序号 | 学科代码 | 学科名称 | 医　院　名　称 |
|------|----------|----------|----------------|
| 190 | P18 | 全科医学科 | 同济大学附属同济医院 |
| 191 | | | 复旦大学附属金山医院 |
| 192 | | | 第二军医大学第一附属医院 |
| 193 | | | 华东医院 |
| 194 | | | 上海交通大学医学院附属第三人民医院 |
| 195 | | | 上海市第一人民医院 |
| 196 | | | 上海市第六人民医院 |
| 197 | P19 | 肿瘤学科 | 复旦大学附属肿瘤医院 |
| 198 | P20 | 中医内科 | 上海中医药大学附属龙华医院 |
| 199 | | | 上海中医药大学附属曙光医院 |
| 200 | | | 上海中医药大学附属岳阳中西医结合医院 |
| 201 | | | 上海中医药大学附属市中医医院 |
| 202 | | | 上海市普陀区中心医院 |
| 203 | P21 | 中医外科 | 上海中医药大学附属龙华医院 |
| 204 | | | 上海中医药大学附属曙光医院 |
| 205 | | | 上海中医药大学附属岳阳中西医结合医院 |
| 206 | | | 上海中医药大学附属市中医医院 |
| 207 | P22 | 中医妇科 | 上海中医药大学附属龙华医院 |
| 208 | | | 上海中医药大学附属曙光医院 |
| 209 | | | 上海中医药大学附属岳阳中西医结合医院 |
| 210 | | | 上海中医药大学附属市中医医院 |
| 211 | P23 | 中医儿科 | 上海中医药大学附属龙华医院 |
| 212 | | | 上海中医药大学附属曙光医院 |
| 213 | | | 上海中医药大学附属岳阳中西医结合医院 |
| 214 | | | 上海中医药大学附属市中医医院 |
| 215 | P24 | 中医针推 | 上海中医药大学附属龙华医院 |
| 216 | | | 上海中医药大学附属曙光医院 |
| 217 | | | 上海中医药大学附属岳阳中西医结合医院 |
| 218 | | | 上海中医药大学附属市中医医院 |
| 219 | P25 | 中医骨伤 | 上海中医药大学附属龙华医院 |
| 220 | | | 上海中医药大学附属曙光医院 |
| 221 | | | 上海中医药大学附属岳阳中西医结合医院 |
| 222 | | | 上海中医药大学附属市中医医院 |

续　表

| 序号 | 学科代码 | 学科名称 | 医　院　名　称 |
|------|----------|----------|----------------|
| 223 | P26 | 中医五官 | 上海中医药大学附属龙华医院 |
| 224 | | | 上海中医药大学附属曙光医院 |
| 225 | | | 上海中医药大学附属岳阳中西医结合医院 |
| 226 | | | 上海中医药大学附属市中医院 |
| 227 | P27 | 中医全科 | 上海中医药大学附属龙华医院 |
| 228 | | | 上海中医药大学附属曙光医院 |
| 229 | | | 上海中医药大学附属岳阳中西医结合医院 |
| 230 | | | 上海中医药大学附属市中医院 |

## 3. 上海市卫生局、上海市发展和改革委员会、上海市财政局、上海市机构编制委员会办公室、上海市人力资源和社会保障局、上海市教育委员会关于印发《上海市住院医师规范化培训实施办法(试行)》的通知

沪卫科教〔2010〕5 号

各区县卫生局、人力资源社会保障局、财政局、申康医院发展中心、有关高等学校、中福会、各市级医疗机构:

根据《中共中央、国务院关于深化医药卫生体制改革的意见》提出的"建立住院医师规范化培训制度"的总体要求,结合卫生部有关住院医师规范化培训的规定,本市把建立住院医师规范化培训制度作为贯彻落实国家医改方案的基础性工作之一加以重点推进。在市医改领导小组统一组织下,市卫生局、市人力资源社会保障局、市财政局、市发展改革委、市教委和市机构编制委员会办公室共同研究起草了《上海市住院医师规范化培训实施办法(试行)》,现将该实施办法印发给你们,请遵照执行。

附件:

### 上海市住院医师规范化培训实施办法(试行)

#### 第一章　总　　则

第一条　为保证本市住院医师规范化培训质量,全面提高本市临床医师的专业技能素质,为人民提供安全、优质、高效的医疗卫生服务,根据《中共中央、国务院关于深化医药卫生体制改革的意见》,结合本市实际,制定本办法。

第二条　本市住院医师规范化培训的目标是为本市各级医疗机构培养具有良好的职业道德、扎实的医学理论、专业知识和临床技能,能独立承担本学科常见疾病诊治工作的临床医师。

第三条　住院医师规范化培训对象(以下简称"培训对象")为具有本科及以上学历、拟在本市医疗机构从事临床工作的医学专业毕业生。

## 第二章 组 织 管 理

第四条 本市建立由分管市领导牵头,市发展改革委、市卫生局、市人力资源社会保障局、市教委、市财政局、市机构编制委员会办公室、市政府法制办等部门的领导和专家组成的上海市住院医师规范化培训工作联席会议(以下简称"市联席会议"),负责全市住院医师规范化培训的领导和协调工作。市联席会议下设办公室,办公室设在市卫生局,负责住院医师规范化培训日常管理工作。

第五条 市联席会议办公室委托市医学会组织各相关学科专家,根据住院医师规范化培训医院(以下简称"培训医院")标准、培训大纲、培训考核的规定,开展培训医院评估认定、培训标准细则制定、培训过程指导和考试考核等工作。

## 第三章 培 训 医 院

第六条 住院医师规范化培训在经认定的培训医院内进行。市联席会议办公室对培训医院实行动态管理,定期抽查督导,每3—5年进行一次重新认定。未经认定的医院不得开展住院医师规范化培训工作。

第七条 培训医院要成立本院毕业后医学教育委员会,统一领导、协调本院住院医师规范化培训工作,同时落实职能部门和具体工作人员负责住院医师规范化培训工作。

第八条 各培训医院在每年9月底前将下一年度拟招录培训对象数报市联席会议办公室,市联席会议办公室根据各培训医院带教能力和全市各级医疗机构临床医师需求,确定下一年度各培训医院的招录计划。

第九条 各培训医院按下达的招录计划数,在市联席会议办公室统一指导下,参照原有的招录用工方式组织招录,并将录取结果报市联席会议办公室备案。

## 第四章 培 训 和 考 核

第十条 培训按卫生部和国家中医药管理局规定在内科、外科、妇产科、儿科、急诊科、神经内科、皮肤科、眼科、耳鼻喉科、精神科、小儿外科、康复医学科、麻醉科、医学影像科、医学检验科、临床病理科、口腔科、全科医学科、肿瘤学等19个临床学科和中医内科、中医外科、中医妇科、中医儿科、中医针灸推拿、中医五官科、中医骨伤和中医全科等8个中医学科开展。市联席会议办公室可根据实际需要,在报请卫生部同意后,增设或调整部分培训学科。

第十一条 住院医师规范化培训在培训医院的带教医师指导下,按照卫生部和国家中医药管理局培训大纲以及《上海市住院医师规范化培训标准细则》的要求,以从事临床实践技能训练为主。

本科毕业生培训时间为三年,毕业研究生根据其已有的临床经历可相应减少培训时间。

第十二条 培训对象出科考核由培训医院自行组织。公共科目考试和结业综合考核由市联席会议办公室委托市医学会统一组织。考核结果作为取得住院医师规范化培训合格证书的依据。

第十三条 对于达到执业医师报名条件的培训对象,培训医院应组织其参加执业医师资格考试。培训期间取得执业医师资格是培训考核合格的必备条件。

第十四条　取得住院医师规范化培训合格证书并符合申请学位条件者,可以向有关学位授予单位申请临床医学硕士专业学位。

### 第五章　保障措施

第十五条　住院医师规范化培训考核合格者获得卫生部统一印制的《住院医师规范化培训合格证书》。

自2010年起,各级医疗机构应当将《住院医师规范化培训合格证书》作为新进人员聘任临床医学类初级医师岗位和晋升临床医学类中级专业技术职务任职资格的重要依据之一。

第十六条　培训期间,培训医院与培训对象签订培训暨劳动合同,培训对象劳动关系委托市卫生人才交流服务中心管理,培训期限为合同期限。培训结束后,合同自然终止,培训对象自主择业。

第十七条　培训对象依法参加并享有养老、医疗、失业、生育、工伤、公积金等社会保障,享受国家法律法规规定的以及合同约定的相关福利待遇,其工资奖金按照其学历和资历情况,参照所在培训医院同类人员水平发放。

第十八条　住院医师规范化培训合格后到社区卫生服务中心工作者,可按国家规定年限标准,提前一年参加全国卫生中级专业技术资格考试。

第十九条　培训所需经费按照多元化投入的原则,由政府、培训医院和用人单位共同承担。

除法律法规和政策规定的原因外,需要延长培训期限的,须由本人申请,培训医院同意,延长期内只签订培训协议,不再签订劳动合同,不再享受工资福利和社会保障待遇,培训所需费用由个人承担。

### 第六章　附　　则

第二十条　本办法自公布之日起实施。

## 4. 上海市卫生局关于印发《上海市住院医师规范化培训医院和师资管理办法(试行)》的通知

沪卫科教〔2010〕13号

各区县卫生局、申康医院发展中心、各有关大学、中福会、各市级医疗机构:

为加强本市住院医师规范化培训管理,保证培训质量,根据《上海市住院医师规范化培训实施办法(试行)》(沪卫科教〔2010〕5号),市卫生局组织专家制定了《上海市住院医师规范化培训医院和师资管理办法(试行)》。

现将该管理办法印发给你们,请遵照执行。

附件:

### 上海市住院医师规范化培训医院和师资管理办法(试行)

#### 第一章　培训医院的申报及评审认定

第一条　为加强住院医师规范化培训医院和师资管理,保证培训质量,根据《上海市住院医师规范化培训实施办法》,制定本管理办法。

第二条　上海市住院医师规范化培训医院(以下简称"培训医院")是本市住院医师接受规范化培训的场所。经市卫生行政部门批准,符合条件的综合性医院或专科医院均可申报培训医院,一家医院可同时申报多个住院医师培训学科。

第三条　全科医学科培训场所由综合性医院和社区卫生服务中心共同组成,由综合性医院统一申报。

第四条　上海市住院医师规范化培训工作联席会议(以下简称"市联席会议")办公室委托市医学会组织相关学科专家,依据培训医院标准,对申报医院进行评审。评审结果由市联席会议认定、公布,并报卫生部、国家中医药管理局备案。

第五条　市联席会议办公室对培训医院实行动态管理,定期抽查督导,每3—5年组织一次重新认定。

## 第二章　培训医院的基本条件和要求

第六条　培训医院须具有满足培训所需的专业设置、教学场地、教学设备、专业书籍和期刊。

第七条　诊疗条件、设施(包括床位数、年收治病人数、年门急诊量、配备的专业诊疗设备等)和业务范围能够达到培训学科的标准要求。

第八条　培训医院应将住院医师规范化培训工作纳入医院发展规划,制定配套政策和措施,对培训所需设施、设备、经费、人员等给予支持和保障。

第九条　培训医院要成立由院级领导任主任的毕业后医学教育委员会,统一领导、协调本院住院医师规范化培训工作,建立住院医师规范化培训质量监控、师资管理、师资培训等方面的相关管理制度,落实职能部门和具体工作人员负责住院医师规范化培训工作。

第十条　培训医院住院医师规范化培训管理职能部门要认真执行有关住院医师规范化培训管理制度,对住院医师培训计划完成情况、带教医师带教情况定期督导,对出现的问题及时解决,并将有关工作进展情况及时向本院毕业后医学教育委员会汇报。

第十一条　培训学科要成立住院医师规范化培训管理小组,由培训学科主任担任组长,认真实施培训计划、审核培训登记手册和住院医师出勤情况,负责住院医师的出科考核,协助完成年度考核和结业综合考核。

第十二条　对于达到执业医师资格考试报名条件的住院医师,培训医院应组织其参加执业医师资格考试,并为其办理相应的执业注册手续。

## 第三章　师资队伍建设和管理

第十三条　培训医院带教医师是住院医师规范化培训工作的主要执行者,应具有本科及以上学历、中级及以上专业技术职称,具有扎实的临床技能和良好的医德医风,遵纪守法,为人师表,以身作则,能认真履行各项工作职责。

第十四条　各学科带教医师与住院医师比例不低于1:2。

第十五条　带教医师应严格按照《上海市住院医师规范化培训细则》的要求和医院制订的培训计划开展培训和考核工作,不得随意调整培训计划、培训流程和培训内容。

第十六条　带教医师应及时检查住院医师的医疗文件书写情况,定期审核住院医师培训记录,指导住院医师严格落实首诊负责、医疗值班等制度,指导和督促住院医师参加各项医疗活动、疑难病例讨论以及相关的学术活动。

第十七条　带教医师应关注住院医师的思想、学习、工作和生活,注重培养住院医师的责任意识、质量意识和服务意识。

第十八条　对按照规定完成住院医师带教任务的带教医师,培训医院可根据实际情况给予适当的带教补贴。对在指导住院医师过程中表现突出的带教医师,培训医院在评优评奖、职称晋升等方面应给予优先考虑。

第十九条　对指导住院医师态度不端正、带教不认真的带教医师,医院应取消其带教资格。

### 第四章　保　障　措　施

第二十条　培训医院应将住院医师带教情况作为考核带教医师的重要指标之一,将科室住院医师规范化培训工作情况作为考核科室工作的重要指标之一,将住院医师培训管理情况作为考核本院相关职能部门的重要指标之一。培训医院上级主管部门应将住院医师培训工作情况作为考核培训医院的重要指标之一。

第二十一条　对存在培训工作管理混乱、未按培训标准开展培训、擅自扩大培训规模、编造虚假培训记录、出具虚假考试考核成绩等情况的培训医院,市联席会议办公室可视情节轻重,给予通报批评、暂停培训资格、撤销培训资格等处理。

第二十二条　对培训工作管理规范、培训质量优良、有创新特色的培训医院、培训学科和带教医师给予表彰和奖励。

### 第五章　附　　　则

第二十三条　本办法由上海市卫生局负责解释。

第二十四条　本办法自公布之日起实施。

## 5. 上海市卫生局关于印发《上海市住院医师规范化培训和考核管理办法(试行)》的通知

沪卫科教〔2010〕14 号

各区县卫生局、申康医院发展中心、各有关大学、中福会、各市级医疗机构:

为进一步加强本市住院医师规范化培训质量管理,根据《上海市住院医师规范化培训实施办法(试行)》(沪卫科教〔2010〕5 号),市卫生局组织专家制定了《上海市住院医师规范化培训和考核管理办法(试行)》。

现将该管理办法印发给你们,请遵照执行。

附件:

### 上海市住院医师规范化培训和考核管理办法(试行)

本市住院医师规范化培训的目标是为本市各级医疗机构培养具有良好的职业道德、扎实的医学理论、专业知识和临床技能,能独立承担本学科常见疾病诊治工作的临床医师。为进一步加强本市住院医师规范化培训质量管理,有效保障本市临床医师的专业技能素质,制定本办法。

**一、培训和考核对象**

住院医师规范化培训和考核对象为已被本市各住院医师规范化培训医院招录的接受规范化培训的住院医师。

**二、培训科目设置**

住院医师规范化培训按卫生部和国家中医药管理局规定,在内科、外科、妇产科、儿科、急诊科、神经内科、皮肤科、眼科、耳鼻喉科、精神科、小儿外科、康复医学科、麻醉科、医学影像科、医学检验科、临床病理科、口腔科、全科医学科、肿瘤学等 19 个临床学科和中医内科、中医外科、中医妇科、中医儿科、中医针灸推拿、中医五官科、中医骨伤和中医全科等 8 个中医学科开展。住院医师选择的培训学科应与其已取得的或将要考取的《医师资格证书》的类别相一致。

上海市住院医师规范化培训工作联席会议(以下简称"市联席会议")办公室可根据实际需要,在报请卫生部同意后,增设或调整部分培训学科。

**三、培训时间**

本科毕业生培训时间为三年,毕业研究生须经培训医院进行临床能力测评,根据测评结果和既往参加临床实践的经历,可相应减少培训时间。

**四、培训内容与要求**

(一)政治思想和职业道德:坚持邓小平理论,"三个代表"重要思想和科学发展观,热爱祖国,遵守国家法律法规,贯彻执行党的卫生工作方针。具有较强的职业责任感、良好的职业道德和人际沟通能力。尊重病人的合法权益。热爱临床医学事业,全心全意为人民健康服务。

(二)公共科目:有关卫生法律法规 12 学时,循证医学 8 学时,临床思维与人际沟通 8 学时,重点传染病防治知识 50 学时,职业病诊断知识 8 学时(限于内科等相关学科)。市联席会议办公室可根据实际需要,调整公共科目及课时。

(三)专业理论知识:根据住院医师培训标准细则要求,学习有关的专业理论知识,掌握本学科基本理论,了解相关学科的基础知识。

(四)临床技能:掌握本学科基本诊疗技术、病历书写以及主要疾病的病因、发病机理、临床表现、诊断和鉴别诊断、处理方法等临床知识和技能。

按照卫生部和国家中医药管理局培训大纲以及《上海市住院医师规范化培训标准细则》的要求,在培训医院带教医师的指导下,接受临床实践技能训练是住院医师规范化培训的重点。

**五、培训质量保证**

(一)成立上海市住院医师规范化培训专家委员会,负责对全市住院医师培训及考核工作进行全程指导监督。

(二)市联席会议办公室委托市医学会组织相关学科专家,负责本学科的培训标准细则制定、培训过程指导和考试考核组织等工作。

(三)培训医院要有院级领导分管住院医师规范化培训工作,建立住院医师规范化培训质量保证相关管理制度,落实职能部门和具体工作人员负责住院医师规范化培训工作。

(四)培训医院要成立相应学科的培训管理小组,由培训学科主任担任组长,指导带教医师认真实施培训计划、审核《住院医师培训登记手册》和住院医师出勤情况。

（五）带教医师应严格按照《上海市住院医师规范化培训标准细则》的要求和医院制订的培训计划开展培训和考核工作。

**六、考核类型与方式**

（一）公共科目考试：由市联席会议办公室委托市医学会统一组织和实施。

（二）日常登记：住院医师应将每天完成的培训内容如实填入《住院医师培训登记手册》，带教医师定期审核后签字，作为住院医师出科与年度考核的重要内容及参加结业综合考核的依据。

（三）出科考核：住院医师按培训标准规定，完成每一科室轮转培训后，由本院相应学科的培训管理小组，按照培训考核要求组织考核，将考核结果在《住院医师培训登记手册》中记录。

（四）年度考核：由培训医院住院医师规范化培训管理部门统一组织。重点考核住院医师该年度的临床业务能力、工作成绩、职业道德和完成培训内容的时间和数量，将考核结果及有关奖惩情况在《住院医师培训登记手册》中记录。

（五）结业综合考核：市联席会议办公室委托市医学会组织相关专家制定结业综合考核办法。市医学会会同有关高等学校和培训医院建立住院医师规范化培训考核平台，具体组织实施住院医师规范化培训考核工作。

（六）公共科目考试、出科考核、年度考核、结业综合考核可根据不同学科住院医师培训的特点，采取学分积累、笔试、临床技能考核等多种考核方式。

**七、考核评价与管理**

（一）考核结果分为合格与不合格。参加住院医师结业考核成绩合格者，颁发卫生部统一印制的《住院医师规范化培训合格证书》，名单报卫生部和国家中医药管理局备案。

（二）出科考核、年度考核或结业综合考核不合格者，由住院医师本人提出申请，培训医院审核同意后，培训时间顺延。顺延时间最长为一年。

（三）两次年度考核不合格者，市联席会议办公室经审查后，停止其住院医师规范化培训资格。

（四）培训医院应严格按照培训标准组织考核。市联席会议办公室委托市医学会组织相关专家对培训医院培训质量及出科考核、年度考核情况进行检查。对弄虚作假者进行相应的处罚，情节严重者取消其培训住院医师的资格。

# 6. 上海市卫生局关于医学专业毕业研究生参加住院医师规范化培训年限问题的通知

沪卫科教〔2010〕15 号

各区县卫生局、申康医院发展中心、有关高等学校、中福会、各培训医院：

近年来，随着我国医学研究生教育的迅速发展，毕业研究生已成为住院医师的重要组成部分。为了使不同临床经历的医学专业毕业研究生得到合适的住院医师规范化培训，根据卫生部关于住院医师规范化培训的有关文件精神和《上海市住院医师规范化培训实施办法（试行）》，现就毕业研究生参加本市住院医师规范化培训有关问题通知如下：

一、原学习或临床工作专业与现培训专业不同的毕业研究生均进入住院医师规范化培训第一年。

二、原学习或临床工作专业与现培训专业相同或部分相同的毕业研究生,培训医院应对其进行临床能力测评,根据临床能力测评结果决定其进入住院医师规范化培训的年限。

三、未通过临床能力测评的毕业研究生,均进入住院医师规范化培训第一年。

四、通过临床能力测评的临床医学硕士学位(含科学学位和专业学位)毕业生,可直接进入住院医师规范化培训第二年。

五、通过临床能力测评的临床医学博士学位(含科学学位和专业学位)毕业生,可直接进入住院医师规范化培训第二年或第三年。

请各培训医院根据本规定,按照《上海市住院医师规范化培训标准细则》的要求,对毕业研究生进行认真的临床能力测评,科学确定他们进入住院医师规范化培训的年限,合理安排他们的培训内容,保证他们对本学科培训细则要求内容的全面掌握,确保培训质量。

## 7. 上海市卫生局关于成立上海市住院医师规范化培训专家委员会的通知

沪卫科教〔2010〕17 号

各区县卫生局,申康医院发展中心、有关高等学校、中福会、各住院医师规范化培训医院:

为保证住院医师规范化培训工作顺利、有效开展,逐步建立住院医师规范化培训的质量保障体系,上海市卫生局决定成立上海市住院医师规范化培训专家委员会,现将有关事项通知如下。

专家委员会的职责是组织论证上海市住院医师规范化培训学科的调整;评议、审定各学科专家组制定的培训细则和考核办法;负责对住院医师培训及考核工作进行全程监督;组织对培训医院进行定期抽查督导,参与培训质量评估;指导、督促、协调各学科专家组的工作,发现存在的问题,及时研究对策并协助解决;负责向市住院医师规范化培训工作联席会议及有关部门反映各学科专家组的意见、要求和建议,并提出初步解决方案。专家委员会设主任1人,副主任和委员若干名。

专家委员会主任会议原则上每半年召开一次,由专家委员会主任提议,主任、副主任以及主任指定的相关委员参加,分析研究住院医师规范化培训过程中的重要问题。专家委员会全体会议原则上每年召开一次,总结交流住院医师规范化培训工作的经验,研究部署下一阶段的工作。

附件:

### 上海市住院医师规范化培训专家委员会组成人员名单

主任:

　　李宏为　上海市政府医改顾问专家、瑞金医院普外科教授

副主任:

　　王卫平　复旦大学常务副校长

　　桂永浩　复旦大学副校长

　　黄　钢　上海交通大学医学院副院长

　　严世芸　上海市中医药学会会长

郑民华　瑞金医院副院长

丰有吉　上海市第一人民医院妇产科主任

欧阳仁荣　仁济医院内科学教授

委员：

戚文航　瑞金医院(内科专家组组长)

蔡　端　华山医院(外科专家组组长)

陆一鸣　瑞金医院(急诊科专家组组长)

陈生弟　瑞金医院(神经内科专家组组长)

郑　捷　瑞金医院皮肤科(皮肤科专家组组长)

孙兴怀　眼耳鼻喉科医院(眼科专家组组长)

周　梁　眼耳鼻喉科医院(耳鼻喉科专家组组长)

吴文源　同济医院(精神科专家组组长)

肖现民　儿科医院(小儿外科专家组组长)

胡永善　华山医院(康复医学科专家组组长)

于布为　瑞金医院(麻醉科专家组组长)

李明华　第六人民医院(医学影像科专家组组长)

樊绮诗　瑞金医院(医学检验科专家组组长)

朱明华　长海医院(临床病理科专家组组长)

周曾同　上海市第九人民医院(口腔科专家组组长)

祝墡珠　中山医院(全科医学科专家组组长)

苏　励　龙华医院(中医内科专家组组长)

刘　胜　龙华医院(中医外科专家组组长)

胡国华　上海市中医医院(中医妇科专家组组长)

虞坚尔　上海市中医医院(中医儿科专家组组长)

宗　蕾　岳阳中西医结合医院(中医针灸推拿专家组组长)

郭　裕　上海市中医医院(中医五官科专家组组长)

吴丹巍　岳阳中西医结合医院(中医五官科专家组组长)

詹红生　曙光医院(中医骨伤科专家组组长)

郝微微　龙华医院(中医全科专家组组长)

蔡瑞宝　长征医院呼吸内科

蔡映云　中山医院呼吸内科

杜　祥　肿瘤医院肿瘤病理科

黄震华　第九人民医院心内科

童晓文　同济医院妇产科

吴建新　新华医院消化内科

吴仁友　上海交通大学医学院继续教育学院

许积德　新华医院儿保科

徐晓璐　长海医院内科教研室

　张永信　华山医院感染科
　房　敏　岳阳中西医结合医院中医针灸推拿科
　陆金根　龙华医院外科
　孙卓君　曙光医院妇科
　王灵台　曙光医院中医内科
　余小萍　曙光医院内科
秘书：
　许铁峰　上海市卫生局科教处副处长
　管红叶　上海市卫生局中医药服务监管处
　吴坚平　上海市医学会学术会务部主任
　张　力　上海市医学会学术会务部
　谈美容　上海市中医药学会副秘书长

## 8. 上海市卫生局、上海市财政局关于修改《上海市住院医师规范化培训专项资金管理办法(试行)》的通知

沪卫科教〔2011〕20 号

各区县卫生局、各区县财政局、上海申康医院发展中心、各有关大学、中福会、各有关医院、上海健康职业技术学院、上海市卫生人才交流服务中心：

为更好推进上海市住院医师规范化培训工作,规范资金管理,经上海市政府批准同意,现对《上海市住院医师规范化培训专项资金管理办法(试行)》修改如下：

原办法第三章第八条"上海市卫生人才交流服务中心具体负责以下工作：(一)将国家和地方规定的基本工资、津贴补贴、相应的社会保障费用和住房公积金,以及国家法律法规规定的费用和其他福利待遇拨至培训医院。(二)每月按规定及时缴纳培训对象社会保障费和住房公积金等。(三)按规定返还培训医院培训合格对象的绩效工资以及相应的社会保障费用"中的"上海市卫生人才交流服务中心具体负责"改为"上海健康职业技术学院和上海市卫生人才交流服务中心共同负责"。

原办法第四章第十条"上海市卫生人才交流服务中心根据专项资金开支范围编制预算报市卫生局和市财政局审核。其中政府投入资金按照部门预算管理和审批程序执行。"中的"上海市卫生人才交流服务中心"改为"上海健康职业技术学院"。

特此通知。

附件：

### 上海市住院医师规范化培训专项资金管理办法(试行)

#### 第一章　总　　则

第一条　根据《上海市住院医师规范化培训实施办法(试行)》有关规定,为确保本市住院医师规范化培训工作顺利开展,经市政府批准,在市卫生局设立"上海市住院医师规范化培训专项资金"(以下简称"专项资金")。为规范专项资金管理,提高资金使用效率,特制定本办法。

第二条　专项资金的筹集按照多元化投入的原则,由政府、培训医院和用人单位共同出资。

第三条　专项资金实行独立核算,专款专用,任何单位和个人不得截留、挤占和挪用。

第四条　专项资金分配、使用管理原则:

(一)科学安排,合理配置。要严格按照实际需要,科学合理地编制和安排预算。

(二)权责明确,规范管理。专项资金管理各方权责明确,各负其责,协力加强对专项资金的管理。

### 第二章　专项资金的筹集

第五条　市卫生局设立"上海市住院医师规范化培训专项资金专户"(以下简称"专户"),专门用于住院医师规范化培训对象的人力成本核算。

第六条　专项资金由政府、培训医院和用人单位共同承担。

(一)政府承担培训对象按国家和地方规定计发的基本工资、津贴补贴、相应的社会保障费用和住房公积金,以及国家法律法规规定的费用和其他福利待遇,并按预算管理要求及时拨入"专户";

(二)培训医院承担培训对象的绩效工资(奖金)以及相应的社会保障费用和住房公积金,相应的社会保障费用和住房公积金由培训医院划入"专户"。

(三)用人单位按核定标准(由市卫生局会同市财政局、市人力资源社会保障局另行规定)承担实际录用培训对象的人力成本,并在录用培训对象后缴入"专户"。

第七条　用人单位缴入专户的人力成本中,在按核定标准返还培训医院培训合格对象的绩效工资以及相应的社会保障费用和住房公积金后,其余部分继续用于上述第六条(一)规定的培训对象人力成本支出,不足部分由政府承担。

### 第三章　专项资金的使用

第八条　上海健康职业技术学院和上海市卫生人才交流服务中心共同负责以下工作:

(一)将国家和地方规定的基本工资、津贴补贴、相应的社会保障费用和住房公积金,以及国家法律法规规定的费用和其他福利待遇拨至培训医院。

(二)每月按规定及时缴纳培训对象社会保障费和住房公积金等。

(三)按规定返还培训医院培训合格对象的绩效工资以及相应的社会保障费用。

第九条　培训医院负责培训对象的个人收入发放,并按规定代扣代缴个人所得税。相关社会保障费用及住房公积金按实际支出于每月 20 日前划入"专户",同时将发放培训对象收入等信息上传上海市卫生人才交流服务中心。

### 第四章　专项资金的监管

第十条　上海健康职业技术学院根据专项资金开支范围编制预算报市卫生局和市财政局审核。其中政府投入资金按照部门预算管理和审批程序执行。

第十一条　市卫生局应严格按照本办法的规定,制定内部管理办法,建立健全内部管理机制,确保资金专款专用。对违反规定使用专项资金的,除追回专项资金外,视情节轻重对主管人员和直接责任人分别进行行政处分;涉及违法行为的,依法追究其法律责任。

第十二条　政府相关部门要建立专项资金的绩效评估制度和定期审计制度,对专项资金使用情况进行绩效评估,认真开展专项资金管理和使用情况监督检查。

## 第五章　附　　则

第十三条　本办法由上海市卫生局、上海市财政局负责解释。

第十四条　本办法自公布之日起实施。

## 9. 上海市卫生局关于成立上海市中医住院医师规范化培训工作指导委员会的通知

沪卫中医〔2010〕32 号

各区县卫生局、申康医院发展中心、上海中医药大学、各中医住院医师规范化培训医院:

上海市住院医师规范化制度已全面实施,为保证中医住院医师规范化培训工作有序开展,科学决策中医住院医师规范化培训有关事项,上海市卫生局决定成立上海市中医住院医师规范化培训工作指导委员会。

指导委员会的职责是:组织论证中医住院医师规范化培训学科的设立和调整;评议、审定和修正各中医学科培训细则和考核办法;负责对中医住院医师培训及考核工作进行监督;指导中医住院医师规范化培训基地的遴选和管理;组织对培训医院进行质量评估和抽查;指导、督促中医学科专家组工作并协调解决可能存在的问题;为中医住院医师规范化培训工作提供决策咨询;承担上海市中医药发展办公室交办的其他相关工作。

指导委员会设主任 1 名,副主任和委员若干名。

以上情况,特此通知。

附件:

## 上海市中医住院医师规范化培训工作指导委员会名单

主　任:

沈远东　上海市卫生局副局长　　　　　　上海市中医药发展办公室主任

副主任:

谢建群　上海中医药大学常务副校长　　　严世芸　上海市中医药学会会长

张怀琼　上海中医药发展办公室副主任　　张　勘　上海市卫生局科教处副处长

委　员:

郑　锦　龙华医院

周　华　曙光医院

房　敏　岳阳中西医结合医院　　　　　　虞坚尔　上海市中医医院

范忠泽　普陀区中心医院

胡鸿毅　上海中医药大学教务处

阮龙德　上海中医药大学医院管理处　　　杨永青　上海中医药大学研究生院

郑　莉　上海中医药大学人事处　　　　　刘　胜　龙华医院中医外科

胡国华　上海市中医医院中医院(妇科)　蒋　健　曙光医院(内科)

詹红生　曙光医院（骨伤科）
秘　书：
管红叶　上海市卫生局中医药服务监管处

## 10. 上海市卫生局、上海市人力资源和社会保障局关于印发《上海市住院医师规范化培训劳动人事管理暂行办法》的通知

沪卫人事〔2010〕96 号

各区县卫生局、人力资源社会保障局、申康医院发展中心、有关大学、中福会、各培训医院及有关单位：

根据市卫生局、市人力资源社会保障局、市财政局、市发展改革委、市教委和市机构编制委员会办公室《关于印发〈上海市住院医师规范化培训实施办法（试行）〉的通知》（沪卫科教〔2010〕5 号）文件精神，为加强本市住院医师规范化培训的劳动人事管理，现将《上海市住院医师规范化培训劳动人事管理暂行办法》印发给你们，请遵照执行。

附件：

### 上海市住院医师规范化培训劳动人事管理暂行办法

第一条　为加强本市住院医师规范化培训的劳动人事管理，根据市卫生局、市人力资源社会保障局、市财政局、市发展改革委、市教委和市机构编制委员会办公室《关于印发〈上海市住院医师规范化培训实施办法（试行）〉的通知》（沪卫科教〔2010〕5 号）文件精神，结合本市住院医师规范化培训的实际，特制定本办法。

第二条　住院医师规范化培训劳动人事管理，坚持公平竞争、择优录用、自愿签约、契约管理的原则，依法维护双方的合法权益。按照培训医院和上海市卫生人才交流服务中心职责分工，协调配合，实行统一的劳动人事管理模式。

第三条　培训医院招录住院医师规范化培训人员，须按上海市住院医师规范化培训工作联席会议（以下简称"市联席会议"）办公室下达的招录计划数，在市联席会议办公室统一指导下，参照原有的招录用工方式进行，录取结果报市联席会议办公室备案。

第四条　培训对象是在规定期限内接受住院医师规范化培训的从业人员，培训期间由培训医院与培训对象签订"培训暨劳动合同"，培训期限为合同期限。劳动关系委托上海市卫生人才交流服务中心管理。培训结束后，合同自然终止，培训对象自主择业。

第五条　培训对象依法参加并享有养老、医疗、失业、生育、工伤、公积金等社会保障，享受国家法律法规规定的以及合同约定的相关福利待遇，其工资奖金按照其学历和资历情况，参照所在培训医院同类人员水平发放。

第六条　根据《执业医师法》及有关规定，培训对象可以参加执业医师资格考试，由所在培训医院负责申报。培训期间取得执业医师资格是培训考核合格的必备条件。培训对象取得执业资格后，执业注册地点与其劳动关系所在培训医院相一致。

第七条　培训期间培训对象取得执业医师资格的，在带教老师的指导下，按照有关规定，承担资质允许的相应临床医疗工作。培训对象培训合格后被用人单位录用的，在培训医院的培训

年限计为用人单位工作年限,用人单位不再另设试用期,并办理相应执业注册变更手续。

第八条　培训对象培训合格后到社区卫生服务中心工作的,可按国家规定年限标准,提前一年参加全国卫生中级专业技术资格考试。

第九条　自2010年起,各级医疗机构应当将《住院医师规范化培训合格证书》作为新进人员聘任临床医学类初级医师岗位和晋升临床医学类中级专业技术职务任职资格的重要依据之一。

第十条　除法律法规和政策规定的原因外,培训对象因培训考核不合格需要延长培训期限的,须由本人申请,培训医院同意。延长期内签订培训协议,不再签订"培训暨劳动合同",不再享受工资福利和社会保障待遇,培训所需费用由个人承担。

第十一条　培训对象为非上海生源的应届医科类高校毕业生,可以按本市有关规定申请办理本市户籍或人才居住证。培训对象培训合格后自主择业到郊区基层医疗机构工作的,可按规定优先申请办理居住证转户籍手续。

第十二条　实施住院医师规范化培训制度后,除培训医院及经批准同意的有关单位以外,本市用人单位不再从医学院校直接招录从事临床医学专业工作的应届毕业生。启动三年期间,采取延长退休、退休返聘、二、三级医疗机构临床主治医师在晋升副主任医师前到基层医疗机构定期工作、鼓励三级医院专业技术人员柔性流动或直接下沉等措施予以过渡。

第十三条　其他未尽事项仍按国家和本市有关文件规定执行。

第十四条　本办法由市卫生局和市人力资源社会保障局按职责分工负责解释。

第十五条　本办法自公布之日起执行。

## 11. 上海市卫生局关于印发上海市第二批全科医学科培训基地名单和2011年全科医学科招录计划的通知

沪卫科教〔2011〕19号

各区县卫生局、上海申康医院发展中心、各有关大学、中福会、各住院医师规范化培训医院、上海市卫生人才交流服务中心、上海市住院医师规范化培训事务中心:

为更好地推动本市住院医师规范化培训工作的开展,加强全科医师队伍建设,根据卫生部关于住院医师规范化培训全科医学科扩招的有关要求,我局委托市医学会组织部分学科基地评审专家开展了本市第二批住院医师规范化培训基地(全科医学科)的申报和评审工作。根据评审结果,经研究决定,在原有15个全科医学科培训基地的基础上,认定杨浦区中心医院、市第五人民医院、徐汇区中心医院3家医院为本市第二批住院医师规范化培训基地(全科医学科)。同时同意嘉定区中心医院、公利医院挂靠仁济医院招录全科医学科住院医师,松江区中心医院挂靠上海市第一人民医院招录全科医学科住院医师。

另,经住院医师规范化培训专家委员会反复讨论和论证,兼顾全市住院医师规范化培训基地及其医院的培训能力,对2011年上海市住院医师规范化培训全科医学科招录计划进行了调整。现将《2011年住院医师规范化培训全科医学科及中医全科招录计划》印发给你们,请各有关单位认真遵照执行。

附件:2011年住院医师规范化培训全科医学科及中医全科招录计划(略)

## 12. 上海市卫生局、上海市教育委员会关于印发 《上海市住院医师规范化培训与临床医学硕士 专业学位教育衔接改革实施办法》的通知

沪卫科教〔2011〕21 号

各区县卫生局,上海申康医院发展中心、各有关高等学校、中福会,各住院医师规范化培训医院:

为切实做好住院医师规范化培训与医学硕士专业学位教育结合工作,根据《教育部关于开展研究生专业学位教育综合改革试点工作的通知》精神,上海市卫生局联合上海市教育委员会制定了《上海市住院医师规范化培训与临床医学硕士专业学位教育衔接改革实施办法》,现印发给你们,请按照执行。

附件:

### 上海市住院医师规范化培训与临床医学硕士 专业学位教育衔接改革实施办法

第一条 根据《教育部关于开展研究生专业学位教育综合改革试点工作的通知》(教研函〔2010〕1 号)精神,为切实做好住院医师规范化培训与临床医学硕士专业学位教育结合工作,特制定本实施办法。

第二条 本市住院医师规范化培训与临床医学硕士专业学位教育衔接改革实行住院医师招录和专业学位硕士研究生招生相结合、住院医师规范化培训和专业学位硕士研究生培养相结合、临床医师准入标准与专业学位授予标准相结合。

第三条 本实施办法中的"临床医学"包括临床医学、口腔医学和中医学。

第四条 上海市卫生局和上海市教育委员会共同成立住院医师规范化培训与临床医学硕士专业学位教育衔接改革领导小组,负责该项工作的全面实施;本市住院医师规范化培训专家和临床医学专业学位研究生教育专家共同组成专家小组,负责指导相关工作的实施;上海市卫生局、上海市教育委员会、各相关高校和培训医院的管理人员组成工作小组,具体实施此项工作。

第五条 临床医学硕士专业学位研究生(住院医师)具有硕士研究生和住院医师的双重身份,接受高校、培训医院管理。

第六条 招生对象原则上为参加上海市住院医师规范化培训的应届医学专业本科毕业生。

第七条 招考方式为推荐免试和全国统考,并根据教育部当年研究生招生工作要求组织实施。

第八条 各高校和培训医院共同组织研究生入学复试和住院医师招录。

第九条 培训课程由政治理论课、外语、基础理论及专业课三部分组成。

第十条 基础理论课与住院医师规范化培训的公共科目相结合;专业课与住院医师规范化培训大纲中规定的专业理论课相结合。

第十一条　研究生应按照《上海市住院医师规范化培训细则》要求,进行临床技能训练,完成临床训练轮转,通过上海市住院医师规范化培训所规定的各科出科考核、年度考核和结业综合考核,取得《医师资格证书》和《上海市住院医师规范化培训合格证书》。

第十二条　研究生学习年限一般为 3 年,最长为 4 年。研究生培养期间,因个人原因终止住院医师规范化培训的,研究生学籍同时自动取消。

第十三条　各高校应根据本实施办法要求,制定临床医学硕士专业学位研究生(住院医师)培养方案。

第十四条　申请临床医学硕士专业学位应当符合以下条件:

(一)完成培养方案规定课程学习,成绩合格;

(二)取得《医师资格证书》;

(三)取得《上海市住院医师规范化培训合格证书》;

(四)通过学位授予单位组织的论文答辩。

同时符合上述条件者,可向有关学位授予单位提出申请,经审核通过,由学位授予单位颁发硕士研究生学历证书和临床医学硕士专业学位证书。

第十五条　被高校录取的临床医学硕士专业学位研究生(住院医师),获得研究生学籍,但不纳入高校研究生培养机制改革范围,不享受国家和高校研究生助教、助研、助管补助和生活补贴。

第十六条　临床医学硕士专业学位研究生(住院医师)在参加培训期间,享受《上海市住院医师规范化培训实施办法》规定的各种福利待遇。

第十七条　本实施办法由上海市卫生局和上海市教育委员会共同负责解释。

第十八条　本实施办法自二○一一年七月一日起施行。

## 13. 上海市卫生局关于印发上海市住院医师规范化培训首批教学基地名单的通知

沪卫科教〔2011〕25 号

各区县卫生局、上海申康医院发展中心、各有关大学、中福会、各有关医疗机构、上海市卫生人才交流服务中心、上海市住院医师规范化培训事务中心:

为进一步推进和规范本市住院医师规范化培训工作,更好地发挥全市各级医疗机构的优质教学资源,我局委托上海市医学会和上海市中医住院医师规范化培训工作指导委员会,组织相关专家开展了本市住院医师规范化培训首批教学基地的申报和评审工作。专家组通过书面评审、听取汇报及组织现场审核等程序对申报单位进行了评审。

根据专家评审结果,经研究决定,认定 55 家医疗机构 135 个学科为本市住院医师规范化培训首批教学基地。现将教学基地名单印发给你们,请各教学基地所在医疗机构加大对住院医师规范化培训工作的投入,加强对住院医师规范化培训工作的管理,保证住院医师规范化培训质量。

附件：

## 上海市住院医师规范化培训首批教学基地名单

| 学科 | 教学基地所在医疗机构 | 对口培训医院 | 培训科室 |
|---|---|---|---|
| 内科 | 徐汇区中心医院 | 中山医院 | 心内科、内分泌科、呼吸科 |
| | 公共卫生临床中心 | | 感染科 |
| | 金山医院 | | 心内科、神内科 |
| | 中山医院青浦分院 | | 急诊科、神内科 |
| | 第五人民医院 | 华山医院 | 神内科、肾内科、血液科、内分泌科 |
| | 静安区中心医院 | | 消化科、心内科、血液科 |
| | 松江区中心医院 | 第一人民医院 | 消化科、呼吸科 |
| | 闸北区中心医院 | 长征医院 | 心内科、消化科、肾内科 |
| | 瑞金医院卢湾分院 | 瑞金医院 | 消化科、神内科、心内科、内分泌科 |
| | 闵行区中心医院 | | 心内科、呼吸科、内分泌科 |
| | 同仁医院 | 仁济医院 | 心内科、消化科 |
| | 浦东新区人民医院 | 东方医院 | 内分泌、神内科 |
| | 普陀区人民医院 | | 心内科、呼吸科 |
| | 浦南医院 | | 神内科、消化科 |
| | 胸科医院 | 第六人民医院 | 心内科、呼吸科 |
| | 普陀区中心医院 | | 心内科、呼吸科 |
| | 长宁区中心医院 | | 心内科、血液科、呼吸科 |
| | 肺科医院 | 同济医院 | 呼吸科 |
| 外科 | 华东医院 | 华山医院 | 除神经外科 |
| | 静安区中心医院 | | 普外科、骨科、泌尿外科、神经外科 |
| | 金山医院 | | 普外科 |
| | 松江区中心医院 | 第一人民医院 | 普外科、骨科、泌尿外科 |
| | 新华医院崇明分院 | 新华医院 | 普外科 |
| | 浦东新区人民医院 | 东方医院 | 普外科、骨科、神经外科 |
| | 普陀区人民医院 | | 普外科 |
| | 浦南医院 | | 神经外、普外科、骨科 |
| | 瑞金医院卢湾分院 | 瑞金医院 | 普外科、泌尿外科、骨科 |
| | 闵行区中心医院 | | 普外科 |
| | 同仁医院 | 仁济医院 | 普外科、骨科 |
| | 中山医院青浦分院 | 中山医院 | 普外科、泌尿外科、骨科、神经外科 |
| | 肺科医院 | 第十人民医院 | 普胸外科 |

续  表

| 学科 | 教学基地所在医疗机构 | 对口培训医院 | 培训科室 |
|---|---|---|---|
| 外科 | 胸科医院 | 第六人民医院 | 胸心外科 |
| | 普陀区中心医院 | | 普外科、骨科 |
| | 第六人民医院金山分院 | | 普外科、骨科 |
| | 奉贤区中心医院 | | 普外科、骨科、泌尿外科、胸心外科、神经外科 |
| 神经内科 | 公利医院 | 第六人民医院 | 神经内科 |
| | 普陀区中心医院 | | 神经内科 |
| | 长宁区中心医院 | | 神经内科 |
| | 松江区中心医院 | 第一人民医院 | 神经内科 |
| | 第一人民医院分院 | | 神经内科 |
| 康复科 | 瑞金医院卢湾分院 | 瑞金医院 | 康复科 |
| | 新华医院 | 第一人民医院 | 康复科 |
| | 松江区中心医院 | | 康复科 |
| | 儿科医院 | 华山医院 | 康复科 |
| | 第七人民医院 | 东方医院 | 康复科 |
| | 儿童医院 | 华东医院 | 康复科 |
| | 公利医院 | 市六医院 | 康复科 |
| 麻醉科 | 儿童医院 | 第一人民医院 | 麻醉科 |
| | 第十人民医院 | | 麻醉科 |
| | 胸科医院 | 市六医院 | 麻醉科 |
| | 奉贤区中心医院 | | 麻醉科 |
| | 儿童医学中心 | 仁济医院 | 麻醉科 |
| | 眼耳鼻喉科医院 | 华山医院 | 麻醉科 |
| | 同济医院 | 长征医院 | 麻醉科 |
| | 儿科医院 | 中山医院 | 麻醉科 |
| 医学影像科 | 瑞金医院卢湾分院 | 瑞金医院 | 医学影像科 |
| | 儿童医院 | | 医学影像科 |
| | 龙华医院 | | 医学影像科 |
| | 同仁医院 | 仁济医院 | 医学影像科 |
| | 儿童医学中心 | | 医学影像科 |
| | 浦东新区人民医院 | 东方医院 | 医学影像科 |
| | 公利医院 | | 医学影像科 |

续　表

| 学科 | 教学基地所在医疗机构 | 对口培训医院 | 培训科室 |
|---|---|---|---|
| 医学影像科 | 松江区中心医院 | 第一人民医院 | 医学影像科 |
| | 胸科医院 | 第六人民医院 | 医学影像科 |
| | 长宁区中心医院 | | 医学影像科 |
| | 静安区中心医院 | 华山医院 | 医学影像科 |
| | 眼耳鼻喉科医院 | | 医学影像科 |
| | 第七人民医院 | 长海医院 | 医学影像科 |
| | 闸北区中心医院 | 长征医院 | 医学影像科 |
| | 肺科医院 | 同济医院 | 医学影像科 |
| 临床病理科 | 华东医院 | 华山医院 | 临床病理科 |
| | 眼耳鼻喉科医院 | | 临床病理科 |
| | 肺科医院 | 长海医院 | 临床病理科 |
| | 胸科医院 | 长征医院 | 临床病理科 |
| | 第十人民医院 | 肿瘤医院 | 临床病理科 |
| | 第六人民医院 | | 临床病理科 |
| 全科医学科 | 瑞金医院卢湾分院 | 瑞金医院 | 全科医学科 |
| | 中山医院青浦分院 | 中山医院 | 全科医学科 |
| | 肺科医院 | 第十人民医院 | 全科医学科 |
| 肿瘤学科 | 长海医院 | 肿瘤医院 | 肿瘤学科 |
| | 第一人民医院 | | 肿瘤学科 |
| | 第六人民医院 | | 肿瘤学科 |
| 中医内科 | 瑞金医院 | 曙光医院 | 中医内科 |
| | 长海医院 | | 中医内科 |
| | 中山医院 | | 中医内科 |
| | 第六人民医院 | 龙华医院 | 中医内科 |
| | 华山医院 | | 中医内科 |
| | 徐汇区中心医院 | | 中医内科 |
| | 长征医院 | 岳阳医院 | 中医内科 |
| | 光华中西医结合医院 | | 中医内科 |
| | 肿瘤医院 | | 中医内科 |
| | 公共卫生中心 | | 中医内科 |
| | 上海中西医结合医院 | | 中医内科 |
| | 第一人民医院 | 市中医医院 | 中医内科 |
| | 第十人民医院 | | 中医内科 |

续 表

| 学科 | 教学基地所在医疗机构 | 对口培训医院 | 培训科室 |
|---|---|---|---|
| 中医外科 | 天山中医医院 | 龙华医院 | 中医外科 |
| | 华山医院 | | 中医外科 |
| | 上海中西医结合医院 | 岳阳医院 | 中医外科 |
| | 第一人民医院 | 市中医医院 | 中医外科 |
| 中医妇科 | 长海医院 | 曙光医院 | 中医妇科 |
| | 闸北区中医医院 | 市中医医院 | 中医妇科 |
| 中医儿科 | 儿童医学中心 | 曙光医院 | 中医儿科 |
| | 儿童医院 | 龙华医院 | 中医儿科 |
| | 嘉定区中医医院 | | 中医儿科 |
| | 新华医院 | 市中医医院 | 中医儿科 |
| 中医针推 | 长海医院 | 曙光医院 | 中医针推 |
| | 华山医院 | 龙华医院 | 中医针推 |
| | 嘉定区中医医院 | | 中医针推 |
| | 天山中医医院 | | 中医针推 |
| | 奉贤区中医医院 | | 中医针推 |
| | 长征医院 | 岳阳医院 | 中医针推 |
| | 光华中西医结合医院 | | 中医针推 |
| | 第一人民医院 | 市中医医院 | 中医针推 |
| | 第十人民医院 | | 中医针推 |
| | 浦东新区中医医院 | | 中医针推 |
| 中医骨伤 | 瑞金医院 | 曙光医院 | 中医骨伤 |
| | 华东医院 | 龙华医院 | 中医骨伤 |
| | 青浦区中医医院 | | 中医骨伤 |
| | 光华中西医结合医院 | 岳阳医院 | 中医骨伤 |
| 中医全科 | 浦东新区传染病医院 | 曙光医院 | 中医全科 |
| | 曙光医院宝山分院 | | 中医全科 |
| | 黄浦区中西医结合医院 | | 中医全科 |
| | 天山中医医院 | 龙华医院 | 中医全科 |
| | 嘉定区中医医院 | | 中医全科 |
| | 普陀区中医医院 | | 中医全科 |
| | 青浦区中医医院 | | 中医全科 |

续　表

| 学科 | 教学基地所在医疗机构 | 对口培训医院 | 培训科室 |
|---|---|---|---|
| 中医全科 | 杨浦区中医医院 | 岳阳医院 | 中医全科 |
| | 第一人民医院分院 | | 中医全科 |
| | 东方医院 | | 中医全科 |
| | 新华医院 | 市中医医院 | 中医全科 |
| | 浦东新区中医医院 | | 中医全科 |
| | 闸北区中医医院 | | 中医全科 |

## 14. 上海市卫生局关于印发上海市第三批住院医师规范化培训基地和第二批教学基地名单的通知

沪卫科教〔2011〕47 号

各区县卫生局,上海申康医院发展中心、各有关大学、中福会,各有关医疗机构,上海市卫生人才交流服务中心,上海市住院医师规范化培训事务中心:

随着学科和人才队伍建设的不断加强,更多的学科逐渐达到住院医师培训基地的标准,为进一步推进本市住院医师规范化培训工作,我局委托上海市医学会和上海市中医住院医师规范化培训工作指导委员会,组织相关专家开展了本市住院医师规范化培训第三批培训基地和第二批教学基地的申报和评审工作。专家组通过书面评审、听取汇报及实地评审等程序对申报单位进行了评审。

现根据专家评审结果,经研究决定,认定 23 家医疗机构 55 个学科为本市住院医师规范化培训第三批培训基地,认定 25 家医疗机构 42 个学科为本市住院医师规范化培训第二批教学基地。现将名单印发给你们,请各基地所在医疗机构加大对住院医师规范化培训工作的投入,加强对住院医师规范化培训工作的管理,保证住院医师规范化培训质量。

附件:

### 上海市住院医师规范化培训第三批培训基地名单

| 学科代码 | 学科名称 | 医　院　名　称 |
|---|---|---|
| P01 | 内科 | 复旦大学附属上海市第五人民医院 |
| | | 复旦大学附属金山医院 |
| | | 上海交通大学医学院附属第三人民医院 |
| | | 杨浦区中心医院 |
| | | 徐汇区中心医院 |
| | | 普陀区中心医院 |
| P02 | 外科 | 复旦大学附属金山医院 |
| | | 奉贤区中心医院 |
| | | 杨浦区中心医院 |

续 表

| 学科代码 | 学科名称 | 医 院 名 称 |
|---|---|---|
| P02 | 外科 | 普陀区中心医院 |
| | | 闵行区中心医院 |
| | | 华东医院 |
| P03 | 妇产科 | 闸北区中心医院 |
| | | 复旦大学附属金山医院 |
| | | 奉贤区中心医院 |
| | | 复旦大学附属上海市第五人民医院 |
| P05 | 急诊科 | 普陀区中心医院 |
| | | 复旦大学附属上海市第五人民医院 |
| | | 上海市第十人民医院 |
| P06 | 神经内科 | 上海市第十人民医院 |
| P08 | 眼科 | 第二军医大学第二附属医院 |
| | | 上海交通大学医学院附属仁济医院 |
| | | 复旦大学附属华山医院 |
| | | 同济大学附属同济医院 |
| | | 复旦大学附属中山医院 |
| | | 第二军医大学第一附属医院 |
| P09 | 耳鼻喉科 | 复旦大学附属中山医院 |
| | | 复旦大学附属华山医院 |
| | | 复旦大学附属金山医院 |
| | | 华东医院 |
| P12 | 康复科 | 上海交通大学医学院附属新华医院 |
| | | 复旦大学附属上海市第五人民医院 |
| P13 | 麻醉科 | 上海市东方医院 |
| | | 同济大学附属同济医院 |
| | | 上海市第十人民医院 |
| | | 华东医院 |
| | | 奉贤区中心医院 |
| P14 | 医学影像科 | 闸北区中心医院 |
| P15 | 医学检验科 | 上海市东方医院 |
| | | 同济大学附属同济医院 |
| | | 上海交通大学医学院附属第九人民医院 |
| | | 华东医院 |

续　表

| 学科代码 | 学科名称 | 医　院　名　称 |
|---|---|---|
| P16 | 临床病理科 | 上海市第一人民医院 |
| P17 | 口腔科 | 上海市第十人民医院 |
| | | 上海交通大学医学院附属瑞金医院 |
| P18 | 全科医学科 | 上海市东方医院 |
| | | 普陀区中心医院 |
| | | 上海交通大学医学院附属第九人民医院 |
| | | 奉贤区中心医院 |
| P20 | 中医内科 | 上海交通大学医学院附属瑞金医院 |
| | | 复旦大学附属中山医院 |
| | | 复旦大学附属华山医院 |
| P24 | 中医针推 | 第二军医大学第一附属医院 |
| | | 上海市第六人民医院 |
| P25 | 中医骨伤 | 上海交通大学医学院附属瑞金医院 |

### 上海市住院医师规范化培训第二批教学基地名单

| 学科代码 | 学科名称 | 教学基地所在医疗机构 | 对口培训医院 | 培训科室 |
|---|---|---|---|---|
| P01 | 内科 | 静安区中心医院 | 华山医院 | 内分泌科 |
| | | 南汇区中心医院 | | 心内科 |
| | | 新华医院崇明分院 | 新华医院 | 心内科、呼吸科 |
| | | 第一人民医院宝山分院 | 第一人民医院 | 心内科、呼吸科 |
| | | 嘉定区中心医院 | 仁济医院 | 心内科、消化科、血液科 |
| | | 长宁区中心医院 | 第六人民医院 | 消化科、内分泌科、肾内科 |
| P02 | 外科 | 利群医院 | 长征医院 | 骨科 |
| | | 第一人民医院宝山分院 | 第一人民医院 | 所有外科专科 |
| | | 长宁区中心医院 | 第六人民医院 | 除心外科 |
| | | 嘉定区中心医院 | 仁济医院 | 普外科 |
| P03 | 妇产科 | 浦东新区人民医院 | 东方医院 | 妇产科 |
| | | 周浦医院 | | 妇产科 |
| | | 新华医院崇明分院 | 新华医院 | 妇产科 |
| | | 嘉定区妇幼保健院 | 仁济医院 | 妇产科 |
| | | 长宁区中心医院 | 第六人民医院 | 妇产科 |

续　表

| 学科代码 | 学科名称 | 教学基地所在医疗机构 | 对口培训医院 | 培训科室 |
|---|---|---|---|---|
| P04 | 儿科 | 金山医院 | 儿科医院 | 儿科 |
| P06 | 神经内科 | 静安区中心医院 | 华山医院 | 神经内科 |
| P08 | 眼科 | 儿科医院 | 眼耳鼻喉科医院 | 眼科 |
| | | 公利医院 | 第九人民医院 | 眼科 |
| P09 | 耳鼻喉科 | 儿童医院 | 第一人民医院 | 耳鼻喉科 |
| | | 儿科医院 | 眼耳鼻喉科医院 | 耳鼻喉科 |
| | | 第五人民医院 | | 耳鼻喉科 |
| P12 | 康复医学科 | 南汇区中心医院 | 华山医院 | 康复医学科 |
| | | 杨浦老年医院 | | 康复医学科 |
| | | 同仁医院 | 仁济医院 | 康复医学科 |
| | | 第八人民医院 | 第六人民医院 | 康复医学科 |
| P13 | 麻醉科 | 新华医院崇明分院 | 新华医院 | 麻醉科 |
| | | 肿瘤医院 | 中山医院 | 麻醉科 |
| | | 长宁区中心医院 | 第六人民医院 | 麻醉科 |
| P14 | 医学影像科 | 儿科医院 | 中山医院 | 放射科、超声科 |
| | | 新华医院崇明分院 | 新华医院 | 放射科、超声科 |
| | | 妇产科医院 | 华山医院 | 放射科、超声科 |
| | | 嘉定区中心医院 | 仁济医院 | 放射科、超声科 |
| P15 | 医学检验科 | 肿瘤医院 | 第六人民医院 | 医学检验科 |
| P16 | 临床病理科 | 妇产科医院 | 肿瘤医院 | 临床病理科 |
| P17 | 口腔科 | 浦南医院 | 东方医院 | 口腔科 |
| | | 口腔病防治院 | 第九人民医院 | 口腔科 |
| | | 411 医院 | 长海医院 | 口腔科 |
| | | 徐汇区牙防所 | 同济口腔医院 | 口腔科 |
| P18 | 全科医学科 | 南汇区中心医院 | 华山医院 | 全科医学科 |
| | | 第六人民医院金山分院 | 第六人民医院 | 急诊科 |
| | | 新华医院崇明分院 | 新华医院 | 全科医学科 |

## 15. 上海市住院医师规范化培训人员培训暨劳动合同

编号_____

上海市住院医师规范化
培训人员培训暨劳动合同

甲方(培训医院)：_____
乙方(培训人员)：_____

**上海市住院医师规范化培训联席会议办公室制**

甲方(培训医院)：　　　　　　　乙方：
法定代表人：　　　　　　　　　身份证号：
委托代理人：　　　　　　　　　户籍所在地：
联系地址：　　　　　　　　　　联系地址：
联系电话：　　　　　　　　　　联系电话：

根据《中共中央、国务院关于深化医药卫生体制改革的意见》和《上海市住院医师规范化培训实施办法(试行)》的总体要求,本市实行集中统一管理的住院医师规范化培训制度。现甲、乙双方本着自愿、平等、协商一致的原则,签订本合同,并确立培训暨劳动关系。

**一、合同期限**

第一条　本合同期限自____年____月____日至_____年_____月____日,其中试用期自____年____月____日至____年____月____日。

**二、从业培训岗位和考核**

第二条　乙方是在规定期限内接受住院医师规范化培训的从业人员,甲方按照从业和培训的要求,对乙方进行_____专业(从业培训岗位)的规范化培训和考核、岗位考核和年度考核。

第三条　乙方应按《上海市住院医师规范化培训实施办法(试行)》和本专业培训细则的要求,按时、按质、按量完成培训计划。

**三、劳动纪律**

第四条　甲方应建立健全从业培训岗位责任制和考核等制度,并告知乙方。做到职责明确,考核规范,奖惩分明。

第五条　乙方应严格遵守国家法律、法规和甲方依法制定的各项规章制度,严格执行从业培训岗位工作规范,自觉接受甲方管理。

第六条　乙方在培训期间涉及保密内容或单位秘密的,应遵守保密制度和甲方的规定。未经同意,不得擅自将国家或甲方的技术成果和技术资料公开或出让。在合同终止或解除后,乙方应将保管的技术资料移交甲方。如损害国家和甲方利益的,承担相应的经济和法律责任。

**四、劳动保护和劳动条件**

第七条　根据乙方从业培训岗位的实际需要,甲方为乙方提供符合有关规定的工作环境、工作条件和劳动保护,提供与岗位要求相应的劳动保护用品,并安排健康检查。

第八条　甲方根据乙方的岗位需要,组织乙方参加职业道德、专业知识、安全生产及各项规章制度的教育和培训。

**五、劳动报酬和福利待遇**

第九条　根据《上海市住院医师规范化培训实施办法（试行）》的有关规定,甲方根据乙方学历和资历情况,其收入水平参照培训医院同类人员的水平发放。乙方享有国家法律法规规定以及合同约定的相关福利待遇。个人所得税及个人缴纳的社会保险费由乙方承担。

第十条　甲方按国家和本市的有关规定,委托上海市卫生人才交流服务中心为乙方办理有关社会保险金(养老保险金、失业保险金、医疗保险金、住房公积金、工伤保险金、生育保险金)缴纳手续。

第十一条　乙方为外省市户籍的,甲方按本市的有关规定为乙方申请办理上海户籍或上海市人才引进居住证。乙方获得户籍的,户籍挂靠上海市卫生人才交流服务中心。

第十二条　乙方享有法定的休假期。

第十三条　乙方患职业病或因工负伤的待遇和医疗保险待遇按国家和本市有关规定执行。

第十四条　乙方患病或非因工负伤,其病假期间待遇和医疗待遇按照国家和本市及甲方有关规定执行。

第十五条　甲、乙双方按规定购买医师责任保险。

**六、合同的变更和解除**

第十六条　除本合同另有约定外,有下列情形之一的,甲、乙双方可以变更合同的相关内容,变更后的条款以书面形式,双方各执一份,作为本合同附件,具有同等法律效应:

(1)订立本合同时所依据的法律、法规、规章制度发生变动的;

(2)甲乙双方协商同意就本合同部分条款进行变更的。

第十七条　乙方有下列情况之一的,甲方可以解除本合同:

(1)乙方在试用期内被证实不符合培训录取条件的;

(2)严重违反甲方规章制度的;

(3)严重失职,给甲方造成重大损害的;

(4)乙方同时与其他用人单位建立劳动关系,对完成培训任务造成严重影响,或者经甲方提出,拒不改正的;

(5)因《劳动合同法》第二十六条第一款第一项规定的情形使本合同无效的;

(6)被依法追究刑事责任的。

第十八条　乙方有下列情况之一的,甲方可以解除合同,应提前三十日以书面形式通知乙方:

(1)乙方患病医疗期满后不能继续接受培训的;

(2)乙方参加国家执业医师资格考试两次未通过的;

(3)培训期内乙方年度考核两次不合格的;

(4)本合同订立时所依据的客观情况发生重大变化或遇不可抗力因素致使本合同无法履行,甲、乙双方不能就变更本合同达成协议的。

第十九条　乙方有下列情况之一的,甲方不得终止或解除合同:

(1)在培训期间患职业病或因工负伤并被确认丧失或部分丧失劳动能力的;

(2)患病或非因公负伤,在规定的医疗期内的;

(3) 在孕期、产期、哺乳期内的;

(4) 法律、法规规定的其他情形。

第二十条　有下列情况之一的,乙方可以终止合同,并书面通知甲方:

(1) 考入普通高等院校的;

(2) 被录用或选调到国家机关工作的;

(3) 依法服兵役的。

第二十一条　甲方有下列情况之一的,乙方可以解除合同:

(1) 未按照本合同约定提供劳动保护或劳动条件的;

(2) 未按照约定支付乙方工资报酬的;

(3) 未依法为乙方缴纳社会保险费的;

(4) 甲方的规章制度违反法律、法规的规定,损害乙方合法权益的;

(5) 因《劳动合同法》第二十六条第一款规定的情形使本合同无效的;

(6) 法律、行政法规规定的其它情形。

甲方以暴力、威胁或者非法限制人身自由的手段强迫乙方劳动的,或者甲方违章指挥、强令冒险作业危及人身安全的,乙方可以立即解除合同,不需事先告知甲方。

第二十二条　乙方提前三十日以书面形式通知甲方,可以解除本合同。乙方在试用期内提前三日通知甲方,可以解除本合同。

第二十三条　有下列情况之一的,合同终止:

(1) 本合同期满的;

(2) 乙方提出培训考核申请,经甲方同意,并通过上海市住院医师规范化培训考核合格的;

(3) 乙方开始依法享受基本养老保险待遇的;

(4) 乙方死亡,或者被人民法院宣告死亡、失踪的;

(5) 甲方被依法宣告破产的;

(6) 甲方被吊销医疗机构执业许可证、责令关闭、撤销或者甲方决定提前解散的;

(7) 法律、行政法规规定的其他情形。

**七、违约责任**

第二十四条　甲方违反本合同约定的条件解除、终止本合同或由于甲方原因订立的无效合同,给乙方造成损害的,应按损失程度承担赔偿责任。

第二十五条　乙方违反本合同约定的条件解除合同或由于乙方原因订立的无效合同,给甲方造成经济损失的,应按损失的程度承担赔偿责任。

第二十六条　乙方违反甲方岗位职责或违规操作给甲方造成经济损失的,按甲方的规定处理,并承担赔偿责任。

**八、附则**

第二十七条　甲方除住院医师规范化培训以外,另为乙方提供其他专项培训及费用的,甲方可以与乙方约定相关条款。

第二十八条　乙方解除或终止合同的,应当做好交接工作,须将所发的各种证件及时缴还甲方,各类劳保服装等用品应按甲方有关规定处理,由甲方为乙方办理解除或终止劳动合同手续。

第二十九条　甲、乙双方因履行本合同发生争议的,应协商解决。协商不成或不愿协商的,可向本市劳动(人事)仲裁机构申请仲裁或向人民法院提起诉讼。

第三十条　甲、乙双方需要特别约定的条款:

---

第三十一条　双方确认以下地址为履行本合同过程中有关书面通知的送达地址,凡书面通知邮寄至该地址,甲乙双方均视为已送达。

甲方地址:　　　　　　　　　　邮编:

乙方地址:　　　　　　　　　　邮编:

第三十二条　乙方在其登记表上所填信息若发生变化,应及时书面通知甲方,否则引起后果均应由乙方承担。

第三十三条　本合同未尽事宜或相关条款与国家法律、法规和本市有关规定相抵触的,按照国家法律、法规和本市有关规定执行。

第三十四条　本合同一式三份,甲乙双方各执一份,一份由上海市卫生人才交流服务中心备案。合同经双方签字、盖章后生效。

甲方(盖章):　　　　　　　　乙方(签字):

法定代表人(签字):

委托代理人:

年　月　日　　　　　　　　年　月　日